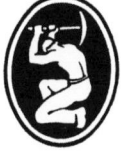

Ludwig Mayer

Die Technik der Hypnose

Praktische Anleitung für Ärzte und Studierende

Achte, überarbeitete Auflage

J. F. Bergmann Verlag München 1980

Dr. med. habil. Ludwig Mayer †
Facharzt für Nerven- und Geisteskrankheiten in Heidelberg

1. Auflage 1934
2. Auflage 1937
3. Auflage 1940
4. Auflage 1951
5. Auflage 1952
6. Auflage 1967
7. Auflage 1976

ISBN-13:978-3-8070-0311-5   e-ISBN-13:978-3-642-80492-2
DOI: 10.1007/978-3-642-80492-2

CIP-Kurztitelaufnahme der Deutschen Bibliothek
Mayer, Ludwig:
Die Technik der Hypnose. Prakt. Anleitung für Ärzte u. Studierende / Ludwig Mayer. — 8. überarb. Aufl. — München. Bergmann, 1980
1.-7. Aufl. im J. F. Lehmanns Verlag, München
ISBN-13:978-3-8070-0311-5

Das Werk ist urheberrechtlich geschützt. Die dadurch begründeten Rechte, insbesondere die der Übersetzung, des Nachdruckes, der Entnahme von Abbildungen, der Funksendung, der Wiedergabe auf photomechanischem oder ähnlichem Wege und der Speicherung in Datenverarbeitungsanlagen bleiben, auch bei nur auszugsweiser Verwertung, vorbehalten. Bei Vervielfältigungen für gewerbliche Zwecke ist gemäß § 54 UrhG eine Vergütung an den Verlag zu zahlen, deren Höhe mit dem Verlag zu vereinbaren ist.
© J.F. Bergmann Verlag, München 1980.

Die Wiedergabe von Gebrauchsnamen, Handelsnamen, Warenbezeichnungen usw. in diesem Werk berechtigt auch ohne besondere Kennzeichnung nicht zu der Annahme, daß solche Namen im Sinne der Warenzeichen- und Markenschutz-Gesetzgebung als frei zu betrachten waren und daher von jedermann benutzt werden dürften.

2123/3221-543210

Vorwort zur ersten Auflage

Das vorliegende Buch ist im wahrsten Sinne des Wortes *aus* der Praxis *für* die Praxis geschrieben. Es will keine wissenschaftlich-abstrakte Analyse, kein dogmatisch-exaktes Lehrbuch im Sinne einer überempirischen Methodik sein, sondern eine rein an Erfahrungstatsachen entwickelte Zusammenfassung dessen, was ich mir im Laufe vieler Jahre als Ergebnis meiner ärztlichen Tätigkeit auf dem Gebiete der Hypnosetherapie an Grundsätzlichem und Allgemeingültigem erarbeitet habe. Aus diesen Gesichtspunkten ist auch die bewußte Beschränkung zu verstehen, die ich mir hinsichtlich des bearbeiteten Stoffes auferlegt habe; ich wollte der leichteren Verwendbarkeit wegen nur eine Auswahl bieten; denn *alle* Auswirkungen der Hypnose und auf den menschlichen Körper erschöpfend darzustellen, wäre über den Rahmen einer solchen Anleitung bei weitem hinausgegangen.

Aus diesem Grunde ist auf theoretische Fragen — von praktisch notwendigen Hinweisen abgesehen — nur soweit Bezug genommen, als es zur Klärung der großen Zusammenhänge notwendig war. Das allgemeine Niveau ist auf die Vorbildung des praktischen Arztes abgestimmt; dem Facharzt wird natürlich vieles ohnedies geläufig sein. Auch die Problematik des kranken Menschen ist dementsprechend nicht abschließend durchgeführt, weil es von Anfang an mein Ziel war, in dieser Arbeit wohl *psychotherapeutische Hinweise,* aber keine vollständige Psychotherapie zu bieten.

Letzte Veranlassung zu einer so abgegrenzten Wiedergabe charakteristischer Fälle und des an ihnen erprobten hypnotischen Heilverfahrens waren meine mehrfach abgehaltenen Kurse über Hypnosetherapie für Ärzte in Heidelberg. In ihrem Kreise haben die meisten der nachfolgend berichteten Versuche und Demonstrationen stattgefunden; und ihrer Anregung entsprechend habe ich dann die so Schritt für Schritt aufgebaute Technik der Hypnose nebst den nur umrißweise geschilderten Berichten ihrer hauptsächlichen Anwendungsmöglichkeiten zu dieser Darstellung vereinigt. Handelt es sich dabei doch um Fragen einschneidendster Art, an denen heute weder der Facharzt noch der Praktiker mehr vorübergehen können.

Denn wir wissen, daß es psychogen bedingte Erkrankungen gibt, die auf den ersten Blick ein einwandfreies klinisches Bild organischer Natur vortäuschen und ihre Ursache trotzdem einzig und allein in psychischen Komplexbildungen des Patienten haben. Wir wissen heute auch, daß solche Leiden ausschließlich oder doch in entscheidendem Maße auf dem Wege über ein Eindringen in die Psyche und deren nachhaltige Beeinflussung zu heilen sind. Es hat sich gezeigt, wie gerade durch die kombinierte Anwendung und wechselseitige Ergänzung der psychoanalytischen und der hypnotischen Methode die verblüffendsten Erfolge erzielt werden konnten.

So soll auch dies Buch auf seine Art beitragen zu der großen Aufgabe des Arztes: wo immer er kann, zu *helfen* und zu *heilen.*

Heidelberg, im Januar 1934   Dr. med. Ludwig Mayer

Aus dem Vorwort zur dritten Auflage

...darf ich mit Freude feststellen, daß sich die „Technik der Hypnose" als praktisches Handbuch bewährt und damit das ihr gesetzte Ziel vollauf erfüllt hat. Gerade deshalb aber möchte ich auch weiterhin davon absehen, das Buch durch Einfügung an sich interessanter Verfeinerungen des technischen Apparates wissenschaftlich zu überlasten. Es würde dadurch seiner wichtigsten Aufgabe: den Anfänger in das Gebiet der Psychotherapie einzuführen, höchstens entfremdet. Wer mit der Zeit tiefer in die Materie eingedrungen ist, wird ohnedies allmählich ganz von selbst — so wie auch ich es an mir erfahren habe — nicht mehr am Buchstaben des Lehrbuches kleben, sondern sich in freier Auswertung der grundlegenden Voraussetzungen seine Technik persönlich gestalten. ...

Heidelberg, im Oktober 1940   Dr. med. habil. Ludwig Mayer

Vorwort zur achten Auflage

Die Renaissance, die die Hypnose nach dem 2. Weltkrieg erfahren hat, hat auch das Interesse an dem in den dreißiger Jahren entstandenen Buch von Ludwig Mayer (†) neu belebt, und nun ist nach relativ kurzer Zeit wiederum eine Neuauflage notwendig geworden.

Der Autor hat nicht mehr als eine Anleitung zur *Technik* der Hypnose geben wollen. Von theoretischem Beiwerk weitgehend unbelastet gibt sein Buch anhand vieler Beispiele einen Leitfaden, vermittels dessen sich der Anfänger einarbeiten, dem aber auch der Erfahrene noch mancherlei wertvolle Hinweise entnehmen kann. Die differenzierte Behandlung der stets verschiedenen Typen, Voraussetzungen, Situationen und Schwierigkeiten wird eingehend, oft minuziös geschildert. Systematisch schreitet die Darstellung von hypnosewilligen zu widerstrebenden und schließlich ausgesprochen schwierigen Versuchspersonen und Patienten fort.

Der Autor überschätzt die Hypnose nicht, sondern sieht klar ihre Grenzen; er zeigt andererseits aber auch dort noch Möglichkeiten auf, wo dem Unerfahrenen unüberwindliche Schwierigkeiten zu bestehen scheinen.

Seine Fälle mögen aus einer Zeit stammen, in der andere Probleme im Vordergrund standen als heute; seine Ausdrucksweise mag dem heutigen Leser bisweilen ungewohnt klingen, da sie nicht immer der ,,modernen" Sprache der Psychotherapie und Psychologie entspricht. Das Wesentliche aber ist, daß der Autor auf Grund jahrzehntelanger Praxis eine Erfahrung gewonnen hat, die er in überzeugender Weise weiterzugeben vermag.

Die neue Auflage wurde vorsichtig überarbeitet. Manches, was heute überholt schien, wurde weggelassen, manches wurde dem heutigen Sprachgebrauch angepaßt, um den Text lesbarer zu machen. Die Substanz des erfolgreichen Buches wurde jedoch nicht angetastet.

München, im Januar 1980   J. F. Bergmann Verlag, W. Geinitz

Inhaltsverzeichnis

Vorbemerkungen 1

Technik und Phänomenologie der Hypnose 7

1. Demonstration
Junger Mann, gesund 9
Vorbereitung — Erste Hypnose — Zweite Hypnose — Dritte Hypnose
Vorbereitungen zur Hypnose kranker Menschen 20

2. Demonstration
Patient mit Motilitätshemmungen 21
Leitsätze zur Hypnose 24
Phobien und psychogene Haltungsschäden 25
Hypnose bei neurologischen Krankheiten 25

3. Demonstration
22jähriger Metallarbeiter, gesund; mit Hemmungen gegenüber der
Hypnose 26
Analgesie und Hypästhesie 30
Hypnose in Geburtshilfe und Gynäkologie 31

4. Demonstration
Student, gesund; mit überholten Vorstellungen über die Hypnose ... 33

5. Demonstration
22jährige Kontoristin, gesund 39
Nervöse Sehstörungen 43

6. Demonstration
Hochgradig psycholabile Hysterika; unregelmäßiger Hypnoseverlauf
mit Zwischenfällen 46

7. Demonstration
Älterer Handwerker, gesund; interesselos, von geringer psychischer
Plastizität 52
„Überleistungen" des Gehörs 58

8. Demonstration
Patientin mit Idiosynkrasie gegen Milch 58

9. Demonstration
Medizinstudent, nervös, mit Hautphänomenen; sehr kritische
Einstellung zur Hypnose 65
Vasomotorische Beeinflussung durch Hypnose 73

10. Demonstration
Junger Mann, gesund, die Hypnose bewußt ablehnend 75

11. Demonstration
Bergmann, gesund; Beeinflussung vegetativer Funktionen 77
Asthma und andere psychogene Atemstörungen 79
Nervöse Herzstörungen.. 80

12. Demonstration
31jährige Patientin mit Magen-Gallen-Beschwerden 81
Psychische Beeinflussung der Magen-Darmfunktion 86

13. Demonstration
Männliche Versuchsperson mit Magenbeschwerden 87
Schwangerschaftserbrechen 89
Weibliche Sexualfunktionen 90
Onanie 92
Potenzstörungen beim Mann 92
Homosexualität, Bisexualität 93

Posthypnose 95

14. Demonstration
Männliche Versuchsperson, gesund; Erzeugung von Halluzinationen;
posthypnotischer Auftrag 96

15. Demonstration
Männliche Versuchsperson, gesund; posthypnotischer Auftrag zu
einem Verbrechen 103
Hemmungsmechanismen 104

16. Demonstration
Migränepatient. ,,Einschleichende" Hypnose. Posthypnose als
therapeutisches Hilfsmittel 105
Terminhypnose 107
Amnesielösung 109

17. Demonstration
Spaltung des Persönlichkeitsbewußtseins 110

18. Demonstration
Weibliche Versuchsperson, spiritistisches Medium. Vergleich von
Trancezustand mit Tiefenhypnose. ,,Geisterbeschwörung" in Hypnose 112

19. und 20. Demonstration
Medizinstudentin und Medizinstudent, beide gesund. Erzeugung von
Halluzinationen 117
,,Überleistungen" in Hypnose 120
Hypnose bei Geisteskrankheiten 122

Die Ausdrucksformen des Seelenlebens und ihre Verwertbarkeit durch den Psychotherapeuten 123

21. und 22. Demonstration
Männliche und weibliche Versuchsperson, beide gesund.
Demonstration verschiedener seelischer Stimmungen 124
Abwehr und Annäherung 126
Gestik und Gebärden 127
Kleidung... 128
Sprache, Ausdrucksweise 129
Schrift 133
Zusammenfassung 135

Literatur... 137

Sachverzeichnis 140

Vorbemerkungen

Die Hypnose ist ein Zustand gesteigerter Suggestibilität, der hervorgerufen wird, indem der hypnotisierende Arzt durch Suggestion in der zu hypnotisierenden Person bestimmte Vorstellungen erweckt. Unter Suggestionswirkungen in diesem Sinne versteht man die Beeinflußbarkeit psychischer oder psychophysischer Vorgänge, die sich auf Grund von affektbetonten Vorstellungen im Unbewußten abspielen und sich dann im Ablauf der Hypnose ohne Rücksicht auf den Willen oder Intellekt des Hypnotisierten im Bewußtsein durchsetzen. Eine Hypnose kann auf verschiedene Art und Weise hervorgerufen werden. Die Verbalsuggestionstechnik wird zur Einleitung bevorzugt, zusammen mit Fixations- und Streichmethoden. Die psychische Exploration des Patienten gibt dabei den Hinweis, welche Methode bei ihm zur Ausführung kommen muß. Der hypnotische Zustand wird mit Hilfe bestimmter Sinneswahrnehmungen vorbereitet. Der Hypnotisierende ruft in dem zu Hypnotisierenden bestimmte seelische Reizwirkungen hervor. Gesicht, Gehör, Gefühl und Geschmack sind diejenigen Faktoren, die vor allem in Betracht kommen.

Die klassischen Bezeichnungen der verschiedenen Hypnosestadien sind nach Forel:

1. Somnolenz, 2. Hypotaxie, 3. Somnambulismus.

Im Zustand der Somnolenz vermag der Mensch unter Aufbietung aller Energien den gegebenen Suggestionen teilweise noch zu widerstehen. Er kann mit gewissen Einschränkungen die Arme und die Beine bewegen, auch die Augenlider noch öffnen, sich von seinem Sitz erheben.

Im Zustand der Hypotaxie treten Katalepsie und Flexibilitas cerea ein. Es besteht auch teilweise schon eine oberflächliche Amnesie. Posthypnosen werden nicht in jedem Fall realisiert. Ich bezeichne diese beiden Stadien, die therapeutisch die Hauptrolle spielen, noch als oberflächliche Hypnose.

Im Zustand des Somnambulismus ist die volle Tiefenhypnose erreicht. In diesem Zustand besteht eine starke Herabsetzung der Kritikfähigkeit. Es sind schon weitgehende Bewußtseinsänderungen vorhanden, die den Patienten fast willenlos machen. Es besteht eine fast völlige Bewußtseinsspaltung. Nur noch geringfügige Beziehungen zwischen dem Bewußtseinszustand des Hypnotisierten und seiner ursprünglichen Persönlichkeit sind vorhanden.

Diese Stadien können fließend ineinander übergehen. Bei hochgradig suggestiblen Persönlichkeiten kann schon bei dem ersten Hypnoseversuch eine Tiefenhypnose erzielt werden, die alle beschriebenen Symptome aufweist.

Hypnose ist kein Schlafzustand; vielmehr befindet sich während ihrer Dauer der gesamte Denkmechanismus in einem Zustand erhöhter Spannung; und diese Spannung konzentriert sich mit der dem hypnotischen Zustand eigenen Intensität auf die gewünschte suggestive Leistung. Sie führt zu einer hypnotischen Einengung auf die vom Hypnotiseur bestimmte Denkrichtung, während dadurch zugleich die Leistungen aller anderen Sinnesbahnen auf ein Minimum herabgesetzt werden. Durch Ausschaltung der körperlichen und geistigen Interessensphäre, durch die Abblendung von Außenreizen wird es erfahrungsgemäß möglich, die sonst im täglichen Leben allgemein verteilte Aufmerksamkeitsspannung im Sinne der Hypnose zu zentralisieren und dadurch die hervorzurufenden Suggestionen plastischer zu gestalten. Störende Triebmomente, die das psychische oder motorische System in Gang bringen könnten, werden durch bewußt herbeigeführte Abreaktionen auf ein Mindestmaß beschränkt, damit auch in dieser Richtung die Aufmerksamkeitsspannung ungeteilt zugunsten der Suggestionen verwertet werden kann. Es ist dies um so wichtiger, als wir wissen, daß schon geringgradige Ablenkungen durch ihre einfache Registrierung eine Spaltung und Verminderung der Spannung herbeiführen können. Dies aber soll ja gerade vermieden werden, weil jede Störung durch einen fremden Gedankenablauf, der sich in den Gang der Hypnose schaltet, eine Abnahme der Qualität der Suggestionsrealisation bewirkt.

Der Vergleich der Hypnose mit dem Vorgang des Einschlafens — wie er meist gebraucht wird, um die gesteigerten Vorstellungen körperlicher und geistiger Ruhe, die Abnahme der Bewegungsimpulse, das langsame Verdämmern der Gedanken, das undeutliche Verklingen von Außengeräuschen und die immer geringere Aufnahmefähigkeit gegenüber Außenreizen zu erklären — ist bei vielen Versuchspersonen die Ursache jener Meinungen über die Hypnose, die wir alle aus eigener Erfahrung kennen und die wir um so lieber als Erklärung herangezogen sehen, als jedem Menschen gerade die Vorstellungen der Müdigkeit nebst allen ihren individuellen Empfindungen sehr geläufig sind. Da sich also diese Vorstellungen für die Einleitung von Hypnosen als sehr bedeutsam erwiesen haben, bilden sie tatsächlich auch praktisch in der Technik der Hypnose die Voraussetzung dafür, daß die zu setzenden Suggestionen überhaupt aufgebaut und für das betreffende Objekt weiter günstig verwertet werden können. Aber nur während der ersten hypnotischen Sitzung ist es erforderlich, diese Müdigkeitssymptome heranzuziehen. Sobald die Patienten diese Suggestionen in ihren auf- und absteigenden Assoziationen angenommen haben, sind auf Grund der Veränderung des Bewußtseinszustandes auch andere Vorstellungsbilder sehr leicht zu erreichen und gegen die Schlafvorstellungen auszutauschen. Nach einer Anzahl von hypnotischen Sitzungen werden bei einem gewissen Typus von Patienten die Wortsuggestionen überhaupt entbehrlich; es genügt dann ein Wink, ein Blick, der von der Versuchsperson als Hypnoseeinleitung aufgefaßt wird, damit der Suggestivzustand in jeder gewünschten Tiefe eintritt.

In manchen Theorien wird die Hypnose als ein Schlafzustand im weiteren Sinne bezeichnet. Meine Hypnosedemonstrationen werden jedoch zeigen, daß sich der Zustand eines Hypnotisierten in vielen Punkten von dem eines Schläfers unterscheidet. Der Hypnotisierte ist in erhöhter Aufmerksamkeitsspannung in Richtung der ihm gegebenen Suggestion; er hört jedes Wort, jedes Geräusch und setzt es in Vorstellungen um; er reagiert auch entsprechend seiner eben bestehenden Vorstellungswelt; er ist den ihm gegebenen Suggestionen gegenüber geringgradig kritisch; er erfährt eine Bewußtseinsänderung im Sinne der Suggestion; er ist orientiert über Ort und Zeit; er hat volle Reproduktionsfähigkeit für Erinnerungsbilder aus jedem einzelnen Stadium der Hypnose; er zeigt Ansprechbarkeit während der Hypnose: den sogenannten Rapport.

Wenn wir davon ausgehen, daß die Vp. während der Hypnose die soeben geschilderten Zustände und Vorstellungen an sich selbst erlebt und imstande ist, sie kritisch zu bewerten, so ergeben sich daraus Konsequenzen für die Technik der Hypnose.

Erklärungen, die sich in allgemeiner Form halten und bei der Vp. den Eindruck erwecken sollen, die Hypnose sei ein dem Schlaf identischer Zustand, stoßen bei einigermaßen kritischer Betrachtung durch den Patienten auf Einwände, die geeignet sind, seine Glaubensbereitschaft zu erschüttern. Der Hinweis ist deshalb besonders wichtig, weil hier eine der Quellen für Fehlsuggestionen liegt, die zu psychischen Hemmungen der Vp. Anlaß geben und auf diese Weise die Durchführung einer Hypnose überhaupt unmöglich machen können. Wohl gibt es Patienten, die den Suggestionen von vornherein weniger kritisch gegenüberstehen und deshalb bereits im Vorstadium der Hypnose alle jene Phänomene zeigen, die eine Weiterführung über die leichten Grade des Hypnotisiertseins hinaus nicht schwierig erscheinen lassen. Bei Personen solcher psychischen Konstitution spielt es selbstverständlich keine Rolle, ob die Suggestion „Sie schlafen" oder „Sie wachen wieder auf" von der Erklärung begleitet wird „Hypnose ist dasselbe wie Schlaf". Sie verarbeiten die Suggestion sowieso ohne eigene Kritik.

Bei empfindlichen, kritischen Menschen, vor allen Dingen bei Skeptikern, im Umgang mit denen bekanntlich jedes Wort zu überlegen ist, wird dagegen vom Vorstadium der Hypnose an jede Suggestion positiv oder negativ bewertet. Würde also etwa hier der Begriff „Schlaf" als Erklärung der hypnotischen Vorgänge gebraucht werden, so könnte das einen solchen Patienten auch im Zustand der Vorhypnose zu kritischen Vergleichen zwischen seiner Vorstellung vom Schlafen und seinem jetzigen Zustand veranlassen und den Ablauf der Behandlung empfindlich beeinflussen.

Die Patienten, die zu einer psychotherapeutischen Behandlung kommen, sind oft bereits durch viele Hände gegangen und allen möglichen Beeinflussungen ausgesetzt gewesen. Von der *einen* Seite ist *diese* Belehrung ausgegangen, von der *anderen* Seite *jene*; eine dritte Instanz hat vielleicht beide Meinungen über den Haufen geworfen, ohne daß dem Patienten dafür eine plausible Erklärung geworden wäre. Aus dem Wunsch nach Heilung werden noch eine vierte, eine fünfte, eine sechste Stelle bemüht, deren jede die gegebene Situation anders beurteilt. Solche Patienten sind natürlich durch ihre Erfahrungen „klug", zum mindesten hellhörig geworden; sie haben immerhin einen gewissen Einblick in ihr Krankheitsbild, der um so verderblicher für sie ist, als sie die Dinge meist in ganz verzerrter Form sehen. Aber wie dem auch sei — sobald sie nun wiederum ärztlichen Rat in Anspruch nehmen, tun sie das vom Standpunkt ihrer Erfahrungen aus, verhalten sich kritisch gegenüber jeder Äußerung des Arztes und bewerten seine Therapie im gleichen Sinne. Aus diesem Grunde sind sie dann häufig auch keineswegs ohne weiteres *hypnosewillig*; ihre Glaubensbereitschaft, ihre innere Gefolgschaft muß erst durch vorsichtiges Eingehen auf die Eigenart ihres Falles und ihrer Reaktion so weit gefördert werden, wie es für einen erfolgreichen Ausgang der Hypnosebehandlung notwendig ist. Bei derartigen Patienten ist deshalb überlegtes, diplomatisches Vorgehen ganz besonders wichtig, wenn der Hypnosebegriff als solcher theoretisch zur Diskussion gestellt wird und der Arzt die Aufgabe hat, durch sachliche Erklärungen der praktischen Nutzanwendung den Boden zu bereiten.

Neben dieser allgemeinen psychischen Disposition ist natürlich als weiterer, höchst wichtiger Faktor der tatsächliche Umfang der Suggestibilität in Rechnung zu stellen; sie ist bei jedem Menschen anders, darf also nicht als konstante Größe angenommen werden. Schon die Veränderlichkeit der äußeren wie der inneren Disposition von einer Sitzung zur anderen kann hier eine entscheidende Rolle spielen — eine Tatsache, die von der Einleitung der Hypnose an stets besonders zu beachten bleibt. In großen Zügen lassen sich gewiß einige Grundregeln aufstellen, von denen immer wieder ausgegangen werden kann: Kinder sind zwar leicht zu hypnotisieren, man sollte aber davon absehen, da sie dabei erheblich überfordert werden können. Heranwachsende in der Pubertät und Personen, deren geistige Beschaffenheit für das Entstehen von Suggestionen noch nicht ausreicht, sind kaum oder sehr schwer in Hypnose zu versetzen. Auch bei älteren Leuten, deren Denkmechanismus durch Altersrückbildungen nur mehr erschwerte Assoziationsmöglichkeiten bietet, stößt eine hypnotische Beeinflussung erfahrungsgemäß meist auf große Schwierigkeiten. Geisteskranke oder Menschen mit krankhaft beeinträchtigtem Vorstellungsleben sind durch den damit schon bestehenden, einseitig autosuggestiven Zustand derartig von eigenen Phantasietrieben wahnhaft eingeengt, daß es meist kaum noch gelingt, in dieses ihr zweites Ich hypnotisch einzudringen.

Es braucht heute nicht mehr ausführlich dargelegt zu werden, aber es soll hier doch kurz daran erinnert werden,
1. daß nur ein kleiner Teil aus der großen Zahl von Krankheitsbildern für die Hypnose geeignet ist,
2. daß auch vor jeder hypnotischen Behandlung selbstverständlich die Stellung einer einwandfreien Diagnose nötig ist,
3. daß es ein Kunstfehler ist, Krankheiten oder Störungen mit ausgesprochen organischen Ursachen allein mittels Psychotherapie bzw. Hypnose heilen zu wollen.

Einfühlung in die Seelenlage des Patienten ist die erste Forderung, die jeder Psychotherapeut bei Beginn einer Behandlung zu erfüllen hat. Auch jeder Hypnosebehandlung muß zunächst eine genaue Betrachtung der Gesamtpersönlichkeit vorausgehen; je nach Intelligenz und Charakter des Patienten müssen die ätiologischen Wurzeln vorhandener Autosuggestionen festgestellt werden, um sie bis in die tieferen Schichten des Psychischen zu verfolgen und die Affektspannungen aufzudecken, die später im Verlauf der psychotherapeutischen Behandlung durch Abreaktion verarbeitet werden sollen. Jeder krankhafte Affekt, der irgend somatische Formen annehmen kann, hat die Tendenz, sich im Bewußtsein auszubreiten, die gesunde Kritik je nach der Affektlage und Stimmung zu verändern und so den psychischen Gesamthabitus in seinem Sinne umzuformen. Die sich steigernde Intensität und Aufhäufung solcher Affekte oder Affektkomplexe führt dann zu Reaktionen des gesunden Seelenlebens, führt zu Explosionen und Entladungen psychomotorischer Art, wie sie dann der Arzt in allen möglichen Darstellungsarten mehr oder weniger symbolisch maskiert am Kranken konstatieren kann. Aber auch die Selbsthilfe des Organismus dürfen wir nicht außer acht lassen, da sie uns Fingerzeige dafür geben kann, in welcher Richtung etwa die Natur selber eine Lösung der Konflikte anstrebt. Hier ist dem Arzt oft beste Gelegenheit geboten, seine eigenen therapeutischen Maßnahmen in die Motorik der Reaktionen des Patienten einzuschalten, diese zu unterstützen oder sie in andere, dem Krankheitsverlauf günstigere Bahnen zu lenken.

Die äußere und die innere Situation des Patienten — Berufsfragen, Milieueinwirkungen, Spannungen im Familienkreis und in der näheren oder weiteren Umgebung — müssen genau besprochen werden. Die Auswirkungen schließlich, die psychophysischen Ausstrahlungen, die sich als eigene Symptome im Sinne von Hemmungen und dergleichen offenbaren, werden dann der hypnotischen Behandlung unterzogen.

Definitionen. Dem eigentlichen Thema des Buches, der Darstellung der Technik der Hypnose, seien schließlich noch ein paar allgemeine Definitionen vorausgeschickt:

Der Vorgang zwischen Arzt und Versuchsperson bzw. Patient ist die Hypnotisierung oder Hypnotisation; Hypnose ist eigentlich im technischen Sinne erst der durch die Hypnotisierung hervorgerufene Zustand. Der die Hypnotisierung vollziehende Arzt ist der Hypnotiseur oder Hypnotherapeut.

Die seelische Bindung zwischen Hypnotiseur und Versuchsperson wird Rapport genannt.

Als Engramme werden die vermittels unserer Sinnesorgane fortlaufend erlebten und in unserer Hirnsubstanz gespeicherten Außenreize bezeichnet. Durch die Aufnahme vieler Millionen Engramme bildet sich im Laufe der Jahre und Jahrzehnte ein großer Fond an Einzeleindrücken und Engrammkomplexen, die ihrerseits zur Bildung allgemeiner, festumrissener Vorstellungen führen.

Technik und Phänomenologie der Hypnose

Die Herbeiführung des hypnotischen Zustandes wurde und wird auch heute noch vielfach durch Äußerlichkeiten wie Milieuwirkung usw. zu unterstützen versucht. Dunkles Zimmer, monotone Laute, gleichmäßig ruhige Musik, womöglich sogar gewisse Absonderlichkeiten der äußeren Aufmachung des Arztes sollen den Patienten psychisch vorbereiten und ihn der eigentlichen Hypnose zugänglicher machen. Alle solche Unterstützungsmittel sind Überreste veralteter Anschauungen, deren sich ein vom Vertrauen des Patienten begleiteter Arzt mit wirklicher Sachkenntnis nicht zu bedienen braucht. Dieses Vertrauen in den Arzt und seine Methode ist allerdings ein unerläßliches Erfordernis für das Gelingen jeder, auch der allereinfachsten hypnotischen Behandlung.

Dem Patienten muß daher nicht nur das Theoretische über die Behandlung und sein eigenes psychisches Bild, so wie es sich aus Vergangenheit und Gegenwart ergibt, verständlich auseinandergesetzt werden, er muß auch Einsicht darein gewinnen können, was im Rahmen der Behandlung zukünftig mit ihm geschehen soll. Die Erfassung seiner Komplexe in ihren Ursachen ist damit schon zum größten Teil geleistet, während ihre Lösung, die Desuggestion, dann auf hypnotischem Wege vor sich geht, soweit nicht bereits andere psychotherapeutische Verfahren im Wege der Wachsuggestion Abreaktionen herbeigeführt haben.

Die geeignetste Zeit zur Vornahme einer ersten Hypnosebehandlung ist der Abend. Zu dieser Zeit ist der Patient durch seine Tagesbeschäftigung im allgemeinen sowieso schon in einem gewissen Ermüdungszustand, und durch herabgesetzte geistige Leistungsfähigkeit der Suggestion des Müdeseins, mit der wir fast ausnahmslos beginnen, viel leichter zugänglich als am Tage. Nach ein oder zwei erfolgreichen Hypnosen spielt dann die Tageszeit keine Rolle mehr, ebenso wie ein geübter Hypnotherapeut notfalls auch von vornherein auf eine abendliche Behandlung verzichten kann. Für den Anfänger kann sie aber immerhin ein bedeutsames Hilfsmittel sein.

Hinsichtlich der im folgenden beschriebenen Versuche sei bemerkt, daß es sich zum größten Teil um körperlich und geistig gesunde Versuchspersonen handelt, an denen die Symptomenbildung der Hypnose im einzelnen demonstriert werden soll. Im Wege zwangloser Unterhaltung wird zunächst ergründet, wie die Vp. überhaupt zur *Hypnose* steht, was sie sich *darunter* vorstellt usw. Denn hiervon hängt die Wahl der anzuwendenden Technik ab. Es ist unter allen Umständen ein grober Fehler, sich von vornherein, ohne sich mit der Vp. ausgesprochen und sich einen Gesamteindruck von ihr verschafft zu haben, auf eine bestimmte Methode der Behandlung festzulegen. Das physische und psychische Augenblicksbild tatsächlicher Reaktionen der Vp. muß über die Suggestionen entscheiden, die zu setzen der Arzt auf Grund seiner persönlichen Wahrnehmungen für wirksam erachtet. Vor allen Dingen darf nie zu einer Hilfssuggestion gegriffen werden, die der Patient als solche durchschaut und die von ihm abgelehnt werden kann. So darf man z. B. keine Müdigkeitssuggestion geben, wenn man sich nicht überzeugt hat, daß der Patient aus seiner gegenwärtigen Verfassung heraus Müdigkeit zu empfinden imstande ist.

Man läßt die Vp. in möglichst bequemer Haltung in einem Sessel Platz nehmen, die Arme ruhen zwanglos auf den Lehnen, der Körper ist entspannt. Die Vp. sitzt so, daß der Arzt sie von allen Seiten erreichen und beobachten kann. Bei späteren Hypnosen, die sich manchmal bis zu zwei Stunden und noch länger ausdehnen müssen, läßt man die Vp. besser auf einem Ruhebett liegen. Die Vp. wird jetzt nochmals kurz auf den Zweck ihrer Anwesenheit hingewiesen, der ihr selbstverständlich schon bekannt ist und ohne weiteres noch diese und jene Frage über ihre Kenntnisse und Vorstellungen von der Hypnose zuläßt. Eine solche kurze Unterhaltung wird meist wertvolle Aufschlüsse über die einzuschlagende Behandlung geben, zumal wenn man die Vp. mit einigermaßen geschultem Blick dabei beobachtet. Das äußere Auftreten, Mimik, Ausdrucksweise, Tonfall, Röte, Blässe, Gesten, Schwitzen, motorische Unruhe geben unzweifelhaften Einblick in ihre momentane Seelenlage. Natürlich möchte die Vp. wissen, was nun mit ihr geschehen wird; genau dasselbe will auch der Patient im Falle einer hypnotischen Krankenbehandlung: auch er ist also in larvierter Form, unterhaltungsweise und unter möglichster Vermeidung direkter Suggestivfragen über seine kleinen und großen Vorurteile, Bedenken, Angstvorstellungen über die Hypnose anzuhören, um diese inneren Abwehrreaktionen durch entsprechende Gegenargumente möglichst vollständig auszuschalten. Kann sich doch gerade diese Ungewißheit, die Angst vor etwas Ungewöhnlichem bei mangelnder Vorbereitung dahin auswirken, daß die Hypnose zunächst mißlingt oder nur geringe Teilsymptome zeigt.

Ich frage also die Vp. geradezu, wie sie sich eigentlich eine Hypnose vorstellt. Man wird gelegentlich die seltsamsten Antworten darauf erhalten. Alle Arten von Vorurteilen primitivsten Aberglaubens bis zu komplizierten spiritistischen Ideengängen kommen vor und müssen vorsichtig und gründlich ausgeräumt werden. Manche, besonders einfachere Patienten haben ihr Wissen aus Schaustellungen von Laienhypnotiseuren; andere, besser Orientierte sind durch pseudowissenschaftliche Literatur im Bilde, oder vielmehr noch weniger im Bilde. Beachtet man bei dieser Unterhaltung die Sprache, die Affektbetonung in Ausdruck, Bewegungen und Gedankenablauf, durch die der Patient seine Darlegungen illustriert, so kann man sich schon aus diesen Erzählungen, aus dem ängstlichen, dem skeptischen, dem ironischen Unterton des Vorgetragenenen ein Urteil bilden, das für die anzuwendende Hypnosetechnik von größter Bedeutung ist. Soweit die Vorstellungen der Vp. in Widerspruch zu den ärztlichen Anschauungen stehen, müssen sie mit Geschick und Nachdruck korrigiert werden. Denn nur durch völlige Ausschaltung jeder Gegenkritik können wir uns ein einwandfreies Vorstadium der Hypnose sichern, auf dem wir dann weiterbauen wollen. Dies aber kann nach allem immer wieder nur ein Erkennen desjenigen Weges sein, zu dem der Patient auf Grund der von ihm geäußerten Ansichten vermutlich das größte Zutrauen hat, indem er ihn von der Basis seiner eigenen Vorstellungen aus irgendwie anspricht. Wenn man die einschlägige Literatur durchblättert, so wird man unendlich viele Anweisungen finden, auf welche Weise eine Tiefenhypnose erzielt werden kann. Aber alle münden letztlich in der zentralen Erkenntnis, daß vor allen anderen psychischen und technischen Behelfen zunächst die Vp. bzw. der Patient von ihrer Hypnotisierbarkeit überzeugt werden muß.

1. Demonstration
Junger Mann, gesund

Die erste Versuchsperson, an der ich nunmehr hypnotische Symptome demonstrieren will, ist ein junger Mann, der der Sache als Neuling gegenübersteht: er befindet sich zum ersten Male hier. Ich erwähne dies, weil ich deshalb zunächst selbst nicht genau weiß, welche Symptome ich später an ihm demonstrieren kann.

Vorbereitung. Auf Befragen gibt er an, daß er seine Kenntnisse über Hypnose und dergleichen aus Laienvorführungen habe. Der Hypnotiseur hätte damals die Leute, mit denen er experimentierte, durch Vorhalten eines glänzenden Gegenstandes *betäubt* und sie so zum Schlafen gebracht. Sie hätten nach dieser Einschläferung alles getan, was der Hypnotiseur von ihnen verlangte. Sie hätten sogar Fragen beantwortet, die ihnen bei Bewußtsein sicher peinlich gewesen wären. (Vp. wird bei dieser Erinnerung motorisch unruhig.) Sie seien ganz verwirrt aufgewacht, einer sogar sehr schwer, und hätten anfänglich nicht gewußt, wo sie eigentlich wären und was mit ihnen geschehen sei. (Abklingender, leiser Tonfall, Vp. blickt unsicher umher.)

Die Vp. trägt diese Dinge nur zögernd vor, und aus der Ängstlichkeit, mit der sie spricht, aus ihrer motorischen Unruhe, die sich in Hin- und Herrücken auf dem Stuhl zeigt, schließe ich unschwer, daß sie sich in diesem Zusammenhang an einen ganz bestimmten Vorgang erinnert, der im Hinblick auf die gegenwärtige Situation und die bevorstehende eigene Hypnotisierung peinliche Vorstellungen in ihr erweckt. Das ist die beste Gelegenheit, das Vertrauen der Vp. zu gewinnen, indem ich ihr ganz kurz und ohne sie erst lange nach der Ursache dieses Eindrucks zu fragen (den der Orientierte ja kennt), zu einer Abreaktion des betreffenden Komplexes verhelfe.

Ich erkläre, daß sich eine ärztliche Hypnose von den Vorführungen der von ihr gesehenen Art selbstverständlich wesentlich unterscheidet. Vor allen Dingen werde sie in keiner Weise über ihr Privatleben ausgefragt. Es werde nichts mit ihr vorgenommen, was ihr unangenehm oder peinlich sei, auch nichts, was sie in den Augen der übrigen Anwesenden lächerlich machen könnte. Ferner werde sie später genaue Kenntnis von allem haben, was mit ihr vorgegangen sei — sie werde weder betäubt, noch werde sie schlafen, wie sie es nachts zu tun gewohnt sei. Sie werde sich vielmehr später an jeden einzelnen Vorgang während der Hypnose genau erinnern können. Nach kurzer Zeit, je nach Leitung der Hypnose, werde sie wieder vollkommen frisch sein wie vorher, und es würden selbstverständlich auch keinerlei Schädigungen des Nervensystems nach einer solchen sachgemäß durchgeführten Hypnose eintreten. Weiter sei es ganz irrig, wenn man einen solchen Vorgang irgendwie mit dem Nachtschlaf vergleichen wollte. Die Vp. werde jedes Wort hören und verstehen, das von mir zu ihr gesprochen würde, und schon daran die Richtigkeit meiner Darlegungen nachprüfen können. Meine Forderung an sie bestünde nur darin, daß sie mir keinen bewußten Widerstand entgegensetzen dürfe und daß sie im Folgenden genau das mitzudenken und an sich wahrzunehmen versuche, was ich ihr sage. Auch die ärztliche Hypnose verlange im Anfang ein genaues Fixieren meiner Fingerspitze, wodurch die Vp. dann in kurzer Zeit in einen Zustand völliger Gleichgültigkeit geraten werde, aus dem heraus sich dann die für den hypnotischen Zustand typischen Erlebnisse entwickeln würden.

Die Vp. macht keine weiteren Einwände mehr, und ich bilde mir aus ihren Mitteilungen eine Methode, die ich nun als Überleitung zu meiner Technik benütze. Es wurde bereits ausgeführt, daß das Gelingen einer Hypnose davon abhängt, welcher Art die dem Patienten gesetzten Suggestionen sind: daß also nur solche Suggestionen gesetzt werden dürfen, die die Vp. auch wirklich an sich wahrnehmen kann. Dieser Umstand kann gar nicht genug beachtet werden, da nicht nur der Glaube an den Hypnotismus überhaupt, sondern auch der Glaube an die hypnotherapeutischen Fähigkeiten des Arztes hier in Frage stehen. Nur zu leicht ergibt sich nämlich für die Vp. bzw. für den Patienten die Autosuggestion: ,,Bei mir ist eine Hypnose unmöglich'' oder: ,,Der Hypnotiseur ist nicht imstande, sie bei mir durchzuführen''. Man darf nicht vergessen, daß in diesem Zustand der Hypnose die Kritik der Vp. nicht vollständig ausgeschaltet ist; man hat kein *willenloses* Objekt vor sich — wie auch heute noch vielfach angenommen wird —, mit dem man nach Belieben schalten und walten kann. Deshalb muß die Vp. auf das schärfste auf Suggestionsrealisationen beobachtet werden, und es dürfen nur solche Suggestionen gegeben werden, deren Erfolg man augenblicklich durch Muskelreaktionen oder sonstige eindeutige Äußerungen der Vp. erkennen kann, während sie selbst auf Grund ihrer auf die Hypnose gerichteten Konzentration sich des Vorganges nicht bewußt ist. Wichtig ist vor allem auch, dem Patienten bzw. der Vp. Zielsetzung und Grenzen der ersten hypnotischen Sitzung — die meist als ,,Leerhypnose'' (Polzien 1959), d.h. als Ruhehypnose ohne spezielle therapeutische Suggestionen geführt wird — deutlich zu machen und ihr zu erklären, welche Symptomenbilder sie in der ersten Hypnose zu erwarten habe. Die Fixierung des Fingers löst Symptome aus, auf die ich später im Verlauf der Hypnosebehandlung zurückkomme, und die ich deshalb schon jetzt als Zustandsbild schildere.

,,Sie werden sehen, daß meine Fingerspitze schon nach kurzer Zeit bald deutlich, bald undeutlich wird — je nachdem wie ich die Hypnose leite. Weiter werden die Augen ein eigenartiges Müdigkeitsgefühl verspüren, ein leichtes Brennen stellt sich ein. Die Augen tränen, die Lider werden schwer, so daß Sie die Augen schließen. Mehr werde ich in der ersten Sitzung nicht von Ihnen verlangen. Sie werden auch dadurch schon zu der Überzeugung kommen, daß die ganze Angelegenheit für Sie denkbar harmlos ist und Sie in keiner Weise beeinträchtigt.''

Erste Hypnose. Die Ausführung des so vorbereiteten Versuchs vollzieht sich so wie bereits geschildert: Die Vp. hat in bequemer, entspannter Muskelhaltung im Lehnstuhl Platz genommen, die Arme liegen auf den Seitenpolstern. Ich habe ihr eingehend erklärt, was mit ihr geschieht, und weise sie nun darauf hin, daß sie nach einer kurzen Zeit des Fixierens meiner Fingerspitze diese abwechselnd bald deutlich, bald undeutlich vor sich sehen werde. Weiter erkläre ich ihr, daß alsbald auch ihre Augen zu glänzen anfangen und das Gefühl des Brennens und Tränens verspüren lassen würden, so daß sie das Bedürfnis empfände, die Augen zu schließen. Man möge nicht meinen, daß ich mich mit diesen Angaben irgendwie in Widerspruch zu dem vorher Gesagten setze, indem ich Suggestionen zu produzieren versuche, die außerhalb des real Wahrnehmbaren liegen. Tatsächlich werden die hier angeführten Suggestionen von der Vp. wahrgenommen: ich halte etwa 20 cm von den Augen entfernt und etwa eine Handbreit über Stirnhöhe der Vp. meine Fingerkuppe; zugleich wird die Vp. gebeten, den sich allmählich einstellenden Symptomen der beginnenden Hypnose ruhig nachzugeben, während ich selbst die Augen der Vp. — besonders ihr Pupillenspiel — sorgsam beobachte. Bei normaler Einstellung bei Fixierung der Fingerspitze nimmt man am Auge eine bestimmte Weite der Pupille wahr. Nun erkläre ich der Vp. in suggestiv ruhigem Ton: ,,Sie sehen jetzt meine Fingerspitze absolut klar und deutlich." Nach wenigen Sekunden schon verändert sich — hervorgerufen durch Ermüdung des Auges und durch die innere Spannung — die Pupille und erweitert sich bedeutend. Damit aber ändert sich zugleich das subjektive Bild, das die Vp. bisher von meiner Fingerspitze hatte. Die Fingerspitze kann bei so erweiterter Pupille nur mehr undeutlich wahrgenommen werden; ich mache mir diesen objektiv feststehenden Sachverhalt sofort zunutze, indem ich der Vp. die von ihr selbst getroffene Wahrnehmung mitteile: ,,Sehen Sie, eben wird die Fingerspitze undeutlich — sehen Sie, die Hypnose beginnt schon ihre Wirkung zu tun." Ein Nicken bestätigt meine Worte, zugleich aber bemüht sich die Vp. ihrerseits, das Wahrgenommene zu kontrollieren, die Pupilllen erhalten wieder ihre natürliche Größe, die Vp. sieht die Fingerspitze somit wieder deutlich. Und schon kommt die neue Suggestion meinerseits: ,,Sehen Sie, jetzt ist die Fingerspitze wieder vollkommen deutlich sichtbar! Es treten also genau alle die Symptome auf, die ich Ihnen vorhin geschildert habe." Mit diesen Bemerkungen verstärke ich den Glauben der Vp. an ihre Hypnotisierbarkeit. Währenddessen bemerke ich, daß das Auge der Vp. vom scharfen Hinsehen und von der Konzentration ihrer Anstrengungen einen eigenartigen feuchten Glanz erhält, wie man ihn auch als Ermüdungserscheinung im täglichen Leben beobachten kann. Hervorgerufen durch das Fixieren unter gleichzeitiger Vermeidung des Lidschlages ist dieser Glanz zusammen mit einer Neigung zum Tränen der Augen für die Vp. von der subjektiven Vorstellung eines leichten Brennens und Müdewerdens begleitet. Ich suggeriere deshalb sofort: ,,Ihre Augen fangen jetzt an zu ermüden — die Augen glänzen — die Augen tränen — Sie fühlen nun auch Ihre Lider schwer werden. Holen Sie tief Atem. Ihre Lider sind immer schwerer geworden. Sie können die Augen kaum mehr offen halten, so schwer sind Ihnen die Lider geworden." Eben sinken die Lider für einen Augenblick herunter, und sofort kommt meine Suggestion: ,,Augen zu!"

Darauf wird die Vp. mit geschlossenen Augen ruhig dasitzen und auch keinerlei Tendenz zeigen, sie wieder zu öffnen. Auffällig ist bei dem Vorgang, daß der Lidschluß mit einer langsamen Drehung des Augapfels nach oben vor sich ging, so wie dies beim abendlichen Einschlafen der Fall ist, und daß sich das Lid mit ganz kleinen Unterbrechungen der Bewegung schloß, als ob es gegen eine innere Hemmung zu kämpfen hätte. Unmerklich für die Vp. ist mit dem vollendeten Lidschluß auch der Kopf etwas nach vorn gesunken. Vorsichtig fasse ich mit beiden Händen die Schläfen der Vp. und versuche tastend, ob sich der Kopf widerstandslos und ohne daß die Vp. von dieser Maßnahme verständigt ist, noch weiter nach vorn beugen läßt. Es zeigt sich, daß der Kopf jeder kleinsten Handbewegung meinerseits nachgibt und in jeder Richtung drehbar ist. Ich suggeriere: ,,Sehen Sie, ebenso wie vorhin Ihre Augen, ist nun auch der Kopf schon hypnotisch müde geworden."

Vp. ist vollkommen ruhig, in schlaffer Körperhaltung, ohne jede Muskelspannung. Ich trete hinter die Vp. und lege ihr meine Hände auf beide Schultern, drücke ganz leicht und unauffällig bald rechts, bald links — Vp. gibt bei dem leisesten Druck ohne Widerstand nach. Ein Druck auf die Innenseite des Oberarmes läßt die auf den Armpolstern des Sessels ruhenden Arme herabsinken, so daß sie schwer, wie Fremdkörper, von den Schultern herunterhängen. Es ist klar ersichtlich, daß sich das Gefühl körperlicher Müdigkeit Bahn gebrochen hat. Damit ist eine neue Suggestion gegeben, die in der zweiten Hypnosesitzung ausgebaut werden kann. Die Vp. sitzt nach wie vor ruhig da, atmet gleichmäßig, 15—20mal in der Minute; der Puls ist normal; vielleicht ist die Gesichtsfarbe um einige Nuancen blasser geworden.[1] Betrachtet man das Gesicht genau, so bemerkt man ohne weiteres, daß wir hier trotzdem keinen Schlafenden vor uns haben, sondern einen Menschen, der sich sogar in einem Zustand gesteigerter Spannung der Aufmerksamkeit befindet. Das zeigt sich vor allem an der gestrafften Gesichtsmuskulatur, an der Falte zwischen den Augenbrauen.

Wenn ich trotz des für mich mit ziemlicher Sicherheit voraussehbaren Erfolges meiner Bemühungen um die Erzielung einer Hypnose vorher bei meinen Ausführungen gegenüber der Vp. den Umfang der hypnotischen Möglichkeiten beschränkte, so hatte ich für diese Maßnahme einen guten Grund. Nicht alle Hypnosen gelingen im Anfang so programmäßig, wie sich dieses Experiment hier abspielte. Um den Mißerfolg nicht realisierter Suggestion auch weiterhin auf ein Mindestmaß zu beschränken, ist es deshalb auch jetzt notwendig, die Vp. vorerst einmal wieder zu desuggerieren und sich ihrer inzwischen gemachten Wahrnehmungen zu vergewissern. Denn es ist überaus wichtig zu erfahren, auf welche Weise die bisher gesetzten Suggestionen bei der Vp. zu Vorstellungen und Begriffen geworden sind. Mein bisheriges Vorgehen gibt mir die Gewähr dafür, daß die Vp. bei Befragen eigentlich *keine* Gegenargumente vorbringen kann, da ich ja nur Symptome suggeriert habe, die objektiv wahrnehmbar waren.

Genau so, wie ich die Hypnose durch eine Reihe von Suggestionen eingeleitet habe, muß ich sie jetzt wieder lösen, indem ich jede einzelne der gesetzten Suggestionen rückgängig mache. Ich erkläre also der Vp.: genau so, wie durch meinen Zuspruch die Fingerspitze bald deutlich, bald undeutlich zu sehen war; genau so,

---

[1] Unregelmäßigkeiten von Puls und Atmung weisen auf gewisse affektive Spannungen hin.

wie die Augen ein leichtes Brennen und Tränen spüren ließen; genau so, wie die Lider zufielen und auch schwer wurden — genau so würden meine Suggestionen jetzt bewirken, daß die Vp. sich wieder vollkommen frisch und munter fühle. „Ihre Augenlider gehen langsam wieder in die Höhe; Sie bemerken wohl noch einen gewissen Widerstand in der Lidmuskulatur, vielleicht noch ein kleines Müdigkeitsgefühl, aber nun öffnen sich die Augen, das Müdigkeitsgefühl verschwindet, Sie befinden sich in genau dem gleichen körperlichen Zustand wie vor der Hypnose."

Die Vp. hat erst einige Sekunden nach meiner Suggestion die Augen geöffnet. Sie macht im ersten Augenblick einen etwas verwirrten, desorientierten Eindruck, als ob sie im Augenblick nicht recht wüßte, wo sie sich befindet, fährt sich über die Augen, als wolle sie einen unangenehmen Traum verscheuchen. Nun ist es wiederum an mir, mich darüber zu informieren, welche der ihr gegebenen Suggestionen in der Erinnerung besonders eindrucksvoll bei ihr haften blieb, und in welcher Weise die Realisation der Suggestionen in ihr vor sich ging. Sie berichtet: „Ich habe alle Vorgänge genau so deutlich wahrgenommen, wie Sie es mir ansagten. Die Fingerspitze wurde bald deutlich, bald undeutlich; die Augen wurden mir schwer; ich hätte die Lider nicht länger offen halten können; ich fühlte mich so *angenehm müde in den Armen, im Kopf und in den Beinen, kurzum, mir war, als ob ich eine schwere Arbeit hinter mir hätte, und eigentlich bin ich auch jetzt noch müde.*"

Damit gibt die Vp. also nicht nur eine Bestätigung der ihr gesetzten Suggestionen, sondern sie geht noch darüber hinaus und teilt mit, daß auch ihr Kopf, ihre Arme und Beine suggestiv beeinflußt waren — eine Tatsache, die ich ebenso wie die angedeutete postsuggestive Müdigkeit bei der Fortführung der Hypnose sogleich auf meine Weise ausnützen werde, nachdem mir die Vp. ausdrücklich zugegeben hat, daß sie also die ihr vorhergesagten verschiedenen Hypnosewirkungen an sich selbst wahrgenommen habe. Auf dieser Basis kann ich ohne weiteres dazu übergehen, die Hypnose ein zweites Mal einzuleiten und sie diesmal bis zu einem wesentlich tieferen Stadium durchzuführen. Auch die zweite Hypnose muß wie die erste begrenzt werden. Der Gang der zweiten Hypnose wird der Vp. geschildert und dabei die Eindrücke der ersten Hypnose verarbeitet und suggestiv noch einmal dargeboten: „Sie haben die Wirkung der Hypnose an Ihren Augen verspürt. Sie haben gesehen und gefühlt, wie sich auf Grund der einleitenden hypnotischen Technik Zustände bei Ihnen einstellten, die für den hypnotischen Zustand typisch sind. Sie werden auch jetzt in der zweiten Hypnose solche Einwirkungen auf Ihren Körper, auf Kopf, Arme, Beine deutlich als zunehmende Müdigkeit empfinden. Sie werden fühlen, wie Ihnen Kopf, Arme und Beine schwer werden."

Zweite Hypnose. Die zweite Hypnose beginnt genau wie die erste. Schon nach wenigen Sekunden ist die Vp. in dem uns bereits bekannten Zustand, von dem sie vorher angab, daß er sich als Müdigkeitsgefühl in Kopf, Armen und Beinen manifestierte. Ich versuche deshalb zunächst, wie weit sich diese Suggestionen in Symptomenbildern realisieren lassen, indem ich sage: „Sehen Sie jetzt, genau so, wie die erste Hypnose bewirkte, daß meine Fingerspitze bald deutlich, bald undeutlich wird, genau so wird jetzt Ihr Kopf schwer, die Arme und Beine werden müder und müder, diese Müdigkeit breitet sich mehr und mehr über Ihren ganzen Körper aus, so daß ich Ihnen daran die Hypnosewirkung beweisen kann." Während ich dies in eindringlich-überzeugendem Ton erkläre, hebe ich den auf der Armlehne ruhenden rechten Arm der Vp. vorsichtig im Handgelenk in die Höhe, indem ich es mit Daumen und drittem Finger umspanne. Ich lasse den Arm in geringer Entfernung von seiner Unterlage los, übe dabei, für die Vp. unmerklich, mit dem Zeigefinger noch einen leichten Druck auf die Oberseite des Vorderarmes aus und erreiche so, daß der Arm schwer und ohne jede gegenteilige Muskelreaktion herabfällt. Ohne weiteres schließt sich daran die Suggestion: ,,Ihre Arme sind jetzt bleischwer, Sie werden sie nur mit größter Mühe und Anstrengung hochheben können. Sie werden jetzt nur nach Überwindung der größten Schwierigkeiten und in ganz beschränktem Maße in der Lage sein, Ihre Arme und Beine zu bewegen. Machen Sie den Versuch — Sie sehen, es geht nicht mehr. Und je heftiger Sie sich anstrengen, desto geringer wird durch die gegenteilige Hypnosewirkung der Erfolg sein. Holen Sie nun tief Luft. Sie bleiben in vollständiger Ruhe. Es ist Ihnen zur Zeit ganz gleichgültig, ob Sie die Arme bewegen können oder nicht."

Damit befindet sich die Vp. nun in einem Stadium der Hypnose, von dem der Kenner weiß, daß es fast alle Möglichkeiten zu deren weiterem Ausbau in sich schließt, und daß nun Schwierigkeiten eigentlich nicht mehr entstehen können. Immerhin rate ich auch jetzt noch zur äußersten Vorsicht, da selbst in diesem Stadium bei schwerer zu hypnotisierenden Menschen noch eine Kritik an den hypnotischen Maßnahmen einsetzen und die bisher erzielten Ergebnisse gefährden kann. Man tut deshalb gut daran, wenn man sich durch die Formulierung der einzelnen Tatbestände eine Rückversicherung schafft. Ich werde also die Möglichkeit eines wider Erwarten gelingenden Versuches kritischer Nachprüfung durch die Vp. niemals ganz ausschalten und mich deshalb etwa so ausdrücken: ,,Ihre Arme sind jetzt so schwer, daß Sie sie *kaum* mehr von der Unterlage wegheben können. Versuchen Sie es einmal; Sie werden sicher sehen, daß es *kaum noch geht.*" Die Vp. versucht, strengt sich an — es geht tatsächlich *nicht*.

Nun kann ich unbesorgt zu positiveren Äußerungen übergehen: ,,Sehen Sie, die Hypnose hat Sie in einen Zustand versetzt, der sogar Ihre beiden Arme unbeweglich macht. Versuchen Sie noch einmal, sie hochzuheben. Es geht ganz bestimmt nicht mehr. Sie spüren also auch mit diesem Versuch deutlich, daß hier eine hypnotische Einwirkung vor sich gegangen ist." Dieser immer wieder eingeflochtene Hinweis auf die hypnotische Wirkung gehört gleichfalls mit zum unentbehrlichen Rüstzeug der Hypnosetechnik, weil er im Falle eigentlicher Hypnosetherapie dazu dienen muß, dem Patienten begreiflich zu machen, daß entsprechend auch Krankheitssymptome durch hypnotische Einwirkung zum Verschwinden gebracht werden können.

Kommt es aber tatsächlich einmal vor, daß die vorsichtig ausgesprochene Aufforderung zu kritischer Nachprüfung durch die Vp. von Erfolg begleitet ist — was man fürsorglich natürlich immer in Rechnung stellen muß —, so soll der Arzt solchen

Störungen gegenüber vor allem mit Schlagfertigkeit gewappnet sein und sich durch ein momentanes Mißlingen nicht verblüffen lassen. Ist der Zwischenfall für den Patienten offensichtlich, so gebe ich ihm daraufhin etwa zu bedenken, ich hätte gerade bei ihm in dieser Situation eine Sonderreaktion erwartet, weshalb ich bereits von einer bestimmten Suggestion in positiver Richtung abgesehen und mich mit der Vermutung der Wahrscheinlichkeit begnügt hätte. Meine Zweifel seien hiermit vollauf bestätigt. Auf solche Weise kann man manche gefährliche Klippe vermeiden und dann, ohne das Vertrauen des Patienten erschüttert zu haben, auf einem anderen Wege zum Ziele zu kommen versuchen, indem man zur Überleitung etwa noch hinzufügt: „Ich habe diesen Versuch ganz absichtlich unternommen, um feststellen zu können, in welcher Hypnosedisposition Sie sich befinden. Denn daß eine solche vorhanden ist, steht selbstverständlich, nachdem wir schon so weit gekommen sind, trotzdem außer allem Zweifel."

Auch die Zwischenschaltung einiger Suggestionen wie: „Holen Sie tief Luft! Atmen Sie jetzt ruhig und tief! Sie werden immer ruhiger. Sie werden immer müder", hatte ihre bestimmte Bedeutung. Es gibt Pausen zwischen den einzelnen Suggestionen, die dadurch entstehen können, daß man zunächst einmal keine zu weiteren Suggestionen ausbaubaren Symptome wahrnimmt. Während dieser Zeiträume darf nun bei der Vp. oder dem Patienten keinesfalls der Eindruck erweckt werden, als ob sich der Arzt hinsichtlich seiner Maßnahmen im Zweifel befände. Man gibt deshalb in solchen Pausen derartige allgemeine Suggestionen, die auch bei kritischer Bewertung nichts verderben können. Ferner sollen sie die Vp. daran hindern, dennoch auftauchende Suggestionsbewertungen negativ auszubauen und daran festzuhalten. Die Aufmerksamkeit soll zu einem zweiten, einem dritten Symptom hingelenkt werden, damit diese Spaltung der Aufmerksamkeitsspannung die Vp. von der kritisch beanstandeten Gedankenreihe ablenkt. Deshalb dürfen keine Pausen entstehen, muß Suggestion unmittelbar auf Suggestion folgen, muß sogar unter Umständen bei zu langem Verweilen bei einer Suggestionsrealisation desuggeriert werden.

Die Erfahrung hat gelehrt, daß sich Fremdsuggestionen im Denkmechanismus des Hypnotisierten zu Autosuggestionen umbilden müssen, damit sie zur Wirkung kommen. Diese Autosuggestionen erscheinen als um so greifbarere, plastischere Vorstellung, je mehr Einzelheiten sich in klaren Formen zu dem gewünschten Gesamtphantasiebild zusammenfügen. Auch diese Erkenntnis müssen wir, da sie für die späteren Stadien der Hypnosetechnik von Wichtigkeit ist, von Anfang an praktisch auszuwerten suchen, indem wir jeweils viele Einzelheiten im Sinne der gewünschten Suggestion bereithalten, die wir dann vor dem Patienten suggestiv erstehen lassen können.

Das gesprochene Wort formt bekanntlich Begriffe; aber natürlich nur das *verstandene* Wort. Aus diesem Grunde ist es wesentlich für das Gelingen der Hypnose, daß jede unserer Wendungen in ihrem ganzen Umfang für die Vp. verständlich ist. Und zwar verständlich in einer Weise, die keine großen Überlegungen und Assoziationen erfordert. Man halte sich also immer vor Augen, daß selbst für einen großen Teil „gebildeter Leute" der medizinische Fachausdruck unbekannt oder zumindest ungeläufig ist, zu dessen Verständnis sie, selbst wenn ihnen der Terminus aus irgendeinem entlegeneren Zusammenhang bekannt ist, unter allen Umständen eine gewisse Spanne Zeit gebrauchen. Ein verzögertes Verständnis solcher Symbolworte, womöglich gar eine falsche Begriffsbestimmung kann bei einer Hypnose zum Mißerfolg beitragen. Man spreche deshalb die „Sprache des Volkes", man passe seine Diktion der Intelligenz, der Erziehung, dem ganzen psychischen Habitus seines jeweiligen Gegenübers an und setze seine sprachlichen Suggestionen bis ins einzelne derartig, daß ein Mißverstehen unmöglich ist.

Doch kehren wir zu unserem besonderen Fall zurück: die Vp. sitzt seither völlig reaktionslos; sie zeigt keinerlei Muskelbewegungen, keine mimische Absonderlichkeit. Wir suggerieren deshalb weiter: „Genau so, wie Ihre Arme unbeweglich geworden sind, werden jetzt auch Ihre Beine so schwer, daß Sie sie nicht mehr heben können." Die Vp. macht einige Anstrengungen, ist jedoch tatsächlich nicht mehr in der Lage, ihre unteren Extremitäten zu bewegen.

Ich verweile bei dieser Demonstration bei den einzelnen Suggestionen immer nur ganz kurze Zeit, setze sofort, Schlag auf Schlag, die nächsten, die mir auf dem Weg über die Ausdrucksformen des Patienten angedeutet werden, aber immer wieder unter Bezugnahme, mit logischem Hinweis auf die eben beobachtete Suggestionsrealisation. Ich wähle jetzt eine beliebige Suggestion und wiederhole: „Sie haben wahrgenommen, wie Sie infolge der Hypnose bis vor wenigen Minuten nicht mehr in der Lage waren, Ihren linken Arm von der Lehne des Sessels wegzuheben. Sie konnten durch die Beeinflussung deutlich die Hypnosewirkung an sich selbst verspüren. Genau so nun, wie die Hypnose eine für Sie einwandfrei wahrnehmbare körperliche Müdigkeit erzeugen kann, genau so kann ich mit ihrer Hilfe diese Müdigkeit wieder völlig entfernen. Sie werden das in kurzer Zeit an Ihrem Arm fühlen. Ihr Arm wird wieder leichter; Sie können jetzt alle Gelenke wieder bewegen; die bleierne Schwere ist völlig verschwunden. Ihr Arm ist jetzt so leicht, daß Sie überhaupt kein Gefühl mehr für seine natürliche Schwere haben; der Arm geht in die Höhe — er bleibt in jeder beliebigen Lage stehen, die ich Ihnen jetzt andeute." Ich lasse der Vp. auch hier wieder möglichst wenig Zeit, sich mit dem eben demonstrierten Versuch kritisch auseinanderzusetzen, sondern bearbeite sie sofort weiter in der einmal eingeschlagenen Richtung der Muskelphänomene.

Zwar nicht der Einzelmuskel, wohl aber die ganze Muskulatur zusammenarbeitender Muskelgruppen kann jetzt suggestiv beliebig gehemmt und beeinflußt werden. Die Suggestion „Sie können nicht aufstehen" wird augenblicklich realisiert. Ferner ist die Vp. bei entsprechenden Suggestionen nicht mehr in der Lage, sich in normaler Gangart durch das Zimmer zu bewegen; sie wird auf Anweisung hinken, eine gewisse Stelle des Fußbodens nicht überschreiten können, bestimmten, ihr bezeichneten Figuren des Teppichs ausweichen — kurzum, alles das demonstrieren, was wir in der ärztlichen Praxis oft in ganz ähnlichen Formen als Krankheitsbild wiederfinden.

Wir setzen unseren Versuch ohne Unterbrechung fort, indem die Vp. nun ohne verbale Suggestion Bewegungen ausführen muß, die ihr nur manuell angedeutet werden. Dazu gehören z. B. besondere, automatenhafte Drehbewegungen der Hände um sich selbst, die mit dem Fachausdruck „hypnotische Automatismen" bezeichnet werden. Auffallend ist, daß die Vp. bei der Ausführung dieser Drehbewegung mit beiden horizontal ausgestreckten Armen keinerlei Zeichen einer Ermüdung zeigt: sie hat offensichtlich jedes Gefühl für die Schwere verloren; besser gesagt: sie ist sich ihrer augenblicklich nicht bewußt. Doch schon nach kurzer Zeit werden je nach der körperlichen Disposition diese Muskelleistungen den normalen Gesetzen der Ermüdung unterliegen: die Vp. läßt ihre Arme langsam sinken oder nimmt unwillkürlich eine bequemere Haltung ein. In unserem Fall nehme ich, noch ehe es so weit ist, eine Desuggestion der Bewegung vor, indem ich die Hände einfach anhalte, also folgerichtig auch bei der Lösung der Suggestion das gesprochene Wort vermeide.

Ein beliebtes Experiment hypnotischer Schaustellungen ist die sogenannte Muskelbrücke. Die Fortschritte unserer Vp. erlauben allmählich, auch dies an ihr vorzuführen. Die Vp. wird über drei Stühle gelegt; ich suggeriere ihr in der üblichen Weise eine zunehmende Müdigkeit in Armen, Rumpf und Beinen, die in eine völlige Muskelstarre übergeht. Nun kann ich unbesorgt den mittleren Stuhl unter der Vp. wegziehen und mich sogar auf sie setzen: die Muskelstarre hat einen solchen Grad erreicht, daß mein Körpergewicht ohne jeden Einfluß auf die einmal suggerierte Haltung bleibt. Aber auch hier treten vorerst noch nach wenigen Minuten die normalen Ermüdungserscheinungen ein: die Gesichtsmuskulatur der Vp. beginnt sich krampfhaft zu verzerren; man sieht aus der Verfärbung ihrer Hände, daß sie sich alle Mühe geben muß, in der aufgegebenen Haltung zu verharren; Schweißperlen treten auf die Stirn; langsam sackt die Körpermitte durch. Die Suggestion der Steifheit ist durch die physische Ermüdung überwunden.

Ich desuggeriere nun wieder genau in der Reihenfolge des Eintretens der Phänomene und lasse die Vp. übungsweise einige Gegenbewegungen dessen machen, was zuvor hypnotisch gehemmt war. Zum Abschluß der Desuggestion erkläre ich dann der Vp. noch einmal ausdrücklich, daß sie nun ihre Glieder wieder unbeschränkt und genau wie vorher gebrauchen könne; daß sie keine Müdigkeit oder sonst irgendeine Hemmung mehr verspüren werde.

Nach wenigen Minuten ist die Vp. in der Tat ganz frisch, und ich bitte sie nun zu erzählen, was sie in der Hypnose gefühlt und erlebt hat. Zu unserem Erstaunen hören wir jedoch, daß sie dazu eigentlich nicht in der Lage ist. Nicht einmal die Reihenfolge der Versuche vermag sie anzugeben; im Gegenteil — sie beginnt nachzudenken und müht sich, die Erinnerungslücken, die bei ihr über den Vorgang bestehen, irgendwie zu überbrücken. Es handelt sich hierbei um eine durchaus geläufige Sondererscheinung der Hypnose, die sogenannte posthypnotische Amnesie — das Gehemmtsein der Erinnerungsreproduktion —, über die an anderer Stelle noch ausführlich zu sprechen sein wird.

Ihre Lösung setze ich — besonders bei weiblichen Patienten — gern in Tiefenhypnose. Schon um den hypnotisierenden Arzt vor übler Nachrede zu schützen, ist diese Maßnahme wichtig. Grundsätzlich wird man zwar möglichst immer eine Kontrollperson zuziehen, deren Zeugenschaft unwahre Unterstellungen ausschließt. Da besonders Frauen sich aber in Anwesenheit Dritter nicht selten als schwierig erweisen und mangelnde Wahrung des ärztlichen Berufsgeheimnisses befürchten, ist für solche Fälle die Amnesielösung in Tiefenhypnose das beste Mittel.

Praktisch ist auch hier nur eine kleine technische Suggestionsunterstützung notwendig, um diese Sperre zu überwinden. Ich erkläre also der Vp., daß sie nur noch einmal kurz in einen hypnotischen Zustand versetzt zu werden brauche, um sich sogleich an alles mit ihr Vorgenommene zu erinnern. Der einfache Befehl „Augen zu!" genügt jetzt, um sie in das eben gelöste hypnotische Stadium zurückzuversetzen. Zur Verdeutlichung des Versuchs überprüfe ich den Zustand der Vp. und finde, daß Arme, Beine, Finger bei meiner Führung in jeder, noch so extremen Haltung verbleiben, ohne daß die Vp. nur den geringsten Versuch macht, sie von sich aus zu ändern. Der Fachausdruck für diesen Zustand heißt „flexibilitas cerea" (= „wächserne Biegsamkeit"), während man die Muskelsteifigkeit als psychogen bedingte Motilitätsstörungen mit „Katalepsie" bezeichnet.

Wir wissen, daß es bei diesem Versuch darauf ankommt, der Vp. ihr Erinnerungsvermögen für die Vorgänge der letzten halben Stunde wiederzugeben. Der nächste Weg dazu scheint der zu sein, daß ich ihr einfach die Reihenfolge der mit ihr vorgenommenen Versuche noch einmal herzähle und damit ihrem Gedächtnis zu Hilfe komme. Aber diese Art der Gedächtnisunterstützung erübrigt sich, da die Engrammkomplexe als solche bei ihr vorhanden sind und lediglich eine psychogene Sperre ihrer Reproduktion im Wege steht. Diese kann ich suggestiv dadurch entfernen, daß ich eine positive Suggestion setze und sie über die Lösung der Hypnose hinaus fortbestehen lasse: „Sie werden sich jetzt genau an alle Vorgänge erinnern, die Sie während der gesamten Hypnose miterlebt haben; Ihr Gedächtnis ist jetzt nicht mehr behindert; Sie wissen jeden einzelnen Vorgang wieder ganz genau."

Und da mit dieser Demonstration die Versuchsreihe für heute abgeschlossen ist, füge ich hinzu: „Sie werden von nun an in Ihrem Leben nur noch von einem Arzt in Hypnose zu bringen sein; Sie brauchen keine Angst zu haben, daß Sie von jetzt ab gegen Ihren Willen durch irgendeine andere Person hypnotisch beeinflußt werden können. Sie sind vollkommen frisch; die Augen öffnen sich. Sollten Sie noch ein bißchen Muskelschmerzen verspüren, so wissen Sie, daß dies nur geringfügige Ermüdungserscheinungen sind, wie Sie das vom Turnen oder ähnlichen körperlichen Anstrengungen her kennen."

Nun frage ich die Vp. noch einmal, ob sie sich an die Vorgänge in der Hypnose erinnert: sie berichtet spontan die ganze Reihenfolge der Versuche; sie weiß um jede einzelne Kleinigkeit — kurzum, die Sperre ist verschwunden, und auch sonst zeigt die Vp. keinerlei anormale Reaktionen mehr.

Dritte Hypnose. Die Vp. hatte eingangs berichtet, daß sie einmal eine Hypnosedemonstration gesehen habe, bei der die Einleitung durch Fixieren einer glänzenden Kugel vor sich ging. Ich will jetzt etwas Ähnliches vorführen und bediene mich dazu einer Hutnadel mit einem Glasknopf, die ich auf dem Schreibtisch befestige. Wenn ich nun die Vp., die sich allerdings schon in einem suggestiv gesteigerten Zustand bereits demonstrierten Grades befindet muß, um Fixierung der Kugel bitte, so wird sie daraufhin autosuggestiv und ohne weitere Mitwirkung meinerseits in einen hypnotischen Zustand verfallen, der längere oder kürzere Zeit anhalten kann. Ich rufe also die Vp. nach vorhergegangener entsprechender Vorbereitung ins Zimmer und enthalte mich von nun an jeder Verbalsuggestion. Es zeigt sich alsbald, daß die Vp. autosuggestiv in einen hypnotischen Zustand verfällt; eigenartiger Glanz der Augen, allmähliches Aufhören des Lidschlags, der schließlich fast zwei Minuten lang völlig aussetzt, das charakteristische Zittern der Lider und unmittelbar darauffolgendes Schließen der Augen sind die bekannten Zeichen. Was sich uns hier als harmloser Versuch darbietet, ist im Grunde nichts anderes als die Nachbildung eines psychogenen Dämmerzustandes, wie er dem Arzt in der Praxis nicht selten begegnet. Soll er jetzt hier erfolgreich bekämpft werden, so muß vor allem der Rapport, d. h. eine gewisse seelische Verbindung zwischen Arzt und Patient geschaffen werden. Bei unserem Versuch gelingt die Aufnahme der Verbindung natürlich ohne weiteres, da unsere Vp. schon experimentell bewiesen hat, daß sie Fremdsuggestionen zugänglich ist, was übrigens auch bei Kranken im pychogenen Dämmerzustand und bei bestehender autosuggestiver Sperre der Fall sein kann. Die Vp. weiß zudem genau und ohne daß ich diese Maßnahme ihr gegenüber besonders zu betonen brauche, daß die Hutnadel mit dem Glasknopf von mir als maskierte Hypnoseeinleitung gedacht war. Andererseits sind Fälle bekannt, wo durch gewisse Hypnosereminiszenzen scheinbar aus heiterem Himmel und ohne besonderen Anlaß heftige Hemmungszustände auftraten, die sich entweder als eine Art von Dämmerschlaf oder als hochgradige Erregung präsentieren und im Grunde reine Abwehrreaktionen gegen eine sich aufdrängende Hypnose darstellten. So begegnete mir in der Praxis ein junges Mädchen, bei dem sich herausstellte, daß es mehrfach in der elektrischen Bahn und an anderen öffentlichen Orten spontan in einen Schlafzustand verfallen war, sobald es nur einer Hutnadel von ähnlicher Form ansichtig wurde, wie sie bei der Hypnosedemonstration eines Schaustellers als Fixierungsobjekt für eben dieses Mädchen benützt worden war.

Aus diesem Grunde suggeriere ich unserer Vp. fürsorglich eine vorbeugende Sperre, indem ich sage: „Sollten Sie jetzt oder später irgendeinen Gegenstand sehen, der bei Ihnen die Erinnerung an eine Hypnose wachruft, so werden Sie trotzdem in keinen hypnotischen oder hypnoseähnlichen Zustand mehr verfallen. Jeder Gedanke daran wird sich vielmehr sogleich verflüchtigen, und Sie werden von nun an die feste Überzeugung haben, daß eine Hypnotisierung auf diesem Wege für Sie nicht mehr in Betracht kommt."

Immerhin sei in diesem Zusammenhang nochmals darauf hingewiesen, daß bei einem allerdings nur geringen Prozentsatz besonders suggestibler Personen schon durch das Betrachten gewisser Gegenstände wie Bleistifte, Glaskugeln, Uhrzifferblätter automatisch die Vorstellung ausgelöst werden kann, daß durch sie ein hypnotischer Zustand hervorgerufen werden müsse, weil sie für den Betroffenen in irgendeiner Form mit der Erinnerung an eine Hypnose verknüpft sind. Die durch einen solchen Gegenstand hervorgerufene Autosuggestion kann unter Umständen die ganze Stufenleiter einer Hypnose durchlaufen. Aber auch hier kann man sich von vornherein gegen derartige, unter Umständen nicht unbedenkliche Nachwirkungen harmloser Versuche schützen, indem man bei der Einleitung der Hypnose die Benützung von Gegenständen des täglichen Gebrauchs vermeidet, die Vp. nur mit Hilfe der eigenen Finger und unter besonderem namentlichen Hinweis auf den einzelnen zu fixierenden Finger hypnotisch sperrt sowie abschließend nochmals ausdrücklich darauf hinweist, daß in Zukunft eine Hypnotisierung nur unter persönlicher, suggestiver Mithilfe eines Hypnotherapeuten bei ihr eintreten könne. Auch kann man der Vp. erklären, daß die Fixierung als solche mit der eigentlichen Hypnose gar nichts zu tun hat, sondern eine rein technische Unterstützung des Hypnosebeginns ist.

Vorbereitungen zur Hypnose kranker Menschen

Die Vorbereitungen zur Hypnose eines kranken Menschen werden in ähnlicher Weise getroffen, wie wir es bei der gesunden Versuchsperson gesehen haben. Psychisch labile Personen, die meistens ganz besonders mit Vorurteilen aller Art beladen zum Arzt kommen und die vor allem über sich selbst, ihre Leiden, Wege zur Heilung usw. oft von der ärztlichen Einsicht höchst abweichende Meinungen haben, müssen dementsprechend bei der Einleitung einer Hypnose besonders schonend und umsichtig behandelt werden. Dies ist um so notwendiger, als gerade nervöse Patienten mit ihrer mangelnden Konzentrationsfähigkeit und ihrer häufig vorhandenen, mehr oder weniger bewußten Ablehnung gegen jede Therapie überhaupt dem Arzte sehr skeptisch gegenüberstehen und seine Maßnahmen genau beobachten. Es muß deshalb jedes Wort, das im Rahmen einer solchen Konsultation gesprochen wird, auf das sorgfältigste überlegt sein. Williges Eingehen auf den Bericht des Patienten muß seiner egozentrischen Einstellung entgegenkommen und ihm die Verarbeitung der ärztlichen Vorschläge erleichtern. Denn gerade in den hier zur Erörterung stehenden Fällen nicht organischer Krankheitsursachen begibt sich der Patient vielfach wirklich nur auf Drängen seiner Umgebung, unter Überwindung seines eigenen inneren Widerstandes, zum Arzt und wehrt sich infolgedessen gegen alles, was auf eine Beseitigung der von ihm selbst für irreparabel gehaltenen, jedoch psychisch bedingten Leiden gerichtet ist. Es kommt für den Arzt erschwerend hinzu, daß sein Eingreifen in diesen Fällen ja auch tatsächlich meist nicht in einer eigentlichen medizinischen Therapie besteht, sondern auf eine Änderung der Lebensweise des Patienten, auf eine Änderung seiner inneren Haltung u. dgl. abzielen muß. Im übrigen hängt es natürlich noch von dem jeweiligen persönlichen Eindruck ab, ob unter den gegebenen Umständen eine hypnotische Behandlung des Patienten überhaupt möglich ist. Mir selbst sind gelegentlich Patienten begegnet, bei denen die Nutzlosigkeit jeder Bemühung für mich alsbald so feststand, daß ich eine solche Behandlung von vornherein ablehnte.

In solchen Fällen muß man sich selbstverständlich fragen, ob man hier der geeignete Helfer ist und diese Frage mit aller Gewissenhaftigkeit und Ehrlichkeit vor sich selbst unter den verschiedensten Gesichtspunkten prüfen. Denn auch der Arzt ist ja abhängig von seiner persönlichen Gefühlswelt, kann Sympathien und Antipathien empfinden, über die er sich analytisch klar werden muß. Vielleicht sieht er an dem Patienten eigene Symptomenkomplexe, die er vergeblich abzureagieren versucht hat. Daraus kann dann leicht eine Unsicherheit auch gegenüber den fremden Hemmungen folgen, so daß seine Heilungsversuche zu keinem positiven Ergebnis führen würden.

2. Demonstration
Patient mit Motilitätshemmungen

Wir betrachten jetzt die Hypnosetherapie bei psychogen bedingten Motilitätshemmungen von Automatismen, Gehstörungen, Bewegungsstörungen im Gebiet der Muskeln und Gelenke. Ich demonstriere eine Versuchsreihe an einem Patienten, der angibt, seinen rechten Arm nicht über die Horizontale emporheben zu können, da ihm jede weitere Bewegung heftige Schmerzen im Schultergelenk verursache. Der Patient hat sich vor etwa einem Jahr bei einer raschen Bewegung nach oben sein Schultergelenk luxiert, das Gelenk ist dann zwar in Ordnung gebracht worden, aber er steht zugegebenermaßen noch immer unter dem Eindruck, daß sich der Vorgang von damals wiederholen könnte. Daher komme eine ständige Angst und Depression, die ihn so stark hemme, daß er sich nicht mehr traue, seinen Arm nach vorn oder seitlich über die Horizontallinie in die Höhe zu heben. Der Patient versichert, daß bei allem guten Willen, es zu versuchen, die Nerven und Muskeln ihm den Dienst versagten.

Der körperliche Befund weist nur auf geringe Spuren einer Inaktivitätsatrophie hin; organisch und röntgenologisch ist das Gelenk völlig frei — wie dem Patienten auch schon andernorts verschiedentlich versichert worden ist. Auch im Schlaf besteht keine Hemmung. Meine Bemühungen, den Arm über die Horizontale in die Höhe zu heben, wird mit lebhaften Gegeninnervationen und Muskelspannungen beantwortet, die sich beim Zug nach oben zu immer heftigerem Widerstand verstärken. Der Patient wehrt sich also entsprechend seiner eigenen Schilderung psychisch und physisch dagegen, den Widerstand gegen die Bewegungshemmung zu brechen. Dabei ist er über seinen Zustand ehrlich bekümmert und gibt als Hauptbegründung dafür an, daß ihm dieser körperliche Mangel gelegentlich vielleicht beruflich Schwierigkeiten bringen könnte. Bei näherem Befragen stellt sich allerdings bezeichnenderweise auch heraus, daß die Fixierung des Armes dem Patienten zunächst durchaus opportun erscheinen konnte, denn er hat auf Grund seines Unfalls in seinem Betrieb einen anderen Posten bekommen, der ihm anscheinend mehr zusagt als seine frühere Tätigkeit. Vielleicht müßte er mit Wiedererlangung seiner vollen Arbeitsfähigkeit die als angenehmer empfundene neue gegen die weniger angenehm empfundene alte Arbeit eintauschen, wie er selbst andeutungsweise zugibt, woraus sich natürlich, psychoanalytisch gesehen, eine ganze Reihe von Anhaltspunkten für die Behandlung ergeben würden, die ich aber in diesem Zusammenhange übergehe.

Im Vordergrund des Interesses steht für uns die Angst vor der Bewegung; als wesentliche Ursache der Gesamtsituation des Patienten ist sie deshalb vor Beginn der eigentlichen Symptomenbehandlung gründlichst zu besprechen, was unter anderem auch in einer genauen Erklärung der anatomischen Beschaffenheit des Gelenkes und seiner natürlichen Schutzvorrichtung gegen das gefürchtete „Auskugeln" besteht. Damit ist schon ein wichtiger Zugang zum Vorstellungsleben des Patienten freigelegt, dem ich nun jede einzelne seiner Autosuggestionen über eine Wiederholung des Unfalls überzeugend entkräften kann. In diesem Zusammenhang bietet sich bald auch Gelegenheit, auf die zweite Gruppe seines Symptomenkomplexes einzugehen und dem Patienten seine Abneigung gegen eine Zurückversetzung in die ihm unangenehme frühere Stellung als Teilursache seiner Bewegungshemmung bewußt zu machen; wenigstens insoweit, als diese Abneigung sich in psychischer Bereitwilligkeit zum Kranksein manifestiert.

Erst nachdem alle diese Fragen gründlichst besprochen sind und ich die Überzeugung gewonnen habe, daß der Patient über ein bloßes Verstehen hinaus auch innerlich auf meine Ausführungen eingegangen ist, beginne ich die Symptomenbehandlung mit Hypnose. Ich gehe dabei davon aus, daß der Patient die volle Bewegungsfähigkeit seines Armes nur dann wiedererhält, wenn er das Bewußtsein hat, daß durch dessen Gebrauch keine Schädigung eintreten kann. Wie wir es bei der ersten Versuchsperson gesehen haben, unterziehe ich den Patienten, der über die sachlichen Voraussetzungen ziemlich präzise Kenntnisse mitbringt, einer Einleitungshypnose, um ihm damit seine eigene Hypnotisierbarkeit zu beweisen und notfalls eine gewisse Angst vor dem Hypnotisiertwerden abzureagieren. Der Patient hat natürlich Gelegenheit, sich hinterher mit mir über seine Zweifel an der Formgestaltung der Suggestion zu unterhalten, woraus ich meinerseits Anhaltspunkte für mein weiteres Vorgehen gewinnen kann. Auch die beiden nächsten Hypnosesitzungen dienen noch der Vorbereitung, so daß bei einem Patienten dieser verhältnismäßig nicht sehr komplizierten Art insgesamt drei einleitende Hypnosen vorgenommen werden. Die zweite von ihnen, die ebenfalls nur fünf bis zehn Minuten dauert, übernimmt die in der ersten Hypnose erreichten Suggestionsrealisationen und baut auf ihnen im Sinne einer Hypnosesteigerung langsam weiter; sie bringt in einem Fall wie dem unseren dann unter anderem schon bestimmte Suggestionen über Muskelermüdung und schreitet fort bis zu Katalepsie und flexibilitas cerea. Die dritte Vorbereitungshypnose endlich ist eine Art von Repetitorium der beiden ersten, indem ich dem Patienten alle bisher erzielten Symptome zusammenfassend noch einmal suggeriere:

„Sie haben gesehen, daß die Hypnose Ihre Bewegungen völlig zum Stillstand bringen kann. Sie bemerken jetzt wieder, daß Sie z. B. eben nicht imstande sind, Ihren Arm von dem Polster dort hochzuheben. Auch Ihre Beinmuskeln sind zur Zeit suggestiv derart beeinflußt, daß Sie Ihren Fuß nicht vom Boden aufheben können. Wenn ich jetzt Ihren rechten Arm in die Höhe hebe, so werden Sie ihn aus eigener Kraft nicht mehr nach unten senken können. Genau so stark kann die Hypnose aber auch auf Ihre bestehenden Hemmungen im rechten Arm einwirken: die Muskeln, die einer ungehinderten Bewegung bis senkrecht nach oben solange Widerstand leisten, lassen in ihrer Spannung immer mehr nach, so daß Sie mit der Zeit fähig werden, Ihren Arm wieder ganz normal zu gebrauchen."

Schon jetzt einen Versuch zu wagen, den Arm über die Horizontallinie hinaus nach oben zu drücken, würde selbst in der Hypnose noch Schwierigkeiten bereiten. Es gilt hier nämlich, den Patienten vorsichtig zu überrumpeln, womit ich in der vierten Hypnose den Anfang mache. Nach Erreichung des bekannten hypnotischen Zustandes weise ich den wie üblich im Sessel sitzenden Patienten an, den Oberkörper langsam nach vorn zu beugen, so daß der Kopf fast in eine Linie mit den Knien kommt. Nun bitte ich ihn, in dieser Stellung beide Arme vorzustrecken, beschäftige mich aber zunächst mehr mit dem gesunden linken als mit dem kranken rechten Arm. Ich suggeriere: ,,Heben Sie Ihre Arme so weit in die Höhe, wie Sie es vor der Hypnose taten und versuchen Sie nun, mit beiden Händen meine Finger zu erreichen. Ich werde Sie ganz leicht führen." Patient, der mit weit vorgebeugtem Oberkörper dasitzt, bewegt daraufhin, indem er meinen Händen zu folgen versucht, seine Arme über die Horizontale hinaus, denn der Winkel zwischen Körper und Armen, der in normaler Haltung neunzig Grad beträgt, ist infolge der vornübergeneigten Haltung des Oberkörpers auf etwa 135 Grad erweitert. Nun fixiere ich das Erreichte durch die Suggestion: ,,Ihre Arme bleiben genau so stehen, wie ich sie jetzt in der Hypnose eingestellt habe. Je mehr Sie versuchen, die Arme, vor allem auch den rechten Arm abwärts zu bewegen, desto weniger wird es Ihnen gelingen. Im Gegenteil: der Arm wird immer höher steigen." Ich lasse den Patienten sich aufrichten. Auch die Handfläche des bisher gehemmten rechten Armes steht erheblich über Stirnhöhe des Patienten.

Ich desuggeriere sämtliche Suggestionen der bestehenden Hypnose, löse sämtliche Hemmungen mit Ausnahme der suggestiven Sperre der Armhaltung und lasse den Patienten die Augen öffnen. Ich erläutere ihm den eingetretenen Erfolg meiner Behandlung und demonstriere ihm das Erreichte im Wachzustand. Nach eindringlicher Versicherung, daß die Spannung der Muskulatur von nun an immer mehr nachlassen und binnen kurzem die normale Beweglichkeit des Armes erreicht sein werde, folgt eine neue Hypnose, in der ich die begonnenen Übungen fortsetze. Bei dem Befehl: ,,Heben Sie beide Arme in Körperhöhe" macht sich das Spiel der noch bestehenden Hemmungen am rechten Arm deutlich bemerkbar. Die Arme kehren in die bisher eingehaltene Stellung zurück; der linke Arm folgt der Suggestion ohne Widerstreben, während sich beim rechten nur ein geringer Ausschlag nach oben zeigt. Ich versuche, den Arm ganz leicht nach oben zu drücken: es geht so gut wie gar nicht. Ich drücke ihn nach unten und begegne ebenfalls einem Muskelwiderstand. Rasch bremse ich den Druck nach unten ab und bewirke, noch ehe der Antagonismus der Muskulatur einsetzen kann, daß der Arm nach oben schnellt. Natürlich nütze ich diese Bewegung aus und gebe dem Patienten sofort nochmals die Suggestion, daß er ohne Hemmungen in der Lage sei, den Arm weiter zu bewegen. Drei oder vier Versuche in der gleichen Richtung bewirken, daß er nun den Arm von sich aus um einige Grade in die Höhe bringen kann.

Vor jeder weiteren Hypnose wurde der Patient selbstverständlich immer wieder psychokathartisch auf die Möglichkeit einer Wiederholung seiner Angstzustände hingewiesen und seine noch nicht ganz aufgegebenen Argumente für eine neuerliche Luxation logisch und medizinisch zu entkräften versucht. Die Überbewertung seiner

Vorstellungen über die Krankheit wurde abgebaut und auf ein normales Maß zurückgeführt und dadurch gleichfalls tüchtige Breschen in seinen psychischen Hemmungskomplex geschlagen. Denn wenn ich erst einmal die sichere Überzeugung habe, daß ich meinen Arm tatsächlich wieder in die Höhe heben kann, so werden dem entgegenwirkende Vorstellungen schon aus dieser Überzeugung heraus nicht mehr Raum in mir gewinnnen. Die weiteren Hypnosen sind daher hauptsächlich Übungshypnosen; sie haben den Erfolg, daß der Patient seinen Arm alsbald ohne jede Beschwerde in allen Richtungen seitwärts und nach oben bewegen kann. Dabei hypnotisiere ich mit abnehmender Suggestionstiefe, d. h. gebe keine allgemeinen Suggestionen zur Erzielung von Müdigkeit oder bloß demonstrativen Zwecken mehr außer dieser einen: „Sie werden Ihren rechten Arm wie Ihren linken bewegen können, ohne daß Sie irgendeine Angst vor einer neuen Schädigung des Gelenkes zu haben brauchen." Nach Erreichung dieses Zieles ist die nächste strategische Aufgabe die Überführung des Patienten in den Wachzustand. Zu diesem Zweck sage ich ihm: „Sie sind immer noch in einem hypnoseähnlichen Zustand, der Ihre Nerven genau so beeinflußt wie während der Hypnose. Sie werden die Augen jetzt nicht mehr schließen, aber trotzdem alle Suggestionen genau so ausführen, wie ich es Ihnen befehle."

Bei der nächsten Hypnose, die ich wieder als Tiefenhypnose aufziehe, werde ich dann dem Patienten den posthypnotischen Auftrag geben, daß er im Wachzustand die verlangten Übungen ausführen kann und daß er auch außerhalb der Übungen seinen Arm wieder in normaler Weise gebraucht.

Blicken wir nunmehr auf den bisherigen Hypnoseverlauf zurück, so ergeben sich die folgenden Hauptgesichtspunkte, die man als eine Art von Leitsätzen bei jeder Hypnose beachten muß:

Leitsätze zur Hypnose

1. Nach der somatischen Untersuchung hat eine gründliche Vorbereitung des Patienten zu erfolgen, die ihn über Art und Umfang der in Hypnose hervorzurufenden Symptomenbilder aufklärt.

2. Die Einleitung der Hypnose muß sich nach den individuellen Gegebenheiten des einzelnen Falles richten, sie darf nie nach einem allgemeinen Schema erfolgen.

3. Die *symptomatischen* Beschwerden des Patienten werden nur auf Grund einer vorhergehenden psychischen Behandlung und Aufklärung in einzelne Symptomenbilder zerlegt. Die Symptomenbilder werden dann wiederum jedes für sich als einzelnes Symptom einer Desuggestion unterzogen.

4. Jede einzelne Hypnosesitzung ist deutlich zu begrenzen durch abschließende Demonstration der bisher erzielten Suggestionsrealisationen, so daß auch dadurch die Überzeugung des Patienten von seiner sich steigernden Suggestibilität und seiner positiven Einstellung zur Hypnose gestärkt wird.

5. Die Desuggestion sowie die Besprechungen des Arztes mit dem Patienten während einer Hypnose müssen Überleitung und psychischen Unterbau für die nächstfolgende Hypnose bilden. Auch die zweite und dritte hypnotische Sitzung muß in

diesem Sinne begrenzt sein, so daß die Desuggestion in Verbindung mit einer Besprechung des Erreichten im Wachzustand eine weitere Vertiefung der Suggestionsrealisationen bewirkt.

6. Die weiteren Sitzungen beschäftigen sich mit dem logischen Weiterbau der bestehenden Suggestionsrealisationen im Sinne einer Auflösung der Krankheitshemmung, Demonstration des gleichen Krankheitssymptoms in Hypnose und seine Desuggestion, langsames, schrittweises Abreagieren.

7. Demonstration der erzielten Leistungen im Wachbewußtsein.

8. Rückschau und psychische Festigung des Patienten durch gründliche Gesamtsuggestion.

Phobien und psychogene Haltungsschäden

Bewegungsphobien, Platzangst, Eisenbahnangst, Gehstörungen, Versteifungen, Haltungsanomalien und Bewegungsbeschränkungen, Schongang, psychogener Beckenhochstand und psychogener Spitzfuß usw. lassen sich ebenfalls nur langsam durch ein systematisches psychotherapeutisches Gegentraining zum Verschwinden bringen. Nichts wäre falscher in der Therapie, als dem Patienten, nachdem ihm die Ursache seiner Beschwerden in genauen Auseinandersetzungen klargelegt ist, nun bereits nach einer einzigen Hypnose zu erklären, daß er von jetzt ab wieder im Vollbesitz seiner früheren Aktivität sei, daß seine Beschwerden geheilt wären. Wie oft hört man von Suggestionsbehandlungen, die dem Kranken häufig auf recht plumpe Weise einzuhämmern versuchen, daß er nun dieses oder jenes sofort wieder zu tun imstande sei. Es gibt zwar bei oberflächlich gelagerten Fällen, bei denen Krankheitssymptome, z. B. nach Schreckwirkungen, noch nicht lange bestehen, Zustände, die man tatsächlich mit einer oder zwei Hypnosen in Ordnung bringen kann. Bei der Mehrzahl der Fälle müssen dem Patienten aber systematisch täglich größere oder kleinere Siege über seine bestehenden Zwangssymptome geschaffen werden, er muß allmählich die sichere Überzeugung gewinnen, daß er tatsächlich wieder Herr über seine Beschwerden werden wird.

Hypnose bei neurologischen Krankheiten

Häufig wird man bei organisch bedingten Krankheiten, dem choreatischen Syndrom, der Athetose, bei tonischen Krämpfen, Myoklonien, bei dem akinetischen hypertonischen Syndrom, bei progressiven Versteifungen usw. um psychotherapeutisch-hypnotische Behandlung gebeten. Bei solchen Fällen kann die Hypnose selbstverständlich nicht die organischen Veränderungen und ihre Auswirkungen bessern oder beseitigen. Wohl kann man in Tiefenhypnose für eine gewisse Zeit die Zwangshandlungen bei den verschiedenen Krankheitsbildern herabsetzen, wohl lassen sich psychische Folgezustände bei enzephalitischen Prozessen vorübergehend abschwächen. Bei den choreiformen Erscheinungen von Gehirnerkrankungen sind Erleichterungen zu erzielen. Nie aber sah ich restlose Heilung dieser Erkrankungen durch Hypnose, wie sie von manchen Seiten geschildert werden, obgleich ich zu Versuchszwecken auch derartige Patienten in größerer Anzahl einer hypnotischen Behandlung unterzog. Bei der Chorea der Kinder kann, wenn sie eine Induktionsneurose ist und keine organischen Verursachungen vorhanden sind, durch Hypnose das Krankheitsbild zum Verschwinden gebracht werden, sofern bei derartigen Fällen eine Hypnose überhaupt gelingt. Die Entfernung aus dem Milieu — Überführung in eine Klinik — Isolierung sind dabei unterstützende Momente, die nicht vergessen werden dürfen.

Bei Paralysis agitans konnte bei einem geringen Prozentsatz der Fälle für Stunden eine Verminderung der Zitterbewegungen erreicht werden, aber sie entstanden erneut, sobald der Patient wieder in das häusliche Milieu entlassen wurde. Wenn man schon die Hypnose in solchen Fällen anwenden will, so ist es eine selbstverständliche Pflicht, dem Patienten bei Beginn der Behandlung klarzumachen, was bestenfalls erreicht werden kann, damit keine falschen Erwartungen geweckt werden.

Will man auch die Symptomatologie der multiplen Sklerose, die Krankeiten des Gehirns oder des Rückenmarks in solche psychische Behandlung einbeziehen, so ist dem Patienten der Zweck und die Begrenzung der Therapie ebenfalls in einwandfreier Weise klarzulegen. Durch zwei- oder dreistündige tägliche Ruhehypnosen mit Entspannungsübungen, wie sie J. H. Schultz in ähnlicher Form in dem autogenen Training beschreibt, kann man dem Patienten eine Gesamterholung verschaffen, weiter kann durch allgemeine Suggestionen der Lebenswille wieder angeregt werden. Durch Anästhesiesuggestionen sind unangenehme Sensationen, Schmerzen, Krisen manchmal leichter zu überwinden. Unter Mitverwertung der gewöhnlichen Therapeutika wie Wasser, Wärme, Elektrizität, Medikamente, Kostveränderungen, Beschäftigung, geistige Anregung zusammen mit einer Suggestivbehandlung vermag man also auch solchen Patienten ihr schweres Dasein zu erleichtern. Im übrigen habe ich gerade auch zu diesen Fragen in meinem Buch „Die Psychotherapie des praktischen Arztes" eingehend Stellung genommen, weshalb hier diese kurzen Hinweise ausreichen mögen.

3. Demonstration
22jähriger Metallarbeiter, gesund; mit Hemmungen gegenüber der Hypnose

Bei den bisher vorgestellten Versuchspersonen und Patienten handelte es sich um lauter hypnosewillige Personen. Die Patienten, die meine Sprechstunde aufsuchen, wissen fast ausnahmslos zum mindesten vom Hörensagen, daß ich mich mit Hypnosetherapie beschäftige; sie werden diesen Sachverhalt also von vornherein mehr oder weniger bewußt in ihre Überlegungen einbeziehen, auch ohne in jedem Falle selbst mit einer Hypnosebehandlung zu rechnen. Dadurch ist eine gewisse Grundstimmung geschaffen, die ich als eine immanente Bereitschaft zur Hypnose ansprechen möchte. Ich darf also im allgemeinen davon ausgehen, daß mir keine allzu großen Widerstände entgegengesetzt werden. Trotzdem werde ich mich in jedem Falle durch eigene Beobachtungen von der Stimmung des Patienten oder der Vp. überzeugen, um nicht plötzlich vor unvorhergesehenen Widerständen zu stehen, wie wir sie später in anderem Zusammenhang noch besprechen werden.

Die im folgenden beschriebenen Versuche nehme ich mit einem zweiundzwanzigjährigen Metallarbeiter vor. Er hat Volksschulbildung, scheint von mittlerer Intelligenz, kann gute Lehrzeugnisse vorweisen, ist zur Zeit arbeitslos. Auf meine Frage erklärt er sich ohne jeden Einwand zur Mitwirkung bei den hypnotischen Demonstrationen bereit. Ich lasse ihn Platz nehmen, stelle einige allgemein orientierende Fragen, die zwanglos zu der unerläßlichen Erkundigung nach seinen Kenntnissen über Hypnose hinleiten. Wie stets beobachte ich dabei genau seine Mimik, jede Bewegung, seinen Tonfall, aus denen sich vieles über seine Seelenregungen schließen läßt. Die Vp. gibt an, daß sie eigentlich nichts über die Hypnose wisse. Schon dieses ,,eigentlich" muß auffallen. Es ist in diesem Zusammenhang und in seiner akustischen Wirkung ein reines Verlegenheitswort, das an Stelle einer klaren Auskunft eingesetzt wird und um so deutlicher dafür spricht, daß die Vp. *tatsächlich* eben doch dieses oder jenes weiß, aber aus Bequemlichkeit, Scheu oder was immer für Gründen ein Ausweichen vorzieht. Das ist um so mehr Anlaß für uns, diesen unter Umständen für den Verlauf unserer Versuche höchst wichtigen Vorstellungen nachzuforschen. Auf erneutes Fragen hin zögert die Vp., bestätigt mit wesentlich anderer Stimmodulation ihre vorige Aussage: daß sie *doch eigentlich nichts Bestimmtes* sagen könne. Diese vier Worte sind durch ein Langsamerwerden so deutlich unterstrichen, daß der Inhalt der Aussage damit ganz zweifelsfrei widerlegt ist. Die Vp. hat also bestimmte, ihren Worten entgegenstehende Gedankenabläufe, die mit dem Begriff ,,Hypnose" in Zusammenhang stehen. Ich bemerke außerdem, daß die Vp. während unserer Unterhaltung eigenartige Bewegungen mit ihren Händen ausführt, wodurch sie ebenfalls ganz eindeutig unbewußt etwas verrät. Sie legt die Hände mit den Innenflächen aneinander und bewegt sie dann in seitlicher Richtung voneinander fort. Sie führt diese Bewegung unwillkürlich aus, ohne ihr irgendwelche Beachtung zu schenken. Der Kenner jedoch schließt daraus sofort, daß sich hier fast zwangsläufig eine Hypnoseerinnerung eingeschaltet hat, und daß die Vp., veranlaßt durch ihre gegenwärtige Situation, einen Hypnoseversuch reproduziert, von dem sie zufällig Kenntnis hat. Ich breche jetzt die Unterhaltung ab und bemerke, ich wolle zu einem kleinen Vorversuch übergehen. Die etwa ungeklärten Fragen könnten dann beiderseits hinterher erörtert werden. Ganz nebenbei erwähne ich, daß sich ein hypnotischer Zustand bei manchen Leuten auch ohne besondere Einleitung bemerkbar machen könne, indem er sich bei vollem Wachbewußtsein während einer Unterhaltung ausbreite. In solchem Falle könne der betreffende Patient zum Beispiel nur mit der größten Anstrengung seine Handflächen gegeneinanderbringen; die Hände seien vielmehr geradezu ineinandergekrampft und ohne Lösung der Hypnose unbeweglich. Schon während dieser Ausführungen zeigt sich, daß die Vp. trotz allem Bemühen ihre Handflächen nicht mehr auseinanderbringt. Nun gebe ich die direkte Suggestion: ,,Auch bei Ihnen besteht jetzt ein solcher Zustand. Sie können Ihre

Hände nicht auseinandernehmen. Je mehr Sie es versuchen, desto weniger geht es."

Die Vp. versichert, daß sie dazu wirklich nicht in der Lage ist. Sie gibt jetzt auch auf jede Frage Anwort, obwohl in immer langsamerem Tempo und mit verminderter Aufmerksamkeit. Überhaupt zeigt die Vp. in ihrem ganzen Gehabe bestimmte Hemmungen und Fremdartigkeiten, die ohne weiteres auffallen. Ich werde deshalb später in dieser Richtung ebenfalls mit Fragen einzusetzen haben, um zu ergründen, ob irgendwelche Vorstellungen bestehen, die auf den Sprach- und Erinnerungsmechanismus Einfluß haben.

Nachdem ich die vorhandenen Hemmungen deutlich erkenne, erkläre ich der Vp.: ,,Sie werden jetzt nicht mehr in der Lage sein, mit Ihrem rechten und linken Arm eine Bewegung zu machen. Versuchen Sie: Sie können auch nicht mehr aufstehen." Damit habe ich ohne die bisher geübte Einleitung eine vollständige Hypnose hervorgerufen, die ich wie die früher beschriebenen Versuche beliebig weiter ausbauen kann. Als ich jetzt den jungen Mann frage, warum er im Anfang so ungewisse und zögernde Auskünfte über etwaige Vorkenntnisse gegeben habe, antwortet er, daß er gelegentlich Schaustellungen gesehen habe, bei denen Muskelphänomene vorgeführt wurden, und daß ihm das einen großen Eindruck gemacht habe; trotzdem habe er bei meiner Frage gemeint, er brauche darüber nicht zu reden, es wäre nicht so wichtig — er habe ja nicht daran geglaubt.

Die Überleitung der bestehenden Hypnose in ein tiefes Stadium gelingt ohne Schwierigkeiten. Ich erläutere der Vp., daß sie sich bereits in einem fortgeschrittenen suggestiven Zustand befinde: ,,Ihre Augenlider werden jetzt ebenso schwer wie Ihre Arme und Beine. Ihre Lider fallen zu." Die Vp. führt jeden Befehl unverzüglich aus — wir sehen also, daß keinerlei Unterschied mehr ist zwischen der Vollhypnose des vorhergehenden Versuches, die im Wege einer schrittweisen Hypnoseeinleitung erzielt wurde, und dem Zustand der jetzt behandelten Vp., der auf dem Weg über eine Wachsuggestion hervorgerufen wurde. Der Erfolg bestätigt uns nur, daß es im vorliegenden Falle eine psychologische Kurzsichtigkeit und ein technischer Mangel gewesen wäre, die schon im Gespräch beobachtete suggestive Sperre der Armmuskulatur ungenützt zu lassen. Da der Vp. diese Art der Hypnoseeinleitung so unabweisbar deutlich vorschwebte, daß sie ihre Vorstellungen darüber geradezu als eine Art von seelischer Projektion zum Ausdruck brachte, war damit auch das Risiko eines Versagens so gut wie ausgeschlossen. Ich hätte natürlich auch die Möglichkeit gehabt, den üblichen Weg der früher beschriebenen Hypnoseeinleitung zu benützen, der aber in diesem Falle zum mindesten umständlicher und langwieriger gewesen wäre.

Wir wissen, daß durch die allgemeine Sensibilität die sensibel-sensorischen Reaktionen hypnotisch ganz wesentlich gesteigert, vermindert oder sogar völlig aufgehoben werden können. Ich möchte diese Phänomene wie Wärme-, Kältegefühl usw. an unserer Vp. vorführen und suggeriere: ,,Genau so, wie die Hypnose bewirkt hat, daß Sie Ihre Hände nicht voneinander losbekommen konnten, genau so werden Sie jetzt an der linken Hand weder bei Berührungen noch bei Kneifen noch bei sonstigen Einwirkungen irgendeine Schmerzempfindung verspüren. An der rechten Hand dagegen werden Sie schon die geringste Berührung als lebhaften Schmerz fühlen. Wenn ich nur ganz leise an Ihre Hand komme, so werden Sie einen Schmerz haben, als ob ich Sie mit einem scharfen Gegenstand verletzte. Der Schmerz wird sich so intensiv einstellen, wie Sie es etwa von Zahnweh her kennen. Er wird langsam zunehmen. Sie werden eine ganz deutliche Vorstellung von diesem zunehmenden, sich steigernden Schmerz haben."

Nachdem ich diese Suggestion mit anderen Worten und bildmäßig ausgebaut wiederholt habe, berühre ich die Rückseite der linken Hand: die Vp. reagiert weder darauf noch auf ein nun versuchtes Kneifen. Ich bin sogar in der Lage, eine Hautfalte des linken Handrückens langsam mit einer Nadel zu durchstechen, ohne daß eine Abwehr- oder Schmerzreaktion zu bemerken wäre. Nur der sehr scharfe Beobachter wird eine, allerdings ganz geringgradige Gefühlsäußerung wahrnehmen. Die Vp. hat bei dem Durchstechen die Lippen etwas zusammengepreßt und sich auf die Zähne gebissen. Der Schmerz als solcher ist demnach im Großhirn in Erscheinung getreten, aber infolge der hypnotischen Sperre nicht weiterverarbeitet worden.

Ich berühre die rechte Hand und den rechten Handrücken vorsichtig mit einer Gänsefeder. Es geschieht so leicht, daß eigentlich von einer Berührung gar nicht gesprochen werden kann. Aber die Vp. reagiert augenblicklich im Sinne der ihr gegebenen Suggestion: sie zieht die Hand reflexartig zurück, ihr Gesicht zeigt den Ausdruck des Schmerzes, der sich auch durch vertiefte Atmung und leichte Rötung der Wangen anzeigt. Eine nochmalige Berührung löst noch stärkere Reaktionen aus. Die Vp. gibt Schmerzenslaute von sich und versucht, durch Kompression des Handgelenkes den Schmerz abzudämmen, den ich daraufhin sogleich desuggeriere: „Der Schmerz geht immer mehr zurück; er schwindet langsam. Jetzt spüren Sie kaum noch etwas. Sie sehen, ich kann Ihren Handrücken nun wieder berühren, ohne daß es Ihnen wehtut. Wenn ich Sie kneife, so werden Sie nur den normalen, leichten Kneifschmerz verspüren." Die Vp. reagiert trotzdem auf diesen Reiz noch in verstärktem Maße, so daß ich die einzelnen Desuggestionen vorsorglich wiederhole und damit nun ein gänzliches Verschwinden der hypnotischen Phänomene erziele. Die Analgesie des linken Handrückens desuggeriere ich auf die gleiche Weise. Eine Nachprüfung ergibt, daß die Suggestion restlos verschwunden und an ihre Stelle wieder die normale Empfindlichkeit der Haut getreten ist. Es erfolgt nun noch eine Desuggestion der Arm- und Beinhemmungen sowie der Auftrag an die Vp., daß sie sich wieder völlig frisch und munter fühle. Sie befindet sich sogleich wieder in ausgezeichneter Allgemeinverfassung; sie erinnert sich deutlich an jedes einzelne Stadium der eben erlebten Hypnose und spricht vor allem ihre Verwunderung über die beobachtete Empfindungslosigkeit ihrer linken Hand aus.

Der hier geschilderte Versuch gibt zu einigen allgemeinen Betrachtungen Anlaß, die in ähnlichen Fällen nicht außer acht bleiben sollen: die Aufbausuggestionen sind dem gegebenen Eindruck anzupassen. Sie müssen, um sich möglichst plastisch auswirken zu können, nicht als geschlossener Komplex (vgl. das Beispiel des Schmerzes!), sondern als eine alle Stadien der betreffenden Sensation umfassende Reihe von Einzelsuggestionen vorgebracht und in einer möglichst bilderreichen, leicht verständlichen Sprache geschildert werden. Die Zusammensetzung und In-Bezugsetzung der Einzelsuggestionen vertieft und verbildlicht dann wiederum deutlicher, als die Einzelsuggestion es isoliert vermag, die Wirkung, die auszulösen das Ziel der Behandlung ist. Das gleiche gilt, wie sich ohne weiteres aus dem früher Gesagten ergibt, für die Desuggestion. Um hier auch die Gefühlssphäre möglichst nachhaltig zu beeindrucken, werden bei jeder Desuggestion noch die Ergänzungssuggestionen „Sie fühlen sich vollständig frisch", „Ihre Nerven sind durch die Hypnose ganz ruhig geworden", „Sie haben das deutliche Gefühl, daß Sie sich ausgezeichnet ausgeruht haben" usw. zur psychischen Stützung des Patienten angeschlossen. — Im übrigen muß man sich darüber klar sein, daß jedes Persistierenlassen einer Suggestion zu einer Schädigung des Patienten führen kann.

Analgesie und Hypästhesie

Die eben gezeigte Analgesie und Hypästhesie kann natürlich in der praktischen Medizin auf vielerlei Arten verwendet werden. Kleinere Operationen wie das Spalten von Furunkeln, Eröffnen von Abszessen, Zahnextraktionen, Schließung von Hautdefekten bei Verletzungen sind in hypnotischer Analgesie ohne Schwierigkeit durchzuführen. Man bedarf dazu nur einer mitteltiefen Hypnose, die sich mit einiger technischer Erfahrung bei einer großen Anzahl von Patienten einwandfrei hervorrufen läßt. Auch größere Eingriffe wie Kropf- und Blinddarmoperationen sind schon in hypnotischer Sperre vorgenommen worden; sie erfordern eine besonders gute Disposition des Patienten, die festzustellen der Sicherheit und Erfahrung des Arztes überlassen bleiben muß. Ich selbst habe bisher stets eine Mitwirkung bei größeren Eingriffen abgelehnt, weil ich allen hypnotischen Sicherungen zum Trotz das Risiko noch immer für zu groß halte. Der Patient kann während einer umfangreicheren Operation durch autosuggestive Reaktionen körperlicher oder psychischer Art zu leicht aus der hypnotischen Affektlage in ein schmerzempfindlicheres Stadium hinüberwechseln oder durch Bewegungen und Spannungen die Operation direkt gefährden. Im Gebiet der konservativen Behandlung sind die Möglichkeiten zur Ausnützung der hypnotischen Analgesie zwecks Schmerzbefreiung natürlich noch weit vielseitiger. Bei Neuralgien, Kopfschmerzen, Migräne, Trigeminusattacken, die auf autosuggestiver Basis beruhen, überhaupt bei einem großen Prozentsatz von ähnlichen funktionellen Beschwerden lassen sich damit gute Erfolge erzielen.

Der Gang der Behandlung ist auch hier der gleiche, den wir aus unseren Versuchen kennen. Durch Vorbereitungshypnosen wird dem Patienten die Anästhesie einwandfrei klargemacht und diese positive Demonstration dann zur langsamen Komplexspaltung herangezogen. In einem schmerzfreien Intervall wird das betreffende Leiden, z. B. Migräne, als Suggestion gesetzt und dem Patienten auf diese Weise vorgeführt, daß die Hypnose durch Desuggestion den Schmerz zu lösen vermag. Eine größere Anzahl von Hypnosen — in schwierigen Fällen zehn bis dreißig oder noch mehr — muß dann die Gegenbeeinflussung so vertiefen, daß auch für längere Zeit ein sicheres Ergebnis ohne Rückfälle gewährleistet ist. Ich muß in solchen Fällen allerdings vor übertriebenen Hoffnungen warnen, da gerade Kopfschmerzen, bisher unbeeinflußbar gebliebene Neuralgien, Migränen u. dgl. häufig Anzeichen von inneren Situationen sind, die auch durch Hypnose nicht behoben werden können, weil sie für den Patienten *Ersatzdemonstrationen* bedeuten, von denen er sich nicht trennen kann und will. Auch können Rückfälle schließlich durch äußere Einflüsse hervorgerufen werden, während ein hypochondrischer Patient dann nur zu leicht geneigt ist, die wirklichen Zusammenhänge nicht einzusehen und den angeblichen Mißerfolg auf das Konto einer mißglückten Hypnosekur zu setzen.

Hypnose in Geburtshilfe und Gynäkologie

Etwas völlig anderes ist es mit der Verwendung der Hypnose in der Geburtshilfe, wo sie — wie zum Beispiel schon 1921 in der Universitätsfrauenklinik Heidelberg — schon vielfach mit gutem Erfolg herangezogen wurde. Die Untersuchung von Schwangeren zur Feststellung der Gravidität im Hörsaal vor Studenten wurde durch vorsichtige Hypnosebehandlung ganz wesentlich erleichtert. Die schmerzfreie Geburt in Hypnose aber ist ein so wichtiger und ausgezeichneter ärztlicher Behelf, daß sie hier etwas ausführlicher behandelt werden soll: die Schwangere kommt etwa vom siebten Monat ab zur Vorbehandlung, um durch einleitende Hypnosen langsam auf den Geburtsakt vorbereitet zu werden. Nachdem die positiven Suggestionssicherungen wie üblich festgestellt sind, wird ähnlich wie bei unserem zuletzt beschriebenen Versuch in immer umfassenderer Weise eine Anästhesie demonstriert. Zunächst führt man der Patientin die bekannte Analgesie des Handrückens vor, um ihr begreiflich zu machen, daß die Hypnose das System ihrer Hautnerven bis zur vollen Schmerzunempfindlichkeit zu beeinflussen vermag. Von da ist es nur ein Schritt zu der weiteren Folgerung, die Hypnose könne nicht nur die Hautempfindlichkeit, sondern genau so auch die schmerzleitenden Nerven des Genitalsystems sperren.

„Genau so wenig, wie Sie den Schmerz auf dem Handrücken verspürten, genau so wenig werden Sie jetzt irgendeinen Druck-, Dehn- oder Reißschmerz an Ihrem Damm oder im Schleimhaut- und Muskelgebiet der Scheide und der Gebärmutter empfinden. Ich kneife Sie in den Damm — Sie spüren kaum noch etwas; ich steche Sie mit einer Nadel — Sie merken nichts davon. Ebensowenig werden Sie während der Geburt durch Schmerzen beunruhigt werden. Sie werden höchstens einen geringen Druck empfinden, der aber keineswegs unangenehm ist. Sie werden während der Geburt alles so tun und ausführen, wie es Ihnen der Arzt oder die Hebamme vorschreibt."

Diese Suggestionen müssen in den letzten Monaten vor der Geburt 2—3 mal wöchentlich wiederholt werden und der Patientin muß in immer bestimmterer Form versichert werden, daß die Suggestionsrealisation eine vollkommene sein werde. Wichtig ist dabei, daß auch die Umgebung der Schwangeren sowie die Hebamme im Sinne der hypnotischen Beeinflussung mitarbeiten, also über deren technische Voraussetzungen hinreichend unterrichtet sind.

Während der Geburt selbst wird die Hypnose suggestiv zu vertiefen gesucht, indem man z. B. während jeder einzelnen Wehe die Suggestion der Analgesie wiederholt. Es mag zwar vorkommen, daß die Patientin trotzdem stöhnt und wimmert, aber die Schmerzen werden ihr nicht bewußt, wie sich aus ihren späteren Schilderungen ergibt. Sollte sich bei einer solchen Geburt in Hypnose etwa ein Dammriß ereignen, so ist er unter dem Schutz der hypnotischen Analgesie nach der Geburt leicht zu nähen.

Ein weiteres Anwendungsgebiet der Hypnose, hauptsächlich für den praktischen Arzt und den Landarzt, der über keine Assistenz verfügt, ist die Durchführung von Frühgeburten, Abrasionen usw. in Vollhypnose oder in der sogenannten Hypnonarkose, die den großen Vorteil bietet, daß die bei vielen Patienten beobachteten Exzitationen durch das Narkotikum wegfallen. Außerdem läßt sich durch die Hypnose eine gewisse Ruhigstellung erreichen, die für den ohne Hilfe arbeitenden Arzt ein sichereres Arbeiten garantiert.

Ein typischer Fall ist etwa dieser: Die Patientin blutet seit drei Wochen ununterbrochen, sie ist im dritten Monat schwanger gewesen; Fetus und Plazentateile haben sich bereits abgestoßen, doch müssen noch zurückgebliebene Plazentareste entfernt werden. Es wird der Patientin *nichts von Hypnose* gesagt; sie erhält die Maske und die Weisung, ruhig und tief zu atmen. Die Instrumente sind bereit, der Arzt ist fertig gewaschen. Die Patientin liegt ruhig da und atmet tief. Nun erhält sie in etwa 20—30 Sekunden fünf bis zehn Tropfen Chloräthyl und dazu die Suggestion: „Sie atmen weiter ruhig und tief; Sie kommen jetzt in ein Stadium der Narkose, von dem Sie wissen, daß Sie nichts mehr spüren werden. Es ist nicht notwendig, daß Sie in tiefen Schlaf fallen. Es ist möglich, daß Sie noch leise Geräusche hören, aber Sie werden während des Eingriffes keinerlei Schmerzen verspüren. Zählen Sie langsam bis zehn, fünfzehn, achtzehn, zweiundzwanzig ..." Die Patientin wird ruhig nachsprechen. Ich suggeriere weiter: „Sehen Sie, nun werden Sie immer müder; Sie spüren schon gar nichts mehr. Sie atmen ganz tief." Dazu erhält die Patientin noch einige Tropfen Chloräthyl, die durch den Geruch die Autosuggestion einer entstehenden Narkose vertiefen helfen sollen. Zugleich habe ich mit der Abrasio begonnen. Die Dilatation der Zervix auf den genügenden Weitegrad wird durch geringes Stöhnen reaktiv angedeutet. Auch im weiteren Verlauf des Eingriffes verhält sich die Patientin ruhig, macht kaum hemmende Bewegungen und gibt keine stärkeren Schmerzäußerungen von sich. Mit Beendigung der Operation erhält die Patientin eine Nachsuggestion, daß sie keinerlei Schmerzen verspürt habe und auch nicht verspüren werde; auch müsse sie bestimmt nicht erbrechen, sondern sich nur einige Stunden in ihrem Bett ausruhen.

Der Vorteil dieser Methode gegenüber der Vollnarkose liegt darin, daß eine Hilfskraft für die Narkose sowie die sonst womöglich für das Exzitationsstadium nötige Assistenz überflüssig wird. Erbrechen und sonstiges Übelbefinden werden mit Sicherheit vermieden, was für die Patientin in jedem Falle eine große Erleichterung bedeutet.

Bei suggestiv geeigneten Personen ist die Hypnonarkose auch bei Unglücksfällen verwendbar und leistet wertvolle Dienste. Merkt man jedoch — nach nur unvollkommen möglicher Information über den psychischen Zustand des Betroffenen —, daß die Suggestionen nicht zum Ziele führen, so ist immer noch eine Möglichkeit des Ausgleichs gegeben, indem man die Dosis des Narkotikums vergrößert. Ich habe z. B. im Krankenhaus Bethanien in Heidelberg auf diese Art und Weise einen Hautdefekt mit 28 Nadeln genäht, ohne daß der Patient die geringste Reaktion gezeigt hätte.

Unbedingt zu vermeiden sind bei jeder Hypnonarkose alle unnötigen Geräusche, die den Patienten ablenken können. Im übrigen ist sie gänzlich gefahrlos und kann schon auf Grund der hier gegebenen Hinweise und ohne eingehendere Kenntnisse über die Technik der Hypnose angewendet werden.

4. Demonstration
Student, gesund; mit überholten Vorstellungen über die Hypnose

Die nächsten hypnotischen Versuche nehmen wir an einem Studenten vor. Wir gehen davon aus, daß sich die Vorbereitung der Hypnose immer nach dem Bildungsniveau und der Intelligenz der Vp. zu richten hat. Wenn wir also in diesem Falle einem geschulteren Intellekt gegenüberstehen, der in seinen Komplexen Assoziationen nach allen Richtungen bieten kann, so müssen wir für die selbstverständlich auch hier unerläßlich einleitenden Unterhaltungen über die Probleme und die persönliche Stellungnahme der Vp. zum Thema mit allen Argumenten gerüstet sein, um Einwände widerlegen zu können. Die beim einfachen Manne entsprechend unkomplizierte Aufklärungs- und Überzeugungstaktik reicht hier nicht aus; vielmehr soll, ausgehend von gewissen psychopädagogischen Komponenten, auch die Lebensphilosophie, das Weltanschauliche in den Kreis der Behandlung einbezogen und zu Stützungszwecken verwendet werden.

Die Vp. äußert sich etwa folgendermaßen:

,,Ich habe mich in Erwartung des heutigen Abends aus persönlichem Interesse über die wesentlichen Fragen auf dem Gebiete der Hypnose orientiert. Ich weiß jetzt, daß nach der üblichen Lehrmeinung die Grundlage der Hypnosewirkung ein nicht näher zu erklärendes geistiges Fluidum ist, das angeblich (man beachte das Skeptische der Darstellung!) von Mensch zu Mensch übergeht und das einzelne Personen in erhöhtem Maße besitzen sollen. Es ist mir bekannt, daß diese Ströme elektromagnetischer Art sind und ähnlich wie die Elektrizität im Körper kreisen. Sie sollen sogar durch elektrische Apparate meßbar sein. Diese magnetische Kraft — wenn ich sie so nennen darf — geht in Form von ganz bestimmten Kraftströmen auf die zu hypnotisierenden Menschen über und verursacht bei ihnen Veränderungen im Körpergeschehen.

Die Einleitung der Hypnose geht, soviel ich weiß, auch heute noch durch die schon von Mesmer angegebenen magnetischen Striche vor sich, die zu Veränderungen der Blutzirkulation und der Nerventätigkeit in den erkrankten Organen führen. Manche Menschen sollen die Gabe solcher Beeinflussung in derart hervorragendem Maße besitzen, daß schon eine Berührung durch ihre Hand die sofortige Heilung des erkrankten Körperteiles zur Folge hat. Das Ganze ist ein vorübergehender Zustand, der subjektiv nur so lange in Erscheinung tritt, als die magnetische Kraft wirksam ist; objektiv-unbewußt soll er sich noch sehr lange Zeit hindurch im Körper halten können. Ich selbst bin für diese Art der Behandlung sicher sehr gut geeignet, da ich schon früher bei einer nervösen Erkrankung mit Schlaflosigkeit und Kopfschmerzen den wohltätigen Einfluß einer magnetischen Behandlung verspürt habe. Ich kenne nebenbei auch einen Fall aus meiner engeren Verwandtschaft: der betreffende Angehörige erlebte durch die Kraft eines mit magnetischen Fähigkeiten begabten Menschen eine ganz wesentliche Umstellung seiner gesamten Körperfunktionen, wurde völlig gesund und hat bis auf den heutigen Tag auch über keinerlei Rückfälle in sein früheres Leiden zu klagen."

Ehe ich in der Beschreibung dieses Falles fortfahre, möchte ich zunächst zu dem hier Vorgetragenen kritisch Stellung nehmen, weil nur ein wirkliches Verständnis der angesprochenen Probleme, die gerade in solchem Zusammenhang dem Arzt nur allzu häufig begegnen, die Möglichkeit schafft, den Patienten auf einen der Hypnosebehandlung zugänglichen Weg zu führen.

Die magnetopathische Behandlung bzw. der Mesmerismus hat auch heute noch eine gewisse Anhängerschaft. Mesmer und seine Schüler gingen davon aus, daß es sich dabei um eine bestimmte Kraft handele, die von dem ausübenden Magnetopathen auf den Patienten übertragen werde. Viele der magnetopathischen Heilmethoden ließen sich mit der wissenschaftlich noch nicht ausgebildeten Hypnosebehandlung früherer Jahre ungefähr gleichsetzen, indem in beiden Fällen mit Handauflegung, Bestreichen des Körpers in ein und derselben Richtung, massageähnlichen Verrichtungen usw. gearbeitet wurde. In älteren Anleitungen für Hypnotiseure kann man deshalb auch wohl ausdrückliche Hinweise darauf finden, daß Mesmersche Striche als Unterstützungsmittel heranzuziehen seien. In der Literatur der dreißiger Jahre gibt es Veröffentlichungen, in denen Kollegen eine bestimmte Handhaltung des Hypnotiseurs (Kopf, Nackenhand) als Adjuvans für Hypnoseeinleitung empfehlen und gerade dieser Haltung der Hand eine besondere Bedeutung beimessen. Es spricht sich darin die schon von Plinius geprägte Weisheit aus, daß es angeblich Menschen mit vorzüglich heilbringenden körperlichen Ausstrahlungen und Kräfte gebe, die sich trefflich zum Nutzen der Kranken und Siechen verwenden ließen und die besonders bei nervösen Leiden und krampfartigen Zuständen bewährt seien. Nun ist es — abgesehen von allen wunderwirkenden Ausstrahlungen — eine altbekannte Tatsache, daß einfaches Bestreichen schmerzender Gliedmaßen nicht selten eine wohltuende und beruhigende Wirkung auf den Kranken ausübt. Man wird mit Recht behaupten können, daß schon durch die Wärme der streichenden Hand, durch eine mit der Verrichtung verbundene Ablenkung auf Nebengefühle, durch die ängstliche oder freudige Spannung und Erwartung der Kranke seelisch alteriert wird, und die volle Konzentration des Bewußtseins auf den Schmerz dadurch bedeutend vermindert werden kann, wodurch dieser selbstverständlich wiederum weniger intensiv empfunden wird. Solche Wirkungen — die man „magnetische" nennen mag — sind von Suggestion und Hypnose und deren spezifischer Symptomatik nicht zu trennen, wie wir das auch später bei der Demonstration der „magnetischen" Striche selbst erleben werden.

Bekräftigt wird diese Meinung vom Magnetismus durch den Nachweis einer strömenden Elektrizität in jedem belebten Körper, die als solche jedoch keineswegs gedeutet, sondern nur begrifflich festgestellt ist, wie wir ja auch die Elektrizität überhaupt nur aus ihren Wirkungen, nicht aber ihrem Wesen nach kennen. Ähnlich geht es auch mit dem Begriff „Suggestion". Er ist für Menschen, die in das Wesen der Psychologie nicht tiefer eingedrungen sind, ein verschleiertes Phantasma, für das es keinen bildlich darstellbaren Vergleich gibt. Wir begnügen uns deshalb — genau wie bei der Elektrizität — mit der Heranziehung einer unserer ratio näherliegenden Behelfsvorstellung, die wir an die Stelle der unbekannten Größe setzen. Es würde nun zu weit führen, an dieser Stelle mit einem großen wissenschaftlichen Apparat pro oder contra darüber entscheiden zu wollen, in welchem Verhältnis die letzten Verursachungen dieser Zusammenhänge untereinander stehen. Begnügen wir uns mit der Einsicht, daß die medizinische Erfahrung jedenfalls die möglichen Vorteile der magnetischen Methoden in den Bereich ihrer therapeutischen Maßnahmen einbezogen hat. Ich denke hier besonders an die verschiedenen Arten der Massage, mit der auch heute noch — besonders unter Ausnützung gewisser örtlicher Gegebenheiten — geradezu Wunder verrichtet werden. Diese Striche und Streichungen haben fast alle irgendeine ganz beträchtliche psychische Heilkomponente aufzuweisen, die vom Patienten natürlich nur zu leicht übersehen wird. Die Erfolge des einen Masseurs sind tatsächlich bei völlig gleicher Technik und auch sonst gleichen Voraussetzungen von denen eines anderen allein deshalb oft grundverschieden, weil der eine sein Publikum zugleich auch suggestiv zu behandeln versteht, während der andere von dergleichen keine Ahnung hat, sondern sich nur über den Zulauf des glücklicheren Konkurrenten wundert.

Aber kehren wir zu unserer Vp. zurück: wenn ich jetzt daran gehen will, eine Hypnose bei ihr einzuleiten, so muß ich auf die von ihr vorgetragenen Gedankengänge Rücksicht nehmen und alle Suggestionen, die ich setzen will, entsprechend untermalen. Es wäre bei der ausgesprochenen Sonderhaltung dieser Vp., die nach ihren eigenen Worten bereits zu körperlichen Umstellungen und Heilerfolgen bei Krankheit geführt hat, gänzlich zwecklos, ihren Ansichten zu widersprechen und die Absonderlichkeiten ihrer Anschauung wissenschaftlich-rationalistisch beseitigen zu wollen. Hier kann die Aufgabe nur heißen: die Ansichten der Vp. für uns zurechtzubiegen, um sie auf diese Weise zu dem von uns gewünschten Resultat einer gelingenden Hypnose zu bringen. Ich werde mich also meiner Versuchsperson gegenüber darauf beschränken, die wichtigsten Vergleichspunkte zwischen Magnetismus und Hypnose aufzuzeigen und von da aus weiterzubauen:

„Es ist zuzugeben, daß die Ansichten über Hypnose heute noch vielfach auseinandergehen. Aber darin sind wir uns doch wohl einig, daß unter magnetischer Beeinflussung ein gewisser *Enderfolg* verstanden werden soll, der durch eine Behandlung mit besonderen Streichmethoden eingeleitet und gefördert wird. Ich stelle nun die Behauptung auf, die heutige Wissenschaft sei imstande, diesen Zustand, den Sie magnetische Beeinflussung nennen, auf den verschiedensten Wegen zu erreichen. Auch wir hier werden jetzt versuchen, mit einer von Ihren Darlegungen abweichenden Methode zum Ziele zu kommen, und Sie werden hinterher ohne weiteres zugeben, daß trotz dieser Differenz im Ausdruck das Endresultat das gleiche ist."

„Sie werden entsprechend Ihrer psychischen Bereitschaft — diese allerdings muß ich dabei voraussetzen — jetzt die Wirksamkeit einer Beeinflussung verspüren, die ich wissenschaftlich als ‚Hypnose' definieren möchte, und die dennoch ihrer Entstehung und begrifflichen Deutung nach von Ihrem „Magnetismus" gar nicht weit entfernt ist. Legen Sie sich also bitte ganz bequem auf diesen Ruhestuhl, schließen Sie die Augen und versuchen Sie, sich in einen möglichst gleichgültigen Seelenzustand zu versetzen. Ich werde nun die Ihnen ja bekannte magnetische Strichmethode bei Ihnen zur Anwendung bringen, und Sie werden mir später deren Wirkungen und Ihre Eindrücke während der Behandlung schildern."

Die Vp. liegt alsbald ruhig und entspannt da. Ich stelle mich so neben sie, daß ich die rechte Seite der Vp. mit der linken, die linke Körperhälfte mit der rechten Hand bestreichen kann. Ich tue das deshalb, weil die Vp. bei der Schilderung der Strichmethode auch die genaue Reihenfolge der Striche durch begleitende Bewegungen erläutert hatte, so daß ich in der Lage war, mir für meine eigene Behandlung ein ähnliches Verfahren zusammenzustellen, bei dessen Anwendung ich von vornherein vor jeder ablehnenden Kritik durch die Vp. sicher bin. Nach der den Schilderungen der Vp. zugrunde liegenden Theorie existiert nämlich eine Polarisierung nach Körperhälften, die ausgenützt werden muß. Danach muß die rechte Körperhälfte mit der linken Hand, die linke Körperhälfte mit der rechten Hand behandelt werden. Ich erwähne diesen Umstand ganz nebenbei, in gleichgültigem Tone, scheinbar zur Seite gesprochen und keineswegs ausdrücklich an die Vp. mich richtend, setze damit aber gerade ihr gegenüber meine wirksamste Suggestion, weil sie daraus ersieht, daß mir die ihr bekannten Theorien geläufig sind und anscheinend auch von mir vertreten werden. Nun bitte ich die Vp., für einige Minuten die Augen fest geschlossen zu halten. Nach kurzer Frist darf sie die Augen wieder öffnen und wird aufgefordert, ihren psychischen Zustand zu schildern sowie eine Darstellung dessen zu geben, was sie eben erlebt habe.

„Ich verspürte ein langsam zunehmendes Wärmegefühl vom Kopf durch den ganzen Körper bis in die Beine, das wellenförmig auf- und abflutete, je nachdem Ihre Kraft stärker oder schwächer auf mich einwirkte. Ein angenehmes Müdigkeitsgefühl, der Wunsch, jetzt so ruhig liegen bleiben zu dürfen und weiter nichts als dies zu wollen, kam über mich. Dabei glaubte ich eine sich steigernde Erholung und Kräftigung zu fühlen — kurzum, ich befand mich in einem Zustand, der nur angenehme Empfindungen in mir hervorrief."

Nehmen wir jetzt kritisch Stellung zu diesen Äußerungen, so ergibt sich eine besonders günstige Gelegenheit zur Auseinandersetzung mit dem Problem der Autosuggestion. Die Vp. gab an, sie habe deutlich meine Hände über ihrem Gesicht, ihrem Körper, ihren Beinen als kraftspendende Quelle fühlen können. Die Vp. ist also tatsächlich der Meinung, daß sie von mir soeben mit magnetischen Strichen behandelt worden ist. Tatsächlich hielt ich aber, während ich neben der Vp. stand, die ganze Zeit über meine Hände fest auf dem Rücken gefaltet und war weit davon entfernt, irgendwelche Streichbewegungen auszuführen. Ich überließ die Vp. vielmehr ihren Autosuggestionen, die sich zu diesem außerordentlich bezeichnenden Ergebnis zusammenfügten. Da aus der Praxis Fälle bekannt sind, in denen die Vp. sogar die Handstellung des Magnetiseurs aus der Art der Streichungen entnehmen zu können glaubt, will ich anschließend auch noch einen solchen Versuch darstellen, um jedes

Aufflackern mystischer Vorstellungen vom Vorhandensein eines Austauschstromes zwischen Körper und Körper zu widerlegen.

Ich bitte die Vp., sich zu entkleiden und ihre vorige Stellung auf dem Ruhelager einzunehmen. Nun lasse ich sie die Augen schließen, fordere sie auf, sich zu konzentrieren und mir anzugeben, über welchem Körperteil sich meine Hand befindet (ein Versuch, der von den Vertretern dieser Richtung immer wieder als schlüssiger Beweis für das Vorhandensein magnetischer Ausstrahlungen herangezogen wird). Ich halte dabei meine beiden Handflächen nebeneinander in nicht allzu großer Entfernung über den Leib der Vp., welche mit Worten deutlich erklären soll, wo sich meine Hände befinden. Nach kurzem Zögern gibt sie eine durchaus richtige Antwort. Auch die Versuche an Unterschenkeln, Händen und Gesicht gelingen, solange ich die breite Handfläche darbiete. Die Angaben werden unsicher, sobald ich nur mit dem Zeigefinger hindeute; sie werden verwirrt und falsch oder entsprechen nur mehr einem Wahrscheinlichkeitsprozentsatz, sobald ich die Hände in größerer Entfernung halte. Die Erklärung dafür ist sehr einfach: die von der Handfläche ausgehende Wärmewirkung — so gering sie auch sein mag — wird von einem psychisch auf diesen Punkt hin eingeengten Menschen wahrgenommen und registriert. Entferne ich meine Hand soweit, daß die Wärmewirkung nicht mehr wahrgenommen werden kann, oder halte ich zwischen meine Hand und den Körper der Vp. ein Blatt Papier, das die Wärmestrahlung unterbricht, so muß die Vp. fehlerhafte Angaben machen. Weitere Fehlerquellen, deren es selbstverständlich eine ganze Menge gibt, brauchen in diesem Zusammenhang nicht erwähnt zu werden; vielmehr kann ich nach diesen Resultaten unbesorgt daran gehen, die Vp. nunmehr zu der eigentlichen Hypnose in unserem Sinne hinüberzuleiten. Es handelt sich dabei vorzugsweise um den Ausbau der bisher festgestellten Symptome, die in möglichst plastischer Darstellung, mit begrifflich einfach gehaltenen Suggestionen in wechselnder Folge zur Vollhypnose ausgestaltet werden sollen. Ohne weitere Schwierigkeiten ist durch den Suggestionsaufbau eine Katalepsie der Glieder zu erreichen. Jedes der bekannten Muskelphänomene wird von der Vp. einwandfrei demonstriert. Nachdem ich so eine Basis habe, von der aus ich mit Sicherheit auch alle weiteren Suggestionen durchsetzen kann, nehme ich zunächst eine Desuggestion vor, um von der Vp. nochmals einen Bericht über ihre bisherigen Erlebnisse zu erlangen und eventuell sich bemerkbar machende Gegenvorstellungen zu bereinigen.

Die Vp. schildert den Hergang jetzt folgendermaßen:

„Wie mir aufgetragen war, lag ich ohne besondere innere Sinnesrichtung. Ich hatte höchstens den unbestimmten Wunsch, die später eingetretene Situation rascher herbeizuführen, wieder diesen Zustand völliger Ruhe zu genießen. Dieser mir deutlich bewußt gewordene Wunsch mag meine Reagibilität wesentlich beeinflußt und vertieft haben, so daß der Erfolg auch für Sie objektiv wahrnehmbar wurde. Subjektiv kann ich diesen Zustand, der sich auch ohne jede Hypnose oder sonstige Beeinflussung von außen öfter bei mir einstellt, nur immer wieder als den einer großen inneren Gelassenheit schildern. Ich erlebe etwas ganz Ähnliches, wenn ich manchmal abends zuhause still dasitze, im Halbdunkel etwa, und mich zu entspannen versuche.

Was man so vor sich hindösen nennt ... Ich ertappe mich dann wohl dabei, daß meine Gedanken wie im Traum auf den Flügeln der Phantasie in die Weite wandern, daß mir irgend etwas längst Vergessenes aus meiner Kinder- oder Jugendzeit einfällt und ich es nun unter dem Eindruck eines ganz genauen Wissens um die einzelnen Zusammenhänge neu durchkoste. Oder meine Phantasie ergeht sich in ehrgeizigen Vorstellungen: ich sehe mich — im Gegensatz zu meiner tatsächlichen körperlichen Konstitution — als den größten und kräftigsten Menschen; Luftschlösser aller Art, die ich hier ja nicht näher zu beschreiben brauche, überfallen mich und blenden mein kritisches Vermögen. Wie im Traum höre ich von fern die Turmuhr schlagen und habe ganz einfach nicht die Fähigkeit, mich aus diesem Dämmerzustand herauszureißen und in die Realität zurückzufinden. Diese Scheinwelt birgt so lustvolle Momente in sich, daß ich mich nicht dazu entschließen mag, sie mit der rauhen Wirklichkeit zu vertauschen. Nicht daß ich ein solcher Phantast wäre, der dem tatsächlichen Leben aus dem Wege geht — so tief bin ich in diesen Dingen nun auch wieder nicht befangen. Aber wenn ich diese Zustände über mich kommen fühle, so bemühe ich mich keineswegs, ihnen rechtzeitig zu steuern, sondern lasse mich gern von ihnen hinnehmen — wie es ja jetzt hier auch wieder der Fall war. Es ist diese wunderbare Gleichgültigkeit gegen alles, dieses Nichtdenkenmüssen, diese völlige Passivität, die dann widerstandslos von mir Besitz ergreift. ‚Versuchen Sie doch, die Arme hochzuheben‘, hörte ich Sie sagen. Ihre Stimme kam ganz aus der Ferne, wurde mir kaum noch deutlich bewußt. Warum soll ich das? dachte ich bei mir, warum soll ich die Arme hochheben? — sie liegen doch sehr gut so und stören mich in keiner Weise. Dann sagten Sie, ich sollte aufstehen. Aber jeder Willensimpuls zu einer Änderung der Lage kommt — ich kenne das aus ähnlichen Situationen — in solchem Falle über einen schwachen Anfangserfolg nicht hinaus. Ich glaube sogar, daß ich solchen Aufforderungen gegenüber viel stärkere Hemmungen verspüre, als wenn ich ermahnt würde, mich gegen den Zustand selbst aufzulehnen, obwohl auch da der Willensimpuls durch die Gegenvorstellung ‚es geht ja doch nicht‘ zum Versagen gebracht werden kann."

„Wenn ich aus diesen Zuständen erwache, d. h. wenn sie von selbst zum Abklingen in mir kommen, dann weiß ich hinterher nicht, mit welchen Inhalten im einzelnen meine Träumereien ausgefüllt waren und welche Probleme mich beschäftigten. Ich wundere mich dann immer nur über die verflossene Zeit, über den Eindruck, daß ich so ganz aus aller Wirklichkeit gelöst war, daß ich die Kontrolle über meine Glieder verloren hatte, und Lagekontrolle, Ermüdungsgesetz, Gefühlsvermögen in ihrem eigentlichen Bestande aufgehoben schienen. In erhöhtem Maße ist mir das jetzt wieder in und nach der Hypnose deutlich geworden. Trotz aller Versuche, auch während des ganzen Vorgangs innerlich irgendwie Stellung dazu zu nehmen, sind die Suggestionen in einer Weise zu Tatsachen für mich geworden, wie ich es nie für möglich gehalten hätte. Wenn ich z. B. jetzt an Müdigkeit denke, so hat sich gerade diese Suggestion bei mir ganz besonders verwirklicht und herausgeprägt. Ich war tatsächlich so müde, daß ich am liebsten sofort eingeschlafen wäre, wenn es irgend eine Möglichkeit dazu gegeben hätte."

„Hier muß ich allerdings ergänzend bemerken, daß ich mich um diese Zeit immer in einem Zustand besonderer Müdigkeit befinde und nur durch äußerste Anspannung meiner Energie dagegen ankämpfen und mich leistungsfähig halten kann (durch die Suggestion der Müdigkeit und den *Wegfall* der Gegensuggestion im täglichen Leben, wodurch dieses Müdigkeitsstadium paralysiert werden könnte, kommt die besondere Einstellung der Vp. besonders deutlich zum Ausdruck und vervollkommnet in überraschender Weise das Bild dieser Persönlichkeit)."

„Unbegreiflich ist mir nur der rasche Übergang von einem Extrem ins andere, den ich in meinem Vorstellungsleben immer wieder beobachten muß, und den Sie hier durch Suggestion und Desuggestion künstlich hervorgerufen haben. Dieses Erwachen geht so vor sich, daß ich plötzlich wie von einem belebenden Strom durchflutet werde, daß ich an mich gerichtete Worte mit einem Male wieder deutlich höre und sie zu meiner Gesamtpersönlichkeit in Beziehung zu setzen vermag. Meine Leistungsfähigkeit steigert sich wieder, ich fühle mich frisch (Suggestionen!) und habe ein reales Existenzbewußtsein. Die Verschleierungen lösen sich, die Muskeln gehorchen wieder meinem Willen, das Gehör funktioniert in normaler Weise. Trotzdem kommt es gelegentlich vor, daß ich noch kurze Zeit etwas desorientiert bin und — wie auch jetzt nach der Desuggestion — einer gewissen inneren Sammlung bedarf, bis der Vorgang völlig abgeklungen ist."

5. Demonstration
22jährige Kontoristin, gesund

Als nächste Versuchsperson stelle ich eine 22jährige Kontoristin vor. Sie erklärt auf Befragen in befangenem Tone, daß sie nicht viel über Hypnose wisse. Sie wisse kaum mehr, als daß man dabei müde werde und daß man in eine Art von Willenssperre verfallen könne, die sich auf die verschiedenste Weise auswirke. Der Hypnotiseur hätte das gänzlich in der Hand, und es könnten von ihm solche Veränderungen hervorgerufen werden, daß die hypnotisierte Person einfach lächerlich gemacht würde. Das junge Mädchen bringt noch einige Erklärungen so allgemeiner Art vor, die sachlich keine Bedeutung haben und bei der Einleitung der Hypnose, ebenso wie ihre sonstigen Einwände, mit Leichtigkeit abzureagieren sein werden. Für eine Sondertechnik bietet diese Vp. bisher wenig charakteristische Anhaltspunkte, die sich mit einiger Bestimmtheit verwerten lassen könnten. Die Befangenheit der Vp. beruht in erster Linie auf dem fremden Milieu; sie wird sichtlich geringer, nachdem ich ihr in bekannter Weise klargelegt habe, daß keinerlei Grund zu Ängstlichkeit bestehe, weil sie weder körperlich noch seelisch geschädigt würde, weil sich keine ihr unangenehmen oder geheimnisvollen Dinge ereignen würden, und weil sie sich nach der Hypnose ganz genau so frisch und wohl fühlen würde, wie dies jetzt im Augenblick der Fall sei.

Bei der Einleitung gehe ich in der früher besprochenen Weise vor, indem ich in der Vp. die für eine Hypnose über den Weg der Augensymptome nötigen Vorstellungen zu wecken bemüht bin. Ich unterstelle dabei nach dem bisherigen Eindruck, daß die Vp. mir alsbald Andeutungen von Eigensuggestionen machen wird, auf denen ich weiterbauen kann. Schon nach ganz kurzer Zeit, bei den ersten, in leichverständlicher Form und ruhigem Tone vorgetragenen Erklärungen mit dem Hinweis auf das Fixieren meiner Fingerspitze fällt mir auf, daß sich die Vp. mit großer Intensität auf mich und meine Absicht eingestellt hat. Insbesondere wird mir das durch den visuellen Eindruck bestätigt: die Vp. zeigt bereits jetzt im allererste Vorbereitungsstadium ohne jede technische Hypnoseeinleitung den selten gewordenen Lidschlag; die Augen glänzen; sie folgt reaktionslos jedem meiner Worte, so daß ich bei einer Spontaneinleitung der Hypnose keine Schwierigkeiten mehr zu befürchten brauche. Ich fahre ihr deshalb, zur Abkürzung der Wortsuggestionen, einfach mit der Hand über die Augen und schließe mit leichtem Druck die Lider. Danach sitzt die Vp. weiter ruhig, hält die Augen geschlossen und zeigt das gewohnte Bild einer Tiefenhypnose. Die vorbereitende Erklärung allein also, der Hinweis auf die kommende Situation ohne den an sich geplanten und unentbehrlichen Ausbau der Augensymptome, führte diesmal zu dem beschriebenen autosuggestiven Zustand, der sich ohne weiteres auch als Müdigkeitsrealisation und zur Ausgestaltung der üblichen Muskelphänomene verwenden läßt.

Dieser Sachverhalt erweist mit aller Deutlichkeit, wie wichtig es für das Gelingen der Hypnose ist, daß die einleitenden Erklärungen mit der nötigen Sicherheit und Ausführlichkeit dem Patienten vorgetragen werden; und wie notwendig es für dessen individuelle Behandlung ist, daß alle von ihm kommenden Äußerungen mit der größten Aufmerksamkeit beachtet und gewertet werden, da sie in vielen Fällen die eigentlichen Wegweiser des Arztes sind, die seine suggestiven Möglichkeiten erweitern und richtunggebend weiterleiten können. So wäre es in unserem Falle zweifellos ein Fehler gewesen, die bereits hochgradig suggestiv beeinflußte Vp. dadurch wieder zu desuggerieren, daß nun der Arzt *die schon bestehende* Hypnose übersieht und durch Erklärungen weitere Suggestionen setzen will, die zwar im Endeffekt dasselbe erreicht hätten, aber die Vp. in ihrer Einstellung gestört hätten, da hierdurch der rasche und sichere Ablauf unterbrochen, bildlich gesprochen: gewissermaßen eine neue Methode aufgepfropft worden wäre. Ehe ich jedoch zum Weiterausbau des bisher Erreichten übergehe, nehme ich zu meiner eigenen Sicherung eine besonders von Anfängern der Hypnose nie zu unterlassende Orientierung über die Seelenlage der Vp. vor, indem ich die gesetzten Suggestionen nachprüfe und damit auch die — in diesem Falle allerdings besonders unwahrscheinliche — Gefahr einer Simulation ausschalte. Die Vp. bestätigt nachdrücklich, daß sie ohne meine Mithilfe die bestehenden Hemmungen nicht zu lösen imstande sei. Mit dem Befehl: ,,Augen zu!" verfällt sie sofort wieder in Hypnose, worauf ich ihr folgende Suggestionen gebe: ,,Sie haben jetzt gesehen, daß Sie ohne meine suggestive Lösung der hypnotischen Hemmungen nicht in der Lage waren, sich aufzurichten oder sich zu bewegen. Ihre Muskeln haben Ihnen nicht gehorcht. Sie werden jetzt Ihre Glieder sogleich wieder ungehindert gebrauchen können; Sie werden, sobald ich es Ihnen sage, die Augen öffnen, aber Sie werden trotzdem, auch bei offenen Augen, völlige Dunkelheit um sich sehen. Sie werden weder das Zimmer, in dem wir uns aufhalten, noch irgendeinen Gegenstand, noch eine der hier anwesenden Personen wahrnehmen. Die Hypnose bewirkt jetzt, daß Sie nicht mehr sehen können. Öffnen Sie die Augen: Sie befinden sich in dem Zustand, den ich Ihnen eben geschildert habe."

Die Vp. reagiert auftragsgemäß, und damit haben wir das Bild einer psychischen Blinden vor uns. Es ist dies jene auf hypnotischem Wege künstlich hervorgerufene Blindheit, die natürlicherweise über einen nervösen Schock zustande kommt und sich nicht selten als unlösbar erweist, obwohl kein organischer Schaden der Augen vorliegt. Aber betrachten wir unsere Vp. genauer: sie hat, wie gesagt, die Augen geöffnet, zeigt einen nachdenklichen, introvertierten Gesichtsausdruck; der Lidschlag unterbleibt, die Pupille scheint eben noch gleichmäßig weit, bei näherer Betrachtung aber bemerken wir Affektreaktionen im Pupillenspiel, genau wie es Angst, Erschrecken, Freude — kurzum, jede Schockwirkung — mit sich bringt. Die Augenreflexe sind unverändert; Berührung der Konjunktiven und Skleren ergibt keine außergewöhnliche Reaktion. Der Ausdruck der Augen ist etwa der eines tagträumenden Menschen, der anscheinend gedankenlos vor sich hindämmert und deshalb von der Außenwelt abgeschlossen und interesselos erscheint. Die Vp. ist jetzt bereits etwa fünf Minuten lang ohne Lidschlag; die normale Reizaufnahme des Auges, die beim Sehen den Lidschlag auslöst, ist durch die hypnotische Sperre aufgehoben. Wenn ich der Vp. jetzt weitere Befehle gebe, so werden diese von ihr so ausgeführt, wie ihrer Vorstellung nach eine Blinde sie ausführen würde. Dabei wird es sich keineswegs um eine oberflächliche schauspielerische Darstellung handeln, sondern ihr ganzes Verhalten steht bis zu ganz beträchtlichen Tiefenwirkungen unter dem Eindruck „Ich bin blind". Diese Vorstellung hat für sie einen durchaus realen Charakter. Ihr ganzes Wesen ist entsprechend umgeformt; sie geht mit Selbstverständlichkeit davon aus, daß sie nicht der frühere Mensch ist, weil ihr die sichere Erfahrung „Ich sehe" erschüttert wurde. Dafür spricht auch ihr mimisches Verhalten, das ihre depressive Stimmung über den jetzigen Zustand deutlich zum Ausdruck bringt und damit zugleich beweist, wie stark die Vp. von dieser Suggestion erfaßt worden ist. So fährt sie sich z. B. über die Augen, als ob sie etwas wegwischen wolle; sie reibt sich die Augen, die sich dabei schließen, aber sogleich, der Suggestion entsprechend, wieder öffnen. Es ist deutlich zu beobachten, wie der Zustand immer mehr an Tiefenwirkung gewinnt, der Affekt immer weitere Kreise zieht, so daß die psychische und die körperliche Unruhe der Vp. immer größer wird. Die Vp. erhebt sich, beginnt sich vorsichtig durch das Zimmer zu tasten, stößt an Gegenstände. Sie tritt in eine Wasserschüssel, die unvermutet vor sie hingestellt wird; sie greift mit der Hand in eine Wasserlache, die wir auf den Schreibtisch geschüttet haben. Dabei ist interessant zu beobachten, wie dieser Tasteindruck sich bei ihr sofort in eine gewisse Abwehrreaktion umsetzt, indem sie nun diese Stellen zu umgehen sucht.

Eine Nachprüfung ergibt, daß der Augenhintergrund wie vorher völlig normal ist. Das Auge bleibt, wie man das bei psychisch Blinden immer wieder feststellen kann, ohne jede Veränderung. Die Störung besteht vielmehr lediglich in der Vorstellung des Betreffenden, daß er nicht mehr sehen kann; er hat die Fähigkeit zur Verarbeitung des Sehbildes verloren, was durch eine Auto- oder Fremdsuggestion erfolgt sein kann. Der psychisch Blinde lebt wie in einem Wahn, indem er fest von einer Schädigung des Aufnahmeapparates im Auge überzeugt ist, die seine Blindheit hervorgerufen habe.

Die fahrige Unruhe unserer Vp. ist inzwischen einer stillen Resignation gewichen. Sie hat wieder zu ihrem Sitz zurückgefunden, dort Platz genommen und widmet sich anscheinend einer inneren Sammlung und Betrachtung ihrer Lage. Bald aber tritt ein Stimmungsumschwung ein; das Gesicht wird von Zuckungen überlaufen, die Atmung ist verstärkt; die Karotiden klopfen, die Hände krampfen sich zusammen und lösen sich wieder. Plötzlich fängt die Vp. stoßweise zu schluchzen an, steht wieder auf, sucht tastend nach einem anderen Sessel, dessen Lehne sie erfaßt, um sich nach weiteren Tastversuchen weinend hineinfallen zu lassen. Sie zeigt das Bild äußerster Verzweiflung, weint und ruft durcheinander: ,,Ich bin blind, ich bin blind! Ich kann nichts mehr sehen, helft mir doch!" Die Situation ist aber selbstverständlich nicht so ernst, wie sie aussieht. Ich muß nur mit einiger Vorsicht zu Werke gehen, da eine falsche Form der Beruhigung in diesem Stadium ein großer Fehler wäre und einen im Entstehen begriffenen autosuggestiven Nebenkomplex nur unterstützen würde. Die Vp. befindet sich, wie wir wissen, während der Hypnose in einer Art von Dämmerzustand, der nicht allzu weit von hysterischen Mechanismen entfernt ist. Hier habe ich nun die Möglichkeit, auf die Vp. einzuwirken und damit zugleich die ersten Desuggestionen zu verbinden, indem ich in bestimmtestem Tone, ohne jede Unsicherheit der Stimme, zu ihr spreche. Von dem Weinen und Schreien nehme ich dabei keine Notiz, da jede Beschäftigung mit diesen motorischen Explosionen nur eine Vertiefung des Zustandes zur Folge haben würde. Ich suggeriere also in strengem Tone: ,,Augen zu! Sie befinden sich nach wie vor in Hypnose. Ihre Arme und Ihre Beine werden wieder genau so müde wie vorhin; Sie werden immer ruhiger, immer müder; Sie kommen jetzt wieder in denselben Zustand, in dem Sie waren, ehe es dunkel um Sie wurde. Bewegen Sie ihre Arme und Ihre Beine: sehen Sie, sie sind schon ganz schwer. Jetzt können Sie sie überhaupt nicht mehr bewegen."

Damit ist der Rapport zwischen der Vp. und mir wiederhergestellt, und die weitere Desuggestion gelingt ohne Schwierigkeiten. Ich fahre fort: ,,Sie sind jetzt wieder vollkommen ruhig. Streichen Sie sich einmal über die Augen. So, jetzt werden Sie alles wieder sehen wie vorher. Sie sehen alles klar und deutlich. Augen auf!"

Nun bitte ich die Vp., sich auf ihren alten Platz zu setzen; ich sehe an ihrem Gesicht, daß die Desuggestion tatsächlich realisiert ist. Um ja keine autosuggestiven Eindrücke zu wecken, deren Ursache ich im Augenblick nicht übersehe, frage ich deshalb nicht einmal, ob sie nun wieder sehen könne. Die Art ihres Verhaltens erübrigt jede wörtliche Bestätigung. Es ist eine der Grundregeln der Hypnosetechnik, bei derartigen affektiven Zwischenfällen, wie wir ihn bei dieser Vp. soeben erlebten, jede Suggestivfrage streng zu meiden, da solche an sich manchmal schon genügen, um gewisse autosuggestive Zustände auszulösen, die zu beseitigen später große Mühe kostet.

Wie üblich, wird zum Schluß nochmals der hypnotische Zustand herbeigeführt, und dann werden sämtliche an dieser Vp. vorgeführten Symptome desuggeriert. Die Desuggestion wird in diesem Falle besonders unterstrichen durch die Bemerkung, daß der ganze Vorgang rückschauend nur mehr wie ein Traumerlebnis in der Erinnerung der Vp. sein werde. Auch diesmal prüfe ich die Desuggestion in unauffälliger Weise nach, indem ich die Vp. nach wiederhergestelltem Wachzustande bitte, mir einen bestimmten Gegenstand zu reichen, dessen Herbeischaffung nur mit Kontrolle der Augen und bei voller Sehfähigkeit möglich ist. Sie kommt meinem Wunsche ohne jedes Zögern nach, so daß ich diesen Versuch in jeder Hinsicht als erfolgreich abgeschlossen betrachten kann.

Nervöse Sehstörungen

Die Praxis bietet verschiedene Formen nervöser Sehstörungen. Auch hier gilt der Grundsatz, den Patienten von der Heilungsmöglichkeit zu überzeugen, ihm das Krankheitsbild hypnotisch vorzuführen und es dann mit der Desuggestion wegzuschwemmen.

Die traumatischen Momente, auf denen sich ein psychogenes Leiden aufbaut — wie in unserem Fall die Blindheit —, können in einer besonderen Veranlagung des Patienten begründet sein und durch ein diese Veranlagung auslösendes Erlebnis zur Auswirkung und Erscheinung gebracht werden. Während der Bewußtseinsänderung in der Hypnose ist deshalb die Ausschaltung der Kritik gegenüber dem persönlichen Erleben von ausschlaggebender Bedeutung, weil erst dadurch die Tiefenschichten des Bewußtseins angegangen und auf diese Weise nicht selten eben die traumatischen Verursachungen dieses und jenes Leidens bloßgelegt werden. Es muß also angestrebt werden, die unbewußten Komplexe, deren Entstehung dem Kranken selbst meist völlig rätselhaft geblieben ist, dem Bewußtsein näher zu bringen.

Die Affektwirkung der Suggestion eines plötzlich Erblindens und dessen Folgeerscheinungen war z.B. für die Psyche unserer Vp. ein schockartiges Erlebnis von solcher Eindringlichkeit, daß der im Normalzustand vorhandene Bewußtseinsinhalt: „Diese Blindheit ist doch nur eine Suggestivwirkung!" von der empfundenen Realität der Tatsachen völlig in den Hintergrund gedrängt und überhaupt nicht mehr in die seelische Verarbeitung der übrigen Bewußtseinsinhalte einbezogen wurde. Die Eigenkritik war gänzlich gestört. Der Affektstoß könnte sich — bei nicht sofort eintretender Abreaktion infolge der angstvollen Erwartung von weiteren Auswirkungen der Suggestionsrealisationen während des eingeengten Zustandes der Hypnose — zu einer längere Zeit anhaltenden Sperre mit allen ihren Folgeerscheinungen entwickeln, wie wir sie später unter den Erscheinungen der Posthypnose noch zusammenfassend kennen lernen werden. Einschränkend ist zu bemerken, daß selbstverständlich nicht alle Menschen so stark beeindruckbar sind, und daß zum Beispiel robustere Persönlichkeiten, deren seelische Veranlagung nicht zur Fixierung durch suggestiv-autosuggestive Einflüsse neigt, momentan zwar gleichfalls in ihren Grenzen beeindruckt werden können, aber doch nur so weit, daß diese Eindrücke danach reaktionslos abklingen. Betrachten wir jedoch zunächst noch die psychopathischen Charaktere, die schon auf Grund ihrer krankhaften Veranlagung eine abnorme Eigengestaltung und Wiedergabe fremder oder autosuggestiver Eindrücke darbieten, so sehen wir, daß sich bei ihnen die Reaktionsform — an sich natürlich ebenfalls durchaus logisch — im Sinne der Dynamik ihres veränderten Seelenlebens vollzieht. Dieser krankhaft veränderte Suggestionsinhalt mit seinen weitverzweigten Assoziationsmöglichkeiten kann dann seelisch reaktiv die verschiedenartigsten Nachwirkungen von den Ablaufstellen des Komplexkernes aus zeitigen. Die Entladungsmöglichkeiten wiederum sind entsprechend der allgemeinen Veranlagung und den Hemmungsmöglichkeiten oder Auswegen zu anderweitigen Reaktionsgebieten ebenfalls variabel. Würde ich in unserem Fall die Blindheit, die doch infolge der übermäßig gesteigerten Vorstellung der Vp. einen emotionellen Schock hervorzurufen vermochte, längere Zeit bestehen lassen, so könnte beim Fortbestehen der Suggestion und geeigneter persönlicher Veranlagung der Vp. unter Umständen eine Erscheinung von Dauer daraus werden. Wäre etwa an Stelle der Suggestion, die das Blindsein künstlich hervorgerufen hat, eine Katastrophe, ein großer Schreck oder sonst irgend ein sehr stark affektbetontes Erlebnis als auslösendes Moment wirksam geworden, so hätte dadurch eine ganz ähnliche Symptomatologie hervorgerufen werden können, wie wir sie hier vor uns sahen. Die Wahrnehmung der Tatsache von seiten der Vp. führt ihrerseits in der autosuggestiv angestoßenen Richtung zu einer Krankheitsfeststellung; der Mensch sieht sich plötzlich gewissen, von seinem Bewußtsein unabweisbar registrierten Symptomen gegenüber, er kann sich diesen klaren Auswirkungen nicht verschließen und assoziiert sie zu einem Gesamtkomplex mit dem vorherrschenden Grundgedanken „Ich bin blind". Dies wiederum führt zu einer scharf umrissenen Vorstellung des Krankheitsbildes, der Inhalt des ganzen Krankheitserlebnisses gestaltet sich in der Vorstellungswelt des Menschen mit einer solchen Vollendung, daß es für ihn keinen Unterschied mehr zwischen der Vorstellungskrankheit und der Realität gibt. Das geht etwa folgendermaßen vor sich: die Vp. steht absolut unter dem Eindruck der wahrgenommenen Hemmungen, wie wir es in der vorgeführten hypnotischen Blindheit gesehen haben. Sie sucht einen Ausweg aus ihrer Zwangslage krankhafter Ideenfixierung; aber nicht dadurch, daß sie die suggestive Einengung — im speziellen Falle das „Blindsein" — durch Gegenüberlegungen und kritische Betrachtung abschwächt, sondern indem sie die Abreaktion der subjektiven Täuschung über die Gefühlssphäre, die Motorik, vornimmt. Sie wird erregt, steigert sich durch immer weitergehende affektive Trübung des Bewußtseins mehr und mehr in ihren Affektzustand hinein; es werden immer mehr Gefühlszonen von dieser Erregung ergriffen, so daß schließlich die Kraft der Willensspannung, die zur Abreaktion dieses Affektzustandes notwendig wäre, durch solche Sekundärsymptomatik bis auf ein Minimum eingeschränkt ist.

Die Verarbeitung des Krankheitsbildes durch das Individuum — der Versuch also, durch Abreaktion der psychogenen Mechanismen in die Impulsrichtung hinein zu einer Lösung zu kommen — kann sich in ihren Auswirkungen völlig von dem ursprünglichen, die Krankheit verursachenden Schock und den Krankheitserscheinungen abwenden, wie es auch die Psychoanalyse in vielen Fällen nachgewiesen hat. Die

Erscheinungsformen des Krankseins können einen durchaus symbolhaften Charakter annehmen, so daß symbolhafte, maskierte Reaktionen an die Stelle der auf Grund des objektiven Befundes erwarteten Normalreaktion treten. Durch solche Maskierungen wird dann das eigentliche Bild verschleiert, man sieht sich einer Ersatzform gegenüber, die selbstverständlich zunächst einmal als solche erkannt und gewissermaßen zurückübersetzt werden muß, um zu der eigentlichen Psychogenese vordringen zu können. Diese traumatischen autosuggestiven Schädigungsmomente müssen gerade bei der Ausübung der Hypnose mit besonderer Sorgfalt beobachtet werden. Denn bei mangelnder Berücksichtigung der seelischen Veranlagung eines Patienten oder einer Vp. kann schon die Veränderung der Bewußtseinssphäre durch die Hypnoseeinleitung eine Schockwirkung auslösen. Erst recht gilt das für den weiteren Ausbau der Hypnose durch Suggestionsrealisationen, die schon an und für sich eine Art von autosuggestiver Dynamik herbeiführen und damit Krankheitsmotive bergende Schockwirkungen auslösen können, wenn z. B. Suggestionen erzwungen werden, die in krassem Widerspruch zu der psychischen Konstitution des Patienten stehen. Die Schädigungen können um so nachhaltiger sein, je weniger sorgfältig in einem solchen Falle die Lösung der Suggestionen vorgenommen wird.

Aus diesem Grunde halte ich es für notwendig, daß man sich zunächst mit möglichst geringen ,,Dosen", d. h. mit möglichst einfachen Suggestionen, und unter Verzicht auf besondere Reaktionsergebnisse in die Psyche des Patienten ,,einschleicht". Aus diesem Grunde also meine seit je verfochtene Verfahrensweise, in der ersten Hypnose nur ein sehr leichtes Anfangsstadium hervorzurufen, das den Patienten auf ganz harmlose Art mit den für ihn außergewöhnlichen Dingen vertraut machen soll. Wie wir es bei allen unseren Versuchen gehalten haben, ist der Patient oder die Vp. über den Umfang der bevorstehenden Suggestionen aufgeklärt, die Suggestionswirkungen sind bis ins Einzelne bekanntgegeben worden; es werden nur Suggestionen erlebt, die durch ihr Bekanntsein den Charakter des Überraschenden, Fremdartigen und damit auch des Schockauslösenden verloren haben. Ein solches Erleben von Suggestionen in plastischem Erfühlen kann keine akuten Sonderreaktionen zur Folge haben, oder gar unerwartete, pathologische Reaktionen von Dauer nach sich ziehen. Der Vp. muß die Gelegenheit geboten werden, sich nach der ersten Hypnose auszusprechen; sie muß ihre Eindrücke mitteilen können. Nur dadurch wird sie in der Lage sein, bestehende Unklarheiten über die Geschehnisse zu erfragen, auf deren Boden sonst leicht üppige Sondervorstellungen in nicht beabsichtigtem Sinne weiterwuchern. Dadurch kann den im Entstehen begriffenen falschen Vorstellungen entgegengearbeitet werden. Zugleich ist dem Therapeuten hierbei Gelegenheit gegeben, abnorme Reaktionsformen frühzeitig zu erkennen und sie sogleich zu desuggerieren oder gesprächsweise richtigzustellen. In der ersten Hypnose können sich Durchbrüche psychischer Verdrängungen aller Art ankündigen, die sorgfältig beachtet werden müssen, weil sie in ihren Ausdrucksformen meist die allerbesten Hinweise auf die Psychogenese des zu behandelnden Leidens bieten.

Auch die zweite und die dritte Hypnose sind aus diesem Grunde, wie wir bei jedem unserer Versuche nachwiesen, reine Vorbereitungs- und Dressurhypnosen, die auf langsame Gewöhnung an den hypnotischen Zustand abzielen. Erst mit den später einsetzenden eigentlichen therapeutischen Hypnosen wird dann im Wege von Gegensuggestionen ein langsames Loslösen jener Fixierungen in Angriff genommen, die als komplexbildende Krankheitsursachen festgestellt wurden. Zugleich werden die Symboldemonstrationen analytisch auf realen Boden gestellt und dieser Vorgang, wie das auch schon in Wachsuggestion geschehen ist, nochmals suggestiv erhärtet; die Wirkung der Hypnose wird eventuell an besonderen Körperdemonstrationen dargestellt und die Möglichkeit der Abreaktion ausführlich nachgewiesen. Dabei ist größtmögliche Klarheit und ein für den Patienten verständliches, streng logisches Vorgehen unbedingt erforderlich, während ein subtiles Einfühlungsvermögen in die Sonderveranlagung des Kranken dem Arzt dabei als Wegweiser dient.

Nachdem ich bisher im wesentlichen normal verlaufende Hypnosen dargestellt habe, sollen jetzt einige Fälle folgen, die das sehr unterschiedliche Verhalten von Patienten in der Hypnose selbst nachweisen. Zugleich will ich daran vorführen, welche Mittel dem behandelnden Arzt zu Gebote stehen, um solchen Sonderreaktionen zu begegnen. Wie wir bereits mehrfach erlebten, kann in der Hypnose durch das Zurücktreten der Kritik und sonst durch das Bewußtsein gebundener Hemmungen manche verborgene Pforte zum Seelenleben des Menschen geöffnet werden. Damit aber stellen sich Reaktionen ein, die sich ihrerseits wiederum in allen möglichen Spielarten von körperlichen und seelischen Ausdrucksformen äußern.

6. Demonstration
Hochgradig psycholabile Hysterika; unregelmäßiger Hypnoseverlauf mit Zwischenfällen

Bei der jetzt vorzuführenden *Versuchsperson* handelt es sich um eine hochgradig psycholabile, hysterische Persönlichkeit. Sie leidet seit einigen Jahren an Anfällen, die einwandfrei nicht auf organischer Grundlage beruhen. Käme mir diese Frau als Patientin in die Sprechstunde, so würde ich ihre Behandlung zunächst bestimmt ablehnen, solange sie sich mir nicht freiwillig — was sie bisher nicht tat — zu einer psychokathartischen Klärung ihrer Anfälle zur Verfügung stellte. Für unsere experimentellen Darstellungen der Hypnosetechnik aber ist sie mir als Versuchsperson deshalb willkommen, weil ich so die Gelegenheit habe, einen unregelmäßigen Hypnoseverlauf vorzuführen und auf Zwischenfälle hinzuweisen, die zwar im allgemeinen und bei normalen Hypnosen selten eintreten, die der erfahrene Hypnotherapeut aber technisch zu bewältigen imstande sein muß.

Ich werde die Einleitung einer Hypnose in der uns geläufigen Weise versuchen, muß aber bei der mir bekannten Gemütsart der Vp. erwarten, daß sie sich dabei möglicherweise irgendwie exaltiert benimmt.

Sollte schon während der Einleitung der Hypnose ein Anfall hysterischer Art ausgelöst werden, so kann man dem nur mit absoluter Ruhe begegnen und muß ihn wie alle hysterischen Anfälle beurteilen. Unruhe oder besondere Beachtung von seiten der Umgebung würden die Heftigkeit der Anfälle bei den Patienten nur unmittelbar steigern; ein Verhalten, das von Kranken im Familienkreise oft und mit gutem Erfolg geübt wird, da es durch den Wunsch ausgelöst ist, im Mittelpunkt des häuslichen Interesses zu stehen, um dadurch gewisse Vergünstigungen zu erlangen. Man kann also wohl sagen, daß mit solchen Anfällen fast immer bewußt oder unbewußt ein bestimmter Zweck verbunden ist. Fühlt die betreffende Person, daß ihr Verhalten sie ihrem Ziel näher bringt, so wird sie unbewußt immer häufiger mit solchen Schaustellungen aufwarten. Reagiert aber die Umgebung nicht, wird keine Notiz von diesen Dingen genommen, so erkennt der Patient nicht selten die Zwecklosigkeit seiner Hysterizismen, nimmt nach einiger Zeit selbst Abstand von ihrer Darstellung oder sucht sich ein neues Betätigungsfeld, wo er noch des Überraschungssieges sicher sein kann.

Unsere Versuchsperson hat Platz genommen. Wir sehen schon an ihrem ganzen Gehaben, ihrer motorischen Unruhe und einem etwas theatralischen Wesen, wie keine der anderen Versuchspersonen es bisher zur Schau trug, daß sie innerlich von Gefühlen der verschiedensten Art beherrscht wird. Sie berichtet, kaum befragt, daß sie immer leicht nervös sei, daß sie an Anfällen leide, über deren Ursache sie *eigentlich* keine Auskunft geben könne und (da sie mehr oder weniger aus *Gefälligkeit* zur Verfügung stehe) auch nicht wolle. *Selbstverständlich* sei sie bereit, sich von mir hypnotisieren zu lassen — sie kenne das ja —, aber helfen könne ihr doch kein Mensch. Sie ist nämlich bereits mehrfach von Kollegen hypnotisch behandelt worden und berichtet, daß sie sich nach der Hypnose immer sehr wohl gefühlt habe. Sie möchte auch jetzt wieder gern in ein Stadium kommen, in dem sie *alles vergessen kann,* was sie bedrückt — ein von derartigen Patienten häufig ausgesprochener Wunsch, der wie bei Morphinisten, anderen Drogensüchtigen und Alkoholikern nur dem Bedürfnis nach einer Flucht vor dem eigenen Ich entspringt —, Sorgen habe ja heutzutage jeder, aber sie bitte dringlichst, sie nicht etwa in der Hypnose über ihre Angelegenheiten zu befragen; sie verlasse sich da auf die ausdrücklich gegebene Versicherung. Im übrigen wisse sie über Hypnose Bescheid, da sie ja, wie gesagt, ihrer Anfälle wegen bereits in ärztlicher Hypnosebehandlung gewesen sei.

Von dem betreffenden Kollegen war ich dahin unterrichtet worden, daß die Patientin auf eine versuchte Hypnoseeinleitung mit einem mittelschweren Anfall motorischer Art reagiert und er aus diesem Grunde von weiteren Hypnosen Abstand genommen habe. Es sei damals schwierig gewesen, die Patientin wieder in einen normalen Zustand zurückzubringen. Über die Natur ihrer Anfälle befragt, habe sie angegeben, daß sich dann ihre Hände und Füße zusammenkrampfen würden, und daß sie plötzlich das Gefühl bekäme, alles zerstören zu müssen, was sich ihr in den Weg stelle. Irgendwelche psychoanalytischen Gesichtspunkte waren bei der absichtsvollen Verschlossenheit der Patientin nicht zu erkunden; auch die Familienanamnese ergab keine eindeutigen Anhaltspunkte.

In solchem Falle ist es geraten, die Hypnose in liegender Stellung vorzunehmen. Wegen der hysterischen Disposition der Patientin muß dringend davor gewarnt werden, *diese* Behandlung ohne Zeugen vorzunehmen. Der aller Wahrscheinlichkeit nach eintretende kurze hysterische Dämmerzustand bedingt ein Ineinanderfließen von Wahrheit und Phantasie, über das sich die Patientin nach ihrem Erwachen keineswegs im klaren ist und das sie unter Umständen zu recht unliebsamen Behauptungen über die mit ihr vorgenommene Behandlung verführen könnte. Einzelne Bilder besonderer, meist sexueller Art, werden in solchem Falle aus dem weiten Gebiet ihrer Lieblingsphantasien herausgegriffen und in einer Art bewußt gemacht, die ihr selbst Anlaß zu unkritischen Folgerungen geben kann. Solche Auswirkungen sind ausgeschlossen, wenn die Behandlung nicht unter vier Augen erfolgt.

Die Patientin ist auf meine Fixierungsmethode mittels Zeigefinger vorbereitet worden. Ich gebe ihr jetzt, nachdem sie ihren Platz im Sessel mit einer mehr liegenden Haltung auf einer Couch vertauscht hat, nochmals eine kurze Erklärung über den Gang der Hypnose, bitte sie, meinen Zeigefinger scharf zu fixieren, und mache die Wahrnehmung, daß sie bereits nach knapp 30 Sekunden ohne direkten Einschlafbefehl hypnoid geworden ist. Im Anklang an ihren eigenen Bericht suggeriere ich jetzt eine Müdigkeit der Arme und Beine und müßte nun eigentlich erwarten können, daß die Extremitäten daraufhin schwer herabsinken. Jedoch das Gegenteil tritt ein: es zeigt sich plötzlich eine gesteigerte Spannung der Muskulatur, wie wir sie in ähnlicher Art von der Muskelbrücke her kennen. Die Hände sind zu Fäusten geballt, die zu öffnen mir weder auf suggestivem, noch auf manuellem Wege gelingen will, was eindeutig beweist, daß die Patientin sich auf ihre eigene Weise hypnotisch eingestellt und den Rapport mit mir verloren hat. Aber in demselben Maße, wie sich hier ohne mein Zutun solche Automatismen autosuggestiver Art eingestellt haben, benütze ich sie sogleich zum weiteren Aufbau meiner Hypnose und suggeriere, ohne auf meinem früheren Befehl zu bestehen: ,,Sehen Sie, Ihre Arme und Beine sind jetzt ganz steif geworden. Sie fühlen das selbst. Sie haben die Hände zu Fäusten geballt, genau wie Sie mir vorhin den Vorgang schilderten. Nun holen Sie einmal tief Luft." Die Patientin kommt dieser Aufforderung nach, führt die von mir gesetzte Suggestion des tief Luftholens ohne weiteres aus, und damit ist der Rapport zwischen ihr und mir wiederhergestellt. Nun gebe ich ihr eine Desuggestion, die den Krampfzustand der Extremitäten lösen soll, indem ich erkläre: ,,Frau X., ich bin mit dieser Art der Hypnoseeinleitung absolut nicht einverstanden. Sie sind ja, wie Sie wohl selbst fühlen werden, noch gar nicht in einem hypnotischen Zustand. Ich muß erst noch einige Fragen an Sie richten. Bitte machen Sie also ruhig die Augen wieder auf und setzen Sie sich in den Sessel dort."

Das Verblüffende dieser Desuggestion hat vollen Erfolg. Die Patientin ist über mein Bestreiten ihres hypnotischen Zustandes so erstaunt, daß sie gar keine Zeit zu störenden Autosuggestionen findet, die ihre Zurückrufung hätten verhindern können. Es wäre hier bei dem bestehenden Mechanismus ganz zweifellos zu einem der geschilderten Anfälle gekommen, wenn ich der Patientin dazu Zeit gelassen hätte. Sie wäre dann den Trieben ihres Unbewußten ausgeliefert worden, die sich als Reaktion gegen äußere und innere Entstehungsursachen explosiv in einem Anfall ausgelöst hätten. Wir sahen vorhin, daß die Patientin schon zu Beginn der Unterhaltung, vor der Hypnose, die Gesichtsfarbe wechselte, daß sie eine starke motorische Unruhe zeigte, daß diese Unruhe durch ihr Ideenleben projiziert wurde. Wir sahen die erregte, beschleunigte Atmung und mußten jeden Augenblick mit dem Durchkommen des Anfalls rechnen, besonders als bei der Einleitung der Rapport verloren zu gehen drohte.

Nehmen wir einmal an, die Patientin hätte sogleich nach Einleitung der Hypnose wirklich einen hysterischen Anfall bekommen, sich mit heftigen Arm- und Beinbewegungen in Schreikrämpfen herumgewälzt. Dann wären mir zwei Wege offen gewesen, um diesen Zustand zu beherrschen. Wir wissen, daß jeder hysterische Anfall einen anormalen Seelenzustand zur Voraussetzung hat, der möglicherweise durch Autosuggestionen hervorgerufen worden ist. Wir wissen auch, daß die Patientin nach der Abreaktion schon innerhalb kurzer Frist nach dem Anfall ganz von selbst in Ruhe kommt. Man kann also, jedenfalls in so einfachen, übersichtlichen Fällen, den Anfall unbesorgt von selbst abklingen lassen. Die andere Möglichkeit ist, die Patientin durch Verblüffen wieder in die Hand zu bekommen, indem man sogar ganz bewußt die einzelnen Phasen des Anfalls weitersuggeriert, um den Rapport herzustellen, dann eine Ruhepause abwartet und die Patientin durch eine Überrumpelung, wie ich sie oben schilderte, in den Normalzustand zurückführt.

Es kommt relativ häufig vor, daß auch eine solche Zurückrufung noch gewisse Schwierigkeiten macht: der Patient versucht befehlsgemäß die Augen zu öffnen, aber es will ihm anscheinend nicht gelingen, er wird wiederum unruhig. Auch hier heißt es vor allem, die Ruhe zu bewahren — was überhaupt die Grundbedingung bei jedem Zwischenfall während hypnotischer Behandlung ist. Ich erkläre also dem Patienten nochmals, daß er die Augen bestimmt aufmachen könne, und helfe schlimmstenfalls mit dem Zeigefinger ein wenig nach, indem ich die Lider nach oben schiebe. Einen besonderen Hinweis auf die soeben beobachtete Hemmung vermeide ich jedoch unter allen Umständen, bespreche sie auch nicht hinterher mit dem Patienten, weil manchmal schon ein solcher gesprächsweiser Hinweis genügt, um eine neue Beeinflussung entstehen zu lassen.

In diesem Zusammenhang sei auf Hypnoseschädigungen geistiger oder körperlicher Art hingewiesen, von denen immer wieder berichtet wird. Bei meinem eigenen großen Material sind mir allerdings nie irgendwelche Schädigungen bekannt geworden. Aber es ist selbstverständlich durchaus möglich — und darauf wird auch die Literatur über Schädigungen ausgehen —, daß gewisse Mängel der Technik oder der Auswahl der Patienten oder ein Zusammentreffen beider Faktoren unangenehme Folgeerscheinungen zeitigen können. Bei der Besprechung der Posthypnose werden wir z. B. noch sehen, daß nicht oder nicht ganz desuggerierte Suggestionen dem Patienten unter Umständen Schwierigkeiten bereiten, indem sich fortbestehende Illusionen oder Halluzinationen zu krankhaften Zuständen verdichten können. Aber hier liegt ganz einwandfrei ein Kunstfehler des Hypnotisierenden vor; und *er* ist es, der die Schädigung verursacht, keineswegs aber die Hypnose als solche. Auch der Ausbruch etwa einer schweren Psychose kann selbstverständlich zufälligerweise durch eine zur Uhrzeit vorgenommene Hypnose hervorgerufen werden, die hier aber nur die Stelle irgendeines anderen eindrucksvollen Erlebnisses einnimmt, das ebenso gut als auslösendes Moment hätte wirken können. Es ist also in einem solchen Falle nicht die Hypnose als solche, sondern Schuld trifft lediglich den ausführenden Arzt, der einen derartigen Patienten nach gründlicher Exploration hätte ablehnen oder auf andere Weise hätte behandeln müssen.

Aber kehren wir zu unserer Versuchsperson zurück. Ihre Behandlung würde eine weitgehende psychische Vorbereitung erfordern, ohne die, wie wir bereits eingangs bemerkten, ein Erfolg zur Heilung von vornherein ausgeschlossen bliebe. Sie müßte also zunächst erklären, welche Vorstellungen die Anfälle in ihr auslösen, welche Gefühle und welche Eindrücke sie unmittelbar vorher hat. Nur wenn es dem Arzt gelingt, die tieferen Ursachen ihrer Motorik einwandfrei zu klären und hinter ihrem hysterischen Reden und Tun die wahren Verursachungen zu erfassen, kann er die Frage nach dem Weshalb und Woher der Anfälle klären. Liegen aber die Zweckursachen sowie die Zweckhandlungen einmal klar zutage, dann kann nochmals zu einer symptomatischen Hypnosebehandlung geschritten werden, die eine Lösung der Komplexe unterstützt.

Eine vorsichtige hypnotische Demonstration ohne Anfall ist aber auch zu erreichen, wenn man es bei einigen, nicht ohne weiteres abgelehnten Fragen über die bisherigen Eindrücke der Vp. bewenden läßt. Sie erklärt, daß sie nur eine starke Müdigkeit verspürt habe und daß sich ihre Arme und Beine — allerdings nicht ganz so heftig wie sonst — krampfartig zusammengezogen hätten, wie es vor dem Ausbruch eines Anfalles immer geschähe. Auf diesen Angaben baue ich weiter, indem ich ihr sage: ,,Sie werden sich in der folgenden hypnotischen Sitzung völlig ruhig fühlen und keinerlei unangenehme Sensationen körperlicher und seelischer Art verspüren. Die Behandlung wird bewirken, daß sich Ihre Nerven soweit beruhigen, daß ein Anfall kaum mehr durchkommen kann. Sollte sich aber doch noch ein kleiner Rückfall in Ihre früheren Zustände ergeben, so werden Sie sehen, daß er in viel leichteren Formen verläuft, als Sie es bisher kannten, und daß diese Zustände nach kurzer Zeit ganz ausbleiben. Ihre Erregung, die sich eben schon eingestellt hatte, wird durch die beruhigende Wirkung der Einleitung bereits abreagiert, Sie fühlen sich schon jetzt immer ruhiger, können sich ganz auf meine Worte konzentrieren. Und nun werden Sie mir und sich selbst einmal beweisen, daß Sie gar nicht in dem Maß ein Spielball Ihrer Nerven sind, wie Sie es immer glaubten, und wie man es von Ihnen dachte. Sie sind allein auf Grund Ihrer natürlichen Intelligenz imstande, sich in der Hand zu haben und Ihre Nerven zu beherrschen."

Ich habe bei diesen Ausführungen absichtlich das Wort ,,Hypnose" vermieden, von dem ich bemerkt habe, daß es für die Patientin zu einer Art von Schlüsselbegriff geworden war, dessen Nennung bisher jedesmal zur Auslösung eines Anfalles führte. Auch die etwas diplomatische Methode, an ihre Energie und Intelligenz zu appellieren und ihren vorhandenen starken Ehrgeiz als Ansporn zu benützen, verfehlt gerade bei einer Hysterika, die sich immer nur negativ beurteilt glaubt, selten ihren Zweck. Tatsächlich ist mir die Vp. in meinen Ausführungen rückhaltlos gefolgt. Nach kurzer Fixierung meiner Fingerspitze tritt Augenschluß ein, gleichzeitig melden sich aber einige freiwerdende Impulse und suchen Abreaktion im motorischen Gebiet. Ich setze deshalb sofort mit entsprechenden Suggestionen ein: ,,Ihre Energie wacht; Sie sind immer besser im Stande, sich zu beherrschen; Sie werden immer ruhiger; Sie holen tief Luft — so ist es sehr gut." Nachdem ich auf diese Weise die äußeren Erscheinungsformen der Erregung festgelegt habe, muß ich nun auch die innere Spannung, die sich durch die in zunehmendem Maße gehemmte Motorik ankündigte, suggestiv zum Abfluß bringen. Ich kann nämlich genau abschätzen, daß die bis jetzt gesetzte Hemmung gegen die Motorik innerhalb kurzer Zeit von dieser inneren Spannung überwältigt und weggerissen würde. Nachdem sich gezeigt hat, wie die Vp. mit förmlicher Gier die Suggestion des tiefen Atemholens realisierte (was auch nichts anderes als den Ausdruck einer bewußten Abreaktion auf das motorische Gebiet bedeutet), spalte ich die hier gespeicherte Energie sofort ab, indem ich eine weitere, das motorische Gebiet betreffende Suggestion setze: ,,Nehmen Sie beide Arme in die Höhe!"

Blitzartig schießen die Arme hoch, die Finger zittern, auch die Arme werden keinen Augenblick lang ruhig gehalten. Wiederum sehen wir an diesem Verhalten, wie hier zum Zwecke innerer Entlastung bestimmte Willensimpulse durch die Suggestion umgesetzt werden. Ich fahre fort: ,,Die Arme gehen jetzt langsamer herunter, gehen seitwärts, jetzt bleiben die Arme stehen; Sie werden immer müder, als ob Sie eine schwere Arbeit verrichtet hätten. Sie fühlen sich immer ruhiger; Sie fühlen sich vollkommen ruhig und so müde in den Armen und Beinen, daß Sie sich kaum mehr von der Stelle rühren können. Genau so, wie sich hier die körperliche Müdigkeit in Ihren Armen und Beinen ausgebreitet hat, gewinnt nun auch die seelische Belastung immer mehr Einfluß auf Ihr Nervensystem, so daß Ihre innere Überzeugung, die Hypnose könne Ihnen nicht helfen, bald ganz verschwunden sein wird ..."

Und nun desuggeriere ich: ,,Die Arme werden wieder leistungsfähiger, die Müdigkeit in den Armen und Beinen verschwindet; Sie fühlen sich immer frischer; fühlen sich vollständig wohl; die Augen gehen auf."

Die Hypnose ist ohne Zwischenfall verlaufen, die Motorik des Anfalls wurde in geordnete Bahnen geleitet, so daß das Erregungsstadium nicht zum Durchbruch kam. Die nächsten Hypnosen vertiefen diese Ergebnisse und festigen bei der Patientin die immer stärker sich durchsetzende Überzeugung, daß durch die Hypnose ihre Anfälle unterbunden werden können.

Der hysterische Unterbau der Anfälle ist jedesmal nach der Hypnose entsprechend der konstatierten Symptomik zu besprechen, ebenso die einzelnen Symptomenbilder, deren Aktualität ätiologisch klargestellt werden muß.

Die Hypnose bietet der Patientin eine gewisse Gewähr dafür, daß sich die Anfälle ihrer Person nicht mehr in beliebiger Weise bemächtigen können, da sie bereits in der Hypnose, wo sie sonst mit besonderer Heftigkeit aufzutreten pflegten, völlig unterblieben sind. Die Technik hat hier die Überzeugung zu schaffen, daß sich alle während der Hypnose darstellbaren Hemmungen und Sperren gegen die Anfälle auch auf die sonst spontan auftretenden Krankheitssymptome der Patientin übertragen lassen und ihr damit einen modus vivendi schaffen. Der Hauptnachdruck der Behandlung ist aber auf eine Veränderung der gesamten Persönlichkeit zu legen.

Im übrigen sollte, wie gesagt, gerade dieser Fall vor allem nur Hinweise geben, wie derartigen Sondererscheinungen und Schwierigkeiten gegenüber rein technisch zu verfahren ist.

7. Demonstration
Älterer Handwerker, gesund; interesselos, von geringer psychischer Plastizität

Die nächste Vp. ist ein älterer Handwerker von phlegmatischem Gehaben. Er macht einen körperlich sehr abgespannten Eindruck, da ich die Sitzung mit ihm zu einer Zeit anberaumt habe, wo er sonst schon zu Bett gegangen ist. Das Pro und Contra in Sachen der Hypnose ist ihm anscheinend ganz gleichgültig. Die Unterhaltung, als die gewohnte Form der Einleitung, verläuft sehr schleppend und ergibt auf Grund seiner ausweichenden, unkonzentrierten Antworten kaum irgendwelche brauchbaren Anhaltspunkte. Intelligenz und Auffassungsgabe dieser Vp., vor allem aber auch die Reproduktionsfähigkeit, stehen offensichtlich unter dem durchschnittlichen Niveau. Ich prüfe sein Vorstellungsvermögen, indem ich ihn zu einigen Äußerungen über allgemeine Begriffe des täglichen Lebens anzuregen suche. Die visuellen Vorstellungen, die er zur Verfügung hat, werden nur mühsam reproduziert und bewegen sich in sehr engen Grenzen. Auch zeigt er nach und nach eine gewisse Hast; die lange Unterhaltung behagt ihm nicht. Er hat sich für einen Versuch zur Verfügung gestellt und möchte das jetzt ohne weiteres Vorreden hinter sich bringen. Da ich aber nicht nachgebe, bequemt er sich doch zu einigen Erklärungen. Gegenstände des täglichen Gebrauchs kann er sich natürlich vorstellen. Aber einen Schmerz oder eine Krankheit sich zu vergegenwärtigen oder gar zu beschreiben, ist er nicht in der Lage. „Wie soll ich wissen, was das für ein Gefühl ist, wenn ich Ohrenschmerzen habe! Ich war doch noch nie krank. Und was hat diese Frage denn mit der Hypnose zu tun? Ich kann mir unter Ohrenschmerzen nichts Besonderes vorstellen. Das Ohr wird halt wehtun, so wie mir der Finger wehtut, wenn ich ihn mir mal beim Arbeiten einklemme. Und sogar dabei muß ich noch sagen, daß ich immer gut wegkomme, weil ich nicht viel spüre. Wenn meinen Kollegen mal so ein kleiner Unfall passiert, bei denen ist das immer gleich viel schlimmer als bei mir. Ich bin nicht wehleidig. Und die Hypnose? Ja, da hab' ich mir halt gedacht, daß das was mit dem Denken zu tun hat. Wie und wodurch, weiß ich nicht. Draußen im Wartezimmer meinte einer, Sie würden uns wohl starr in die Augen sehen, und dann täten wir einschlafen. Machen ließe sich dagegen nichts, das wäre eben so. Und passieren würde auch nichts weiter dabei."

Schließlich erinnert er sich noch an einen Eindruck in seiner Jugend — es sei aber schon sehr lange her und er wisse es nicht mehr genau —, da wäre ein fahrender Heilkünstler gekommen und hätte die Bauern behandelt, und das hätte er wohl auch Hypnose oder so ähnlich genannt. Er hätte die Betreffenden angesehen und sie mit den Händen bestrichen. Und er selbst sei also auch bereit, das mit sich machen zu lassen (wobei er demonstrativ seine Uhr zieht).

Bei aller Spärlichkeit des Ergebnisses habe ich so oder so schließlich doch einige Anhaltspunkte gewonnen, die jetzt bei der Einleitung der Hypnose vorsichtig verwendet werden können. Der Mann ist offensichtlich psychisch von keiner großen Plastizität. Er ist, wie wir gesehen haben, nicht in der Lage, Vorstellungen in solchem Maße zu Bildern zu verarbeiten, daß er sie nach dem ihm vorschwebenden Eindruck mit Worten wiedergeben könnte, wie wir es eigentlich bei der Durchführung von Suggestionsrealisationen verlangen müssen, wenn wir zu einer höheren Formgestaltung der Hypnosebilder kommen wollen. Sein Vorstellungsvermögen erschöpft sich in den engen Grenzen des häuslichen Milieus und des Berufes; überschreiten wir diese Grenzen, so wird der Mann mit unseren Worten nichts mehr anzufangen wissen und dementsprechend auch experimentell versagen. Es wird bei ihm das eintreten, was wir in unseren theoretischen Anleitungen bereits eingehend besprachen: da dieser Mann Begriffe außerhalb seines Bereiches nicht durch die entsprechenden bildhaften Vorstellungen zu ergänzen und infolgedessen zu verarbeiten vermag, würde er sich solchen Suggestionen gegenüber schließlich so verhalten, als ob ich ihn in einer fremden Sprache angeredet hätte. Denn jede Vorstellung, die reproduziert werden soll, muß wenigstens einmal selbst erlebt sein oder doch naheliegende Vergleichsbilder haben, um wieder gegenwärtig werden zu können. Je öfter aber das innere Bild durch eine bestimmte Vorstellung fixiert worden ist und Gestalt gewonnen hat, desto leichter und deutlicher wird auch die Reproduktion vor sich gehen können. Unsere Vp. hat z. B., wie wir gehört haben, keine ausgeprägten Engrammkomplexe über die Vorstellung eines Schmerzes im Ohr. Er sagte: „Woher soll ich denn wissen, wie Ohrenschmerzen sind, wenn ich selber noch nie Ohrenschmerzen gehabt habe?" Ein Mensch mit höheren intellektuellen Fähigkeiten wäre selbstverständlich ohne weiteres in der Lage, sich aus einem Schmerzvergleich einen Schmerz im Ohr vorzustellen, indem er Erinnerungen von früheren, ähnlichen Krankheiten zuhilfe nähme.

Würde in unserem Falle bei einer Hypnose die Leistung der Suggestionen in dem Versuch einer Schmerzdarstellung gipfeln, so müßten die Reproduktionsbilder ganz unscharf werden, und der Nichtfachmann käme in völliger Verkennung der kausalen Zusammenhänge zu dem Ergebnis, daß hier eine Hypnose nicht auszuführen sei, weil die demonstrativen Umsetzungen der Suggestionen ausbleiben. Solche Fälle können sich selbstverständlich auch in der therapeutischen Praxis ereignen, nur ist es dort meist bedeutend schwerer, die Ursache solchen Versagens zu erkennen. Wenn nicht geradezu offensichtliche Intellektstörungen vorliegen, wird nämlich ein Patient, der zur Hypnosebehandlung zum Arzt geht, nur selten genug die Einsicht besitzen und zugeben, daß er sich von dieser oder jener Sache keine Vorstellung machen könne, oder daß ihm irgend etwas unklar sei. Er wird solche, für ihn unlustbetonten Situationen mit einem kurzen „Ja" abzutun versuchen, der Arzt wird seine psychischen Grenzen daher zu weit stecken und erst später, vielleicht bei der Desuggestion, auf Schwierigkeiten stoßen, die er vorher, bei seinen Dispositionen über herbeizuführende Abreaktionen, nicht in Rechnung gestellt hat. Denn während ich bei der Suggestion von Symptomen den Beweis für die Umsetzung der Suggestion in ihrer Realisation nachprüfbar vor mir habe, fehlt mir bei der Desuggestion häufig die Möglichkeit, mir die innere Desuggestionsverarbeitung in Gestalt von nachweisbaren Hemmungen gewissermaßen schwarz auf weiß vordemonstrieren zu lassen, wie es beim ausgesprochenen *Versuch* mit entsprechendem Material möglich ist. Ich bin deshalb besonders bei der *therapeutischen* Hypnose auf ein gewisses Tasten angewiesen, auf ein mehr instinktmäßiges Erfühlen, wie weit sich meine Suggestion oder meine Desuggestion positiv auswirkt.

Unsere Vp. hat in oberflächlich-interesselosem Tone erklärt, daß die Fixierungsmethode einen gewissen inneren Widerhall bei ihr gefunden habe. Sie wird deshalb, so gut es geht, in dieser Richtung weiter vorbereitet, wobei uns noch gewisse Erlebnisinhalte von ihr zugute kommen. Um mir Weiterungen zu ersparen, gehe ich nämlich zur Fixationsmethode mit den Augen über, indem ich die Vp. bitte, eines meiner Augen zu fixieren, und sie dabei mit ruhigem Blick, ohne besonderes Mienenspiel beobachte. Ich verfolge die Pupillen der Vp. und erläutere ihr dabei, was sie jetzt nach und nach alles wahrnehmen werde: ,,Mein Auge wird Ihnen bald scharf, bald unscharf erscheinen. Ihre Augen fangen dann an zu glänzen und etwas zu brennen."

Für viele Ärzte bringt diese Methode insofern gewisse Schwierigkeiten, als sie die Fixierung des eigenen Auges durch die Vp. nicht mit der nötigen Überlegenheit durchführen lassen können. Sie werden selbst unsicher und verlieren damit natürlich dem Patienten gegenüber den Boden unter den Füßen. Aber es ist in solchen Fällen ein leichtes, die Technik durch das Zwischenschieben des Zeigefingers als Fixierungspunkt zu verändern, auf den die Fixierung sich leicht und schon nach kurzer Zeit überführen läßt. Außerdem muß man bedenken, daß die Methode einer Fixierung durch das Auge bei manchen Personen autosuggestive Folgen haben kann, indem angenommen wird, daß scharfes Fixieren eines x-beliebigen Gegenübers hypnotische Zustände herbeiführe.

In unserm Falle ist dergleichen natürlich nicht zu befürchten. Ich fahre also fort: ,,Ich werde Ihnen jetzt scharf in die Augen sehen, genau so, wie Sie das schon erzählt bekommen haben. Dann werden Sie schon nach kurzer Zeit merken, daß die Hypnose Sie in einen eigenartigen dabei aber ganz ungefährlichen Zustand versetzt. Sie werden sehen, daß je nachdem, wie ich Sie hypnotisiere, mein Auge nicht nur deutlich und undeutlich, sondern auch abwechselnd größer und kleiner werden wird. Und Ihre eigenen Augen werden zu brennen anfangen, so daß Sie sie gern schließen möchten, ganz so, als wenn Sie abends im Halbdunkel sitzen, Ihre Pfeife rauchen und nun ein bißchen vor sich hindösen. Aber Sie werden hier jetzt nicht einschlafen, sondern im Gegenteil jedes Wort, das ich zu Ihnen spreche, genau hören. Sie werden jedoch das Gefühl haben, daß Ihnen alles ganz gleichgültig ist, daß Sie innerlich ganz ruhig sind. Dieser Ruhezustand ist für die Hypnose wichtig. Wenn ich Sie nachher aus der Hypnose geweckt habe, werden Sie mir genau erzählen, was Sie inzwischen gefühlt und erlebt haben, und ich werde Ihnen dann genau erklären, wie das alles zusammenhängt."

Es zeigt sich, daß der Hypnose scheinbar keine Schwierigkeiten mehr im Wege stehen. Die Vp. reagiert aber auf meine Suggestion nicht mit derselben Genauigkeit, die bei den früheren Versuchen festzustellen war. Eine etwas längere Reaktionsdauer bei der Ausführung der Phänomene hängt vielleicht mit dem mangelhaft geschulten Denkapparat zusammen, der die ihm aufgegebenen Suggestionen nicht in der bei anderen Versuchspersonen gewohnten raschen Weise verarbeitet und darstellt. Immerhin ist aber auch bei dieser Vp. bereits ein gewisses Streben nach Konzentration, eine innere Einstellung auf die gewünschten Leistungen erkennbar, die jedoch offensichtlich von einer inneren Unruhe und Abgelenktheit durchkreuzt werden. Vp. gibt sich alle Mühe, dem gewünschten Zustand zu entsprechen; die typische Denkfalte zwischen den Augenbrauen beweist auch hier ihre innere Spannung. Dennoch wechselt die Mimik schattenartig und läßt die Gesichtszüge keinen Augenblick zur Ruhe kommen. Die Hypnose ist deshalb den bisher bei unseren Versuchen erzielten Resultaten keineswegs vergleichbar; die mangelnde Breite und Tiefe der Suggestionswirkung tritt so klar zutage, daß ich es vorziehe, die Vp. für jetzt zu desuggerieren. Dies hat in der Weise zu erfolgen, daß offensichtlich nicht eingetretene Phänomene auch nicht in die Desuggestion miteinbezogen werden. Unter der Voraussetzung, daß hier eine eigentliche Hypnose gar nicht stattgefunden hat, ist eine Desuggestion überhaupt nicht nötig; sie könnte bei einem entsprechend gearteten Patienten höchstens den Eindruck erwecken, daß der Arzt einen Zustand als positiv hypnotisch bewertet, der es in Wirklichkeit gar nicht war. Damit aber würde die Kritik des Patienten herausgefordert, der nun zu Vergleichen zwischen ihm bekannten positiven Leistungen in der Hypnose und seinem eigenen tatsächlichen Verhalten angeregt würde. Sind also die Suggestionswirkungen ganz gering oder überhaupt zweifelhaft, so erübrigt sich eine ins Einzelne gehende, ausdrückliche Desuggestion, und ich begnüge mich mit der einfachen Aufforderung: „Öffnen Sie die Augen; Sie sind so wohl und frisch wie vorher."

Die Vp. gibt an, keinen besonderen Eindruck gehabt zu haben. Es sei ihr inzwischen nichts aufgefallen. Auf die Frage, was es denn für Gedanken gewesen seien, die ihn während der Hypnose gestört und unruhig gemacht hätten, erwidert der Mann, daß ihm allerhand geschäftliche Angelegenheiten durch den Kopf gegangen wären — ja, er hätte sich sogar in der Hypnose daran erinnert, daß er noch etwas Wichtiges erledigen müsse: er hätte jeden Abend eine Dampfheizung zu versorgen, und die ginge aus, wenn er nicht rechtzeitig nachschaue. Ob er jetzt gehen könne? — Damit ist nun vieles im Verhalten der Vp. — z. B. der Blick auf die Uhr, geklärt, denn die Angelegenheit mit der Heizung hat für einen Mann dieses Schlages natürlich ein weit größeres Interesse als der Hypnoseversuch, zu dem er sich in einer Anwandlung von Respekt und Gutmütigkeit neulich bereit erklärt hat. Er war also wegen dieses, ihm während des Versuches bewußt gewordenen Zwiespaltes seelich nicht ausgeglichen, durch die Gedanken an das drohende Versäumnis so sehr in Anpruch genommen, daß trotz seines deutlich betätigten guten Willens, den Suggestionen Folge zu leisten, eine volle Konzentration nicht zu erzielen war.

Würde ich es in einem solchen Falle mit einem Patienten zu tun haben, bei dem ich eine bestimmte Therapie durchführen wollte, so hätte ich es für diesen Tag bei der eben versuchten Einleitung bewenden lassen, zumal auch bei nochmaligem dringlichen Befragen schließlich in keineswegs überzeugtem Tone die Augensymptome zugegeben werden, von Müdigkeitserscheinungen jedoch gar nichts bemerkt sein will. Da es sich hier aber um wichtige experimentelle Feststellungen handelt, liegt mir daran, gerade nach Ausräumung der störenden Momente noch heute abend eine weitere Hypnose vorzunehmen, um nachzuweisen, wie weit bei einer Vp. dieses geistigen Niveaus überhaupt eine Einstellungsmöglichkeit auf die Suggestionen der Hypnose vorhanden ist. Wir verständigen uns also dahin, daß in etwa einer Stunde, wenn die Dampfheizung besorgt ist, nochmals eine kurze Sitzung stattfinden wird, von deren Erfolg ich um so sicherer überzeugt bin, als der negative Verlauf dieser ersten Sitzung der Vp. ja nicht bewußt geworden ist.

Tatsächlich ergibt sich bei der späteren Sitzung ein ganz anderes Bild. Die vorher stark betonten Psychismen sind durch die Arbeitsleistung abreagiert. Die Suggestionen stoßen nicht mehr auf den inneren Widerstand, der in der ersten Sitzung weder von der Vp. selbst noch von mir zu überwinden war. Ein Ausbau bis zur flexibilitas cerea ist mit einiger Geduld zu erzielen; auch kataleptische Zustände stellen sich ein, obwohl diese vorerst nicht in der uns aus anderen Versuchen bekannten eindeutigen Form präsentiert werden. Als ich die Vp. darauf hinweise, daß sie sich gegen die suggestiv-muskulären Widerstände wehren möge, gelingt ihr dies nur in geringem Maße. Es heißt hier also rasch weitersuggerieren oder wiederum abbrechen, was in jedem Falle das Sicherere sein dürfte. Gäbe man nämlich der Vp. jetzt Gelegenheit, durch autosuggestive Gegenregungen die hypnotische Hemmung zu brechen, so würde damit das ganze, bisher aufgebaute Fundament erschüttert und der weitere Ausbau der Hypnose in Frage gestellt werden. Die Steigerung zu objektiv kontrollierbaren Leistungen im Sinne weiterer Ausfallerscheinungen darf nämlich nie fortgesetzt werden, solange nicht die vorher aufgegebenen Suggestionen ganz überzeugungstreu realisiert worden sind. Ich desuggeriere also und nehme anschließend sogleich eine dritte Hypnose vor, als deren Resultat die Vp. folgendes mitteilt: ,,Ich habe tatsächlich den linken Arm nicht mehr heben können. Komisch — beim rechten Arm ging es noch, aber auch nicht mehr so richtig." Die leichtverständliche Erklärung für diesen Vorgang dient zugleich zum Ausbau der nächsten Suggestionen, bei denen die Beeinflussung des rechten Armes verstärkt werden soll.

Die anschließende vierte Hypnose ergibt eine einwandfreie Katalepsie; sie wird alsbald gelöst, um nun nach nochmaliger mündlicher Vorbereitung eine ausgesprochene Demonstrationshypnose anzuschließen, bei der ich aus didaktischen Gründen Gehörstörungen zur Darstellung bringen möchte. Wir wissen aus der Eingangsunterhaltung, daß das Intelligenzniveau der Vp. recht niedrig ist, daß Vorstellungen bei ihr nur mangelhaft produziert werden, d. h. daß ihre geistigen Grenzen ziemlich eng sind. Ich muß deshalb zunächst den Begriff der Gehörstörungen überhaupt darlegen, damit die Vp. weiß, was eigentlich mit ihr geschehen soll, und wie sie sich bei den kommenden, für sie irrealen Vorgängen verhalten soll. Ich gehe von allereinfachsten Beispielen ihres Lebenskreises aus und verdichte allmählich meine Erläuterungen immer mehr zu dem Bild dessen, was später im Einzelnen in der Hypnose realisiert werden soll. Dieses wird dann in der üblichen Weise durch eine Bewegung, ein Streichen über das Gesicht und den Befehl ,,Augen zu" eingeleitet. Besondere Vorsuggestionen sind bei der nach drei Hypnosen auch in diesem Falle bereits bestehenden geistigen „Dressur" nicht mehr nötig. Ich gehe sogleich zu den Hauptsuggestionen über und sage: „Sie sind sehr müde; Sie werden immer müder. Sie sind jetzt so müde, wie abends, wenn Sie zuhause in Ihrem Bett liegen. Sie hören nichts als meine Worte, die ich zu Ihnen spreche. In diesem hypnotischen Zustand, in dem Sie jetzt sind, dringt kein Geräusch, kein sonst hier im Zimmer gesprochenes Wort zu Ihnen. Ihr Gehör hat in dieser Hypnose immer mehr die Fähigkeit des Hörens verloren. Es wird immer ruhiger, immer stiller um Sie. Sie hören nichts mehr außer meiner Stimme, die Ihnen später Ihr normales Gehör wiedergeben wird."

Die Realisation dieser Suggestion ergibt folgendes Bild: die Vp. wird von dritter Seite nach ihrem Namen gefragt. Sie gibt keine Antwort. Auch eine andere Stimme bleibt ohne Reiz auf ihr Gehör. Die von vierter Seite erfolgende Aufforderung „So, Sie können jetzt nach Hause gehen!" bleibt ebenfalls ohne Reaktion. Ein in unmittelbarer Nähe der Vp. hervorgerufener Knall wird nicht merklich wahrgenommen. Kein Zucken im Gesicht, keine Äußerung des Erschreckens ist zu bemerken. Die Suggestion der Gehörstörung ist in ihrem gesamten Umfang von der Vp. verwirklicht worden.

Nun gehe ich an die Desuggestion dieser Erscheinungen, indem ich sage: „Sie hören jetzt wieder jedes Wort, jede an Sie gerichtete Frage. Sie geben Antwort, wie Sie es bisher getan haben." Nachdem auch die hypnotische Sperre gegenüber anderen Geräuschen beseitigt ist, reagiert die Vp. durchaus normal in der üblichen Weise. Nun gehe ich dazu über, die restlichen Suggestionen zu entwerten. Die Vp. sitzt noch immer ruhig in ihrem Stuhl, in leicht vorgeneigter Haltung, atmet langsam und tief. Es zeigt sich, daß eine weitere Desuggestion mißlingt: der Befehl „Bewegen Sie Ihren linken Arm!" wird nicht ausgeführt. Der Rapport ist anscheinend unterbrochen. Jedes Wort verhallt reaktionslos; es ist, als ob die Vp. neuerlich das Gehör verloren hat. Bei genauerem Zusehen ergibt sich eine höchst einfache Lösung: die Vp. ist über der Desuggestion ihres hypnotischen Zustandes eingeschlafen, so daß ein kräftiger Außenreiz dazukommen muß, um sie im buchstäblichen Sinne aufzuwecken. Ein leichtes bis mittelkräftiges Schütteln erfüllt sofort seinen Zweck. Die Vp. erwacht und gibt an, daß sie glänzend geschlafen habe, vermag sich aber doch zu erinnern, daß sie vorübergehend wie taub gewesen sei. Sie müsse sehr gut dabei geschlafen haben, denn es sei ein durchaus nicht unangenehmer Zustand gewesen. Auch jetzt sei sie rechtschaffen müde, so daß sie am liebsten gleich weiterschlafen möchte. Da sich bei diesen Ausführungen ergibt, daß ihr Gehör absolut einwandfrei funktioniert, kann dem Wunsche entsprochen und der Mann zu seiner verdienten Nachtruhe entlassen werden.

Bei der apperzeptiven Gehörstörung auf nervöser Basis, wie sie dem Arzt in der Praxis nicht selten zu Gesicht kommt, liegen die Aufnahmebedingungen für Geräusche ähnlich, wie wir es an der Versuchsperon erlebten. Auch hier kann durch fortgesetztes suggestives Training die Konzentrationssteigerung während der Hypnose lösend eingreifen und einen Durchbruch der Störungen beschleunigen. Auf jeden Fall ist bei derartigen Patienten ein Hypnoseversuch anzuraten, und sei es auch nur, um differentialdiagnostisch zu klären, ob das Leiden überwiegend oder ausschließlich entweder seelisch oder körperlich bedingt ist.

„Überleistungen" des Gehörs

Das Phänomen der Überleistung des Gehörs in der Hypnose beruht auf der Ausschaltung von Nebeneindrücken und sonstigen ablenkenden Sinneswahrnehmungen. Der oft wiederholte Versuch, daß der Hypnotisierte das Fallen einer Nadel aus weit größerer Entfernung zu hören vermag als der Nichthypnotisierte, ist also nur insofern eine Überleistung, als der ganze Rezeptionsmechanismus physischer und psychischer Art auf Grund der hypnotischen Einengung des Bewußtseins nur für Gehörwahrnehmungen zur Verfügung steht. Ähnlich verhält es sich mit Überleistungen, die dadurch zustande kommen, daß jemand unter besonderen Umständen gewisse Gedankengänge im Affekt kaum hörbar, unwillkürlich vor sich hinspricht, und daß ein auf derlei Erscheinungen trainiertes, durch erhöhte Aufmerksamkeit eingeengtes Gehör hier noch Laute auffängt und versteht, wo der Nichtkenner ein Phänomen zu sehen glaubt, für das er keine Erklärung weiß.

Dieses Phänomen eröffnet Einwirkungsmöglichkeiten bei Sprachstörungen, wie sie etwa das in sehr unterschiedlichen Erscheinungsformen vorkommende Stottern mit sich bringt. Sofern es auf nervöser Ursache beruht, also z. B. aus einer Sprachneurose heraus entstanden ist, kann man den Patienten in Hypnose zunächst einzelne Worte, dann ganze Sätze und auch schwierigere Wortbildungen hersagen lassen. Es kommt auch hier darauf an, dem Kranken seine Hemmungen zu nehmen und ihn allmählich davon zu überzeugen, daß er sehr wohl zu mühelosem Sprechen imstande ist. Selbstverständlich ist es hier nicht mit der einfachen Suggestion: „Sie können jetzt wieder sprechen!" getan. Vielmehr gilt es vor allem, die meist vorhandene Intensität der Sprechweise herabzusetzen, verkrampfte Überinnervierungen zu lösen und durch genaueste Abreaktionen im Wachzustand die weitverzweigten Minderwertigkeitskomplexe solcher Kranken zu beseitigen. Ist eine Lösung der Sprachhemmungen in Hypnose gelungen und laufen dort die vorgesehenen Übungen reibungsfrei ab, so wird mit den Suggestionen zurückgegangen, d. h. die Übungen können nun im Wachzustand durchgeführt werden.

Der Erfolg solcher Hypnosetherapie hängt gerade hier in hohem Maße von der Geduld des Arztes und der Willigkeit des Patienten ab. *Organisch bedingte Sprachstörungen* sind selbstverständlich durch Hypnose *nicht* beeinflußbar.

8. Demonstration
Patientin mit Idiosynkrasie gegen Milch

Der nächste Versuch soll uns auf hypnotischem Wege erfolgende Veränderungen des Geschmackes, des Wärme- und des Tastgefühls zeigen. Ich demonstriere die betreffenden Vorgänge nicht an einer Versuchsperson, sondern an einer Patientin, die sich wegen einer psychogen bedingten Abneigung gegen Milch in meine Behandlung begeben hat. Sie gibt an, bis zu ihrem 21. Jahre nie eine Störung beim Essen gehabt und auch keinerlei Widerwillen gegen Milch oder mit Milch verwandte Nahrungsmittel empfunden zu haben. Dann sei mit einem Male dieser Abscheu vor dem Genuß von Milch aufgetreten. Er habe sich alsbald in solchem Maße gesteigert, daß sie einen bis zum Brechreiz gehenden unwiderstehlichen Ekel verspürt und ihr der bloße Gedanke an Milch die unangenehmsten körperlichen Sensationen erregt habe. Soweit sie sich erinnere, sei diese Erscheinung dadurch ausgelöst worden, daß sie einmal eine Mücke in der Milch gefunden habe, oder es sei etwas im Rahm gewesen, was sie beim Trinken heftig geekelt habe — sie wisse das nicht mehr so genau. Im Verlaufe unserer Unterhaltung gibt sie eine aufschlußreiche Selbstdarstellung: sie sei natürlich an und für sich ein nervöser Mensch, sei sehr leicht beeindruckbar und schlage sich mit vielen Lebenszweifeln herum. Dabei sei sie sehr anlehnungs- und hilfsbedürftig, klammere sich an ihre Umgebung und stelle wohl ziemlich große Anforderungen an die Geduld ihrer Familie, deren Pflege und Nachsicht sie in hohem Maße in Anspruch nehme. Nachdem sie aber schon allerhand im Leben durchgemacht habe, sei es ihr natürlich eine große Beruhigung, daß man zuhause soviel Verständnis für sie aufbringe. — Die Patientin ist in der Tat körperlich zart und leidet zudem unter der Furcht vor Nervenkrankheiten, zu denen ihre Familie besonders veranlagt sei. Sie hat in der letzten Zeit infolge ihres Widerwillens gegen Milch stark abgenommen, weil sich ihr bei jeder Nahrungsaufnahme sofort die Erwägung aufdrängt, ob diese Speise nichts Milchartiges enthalte. Noch ehe sie irgend etwas zu sich genommen habe, spüre sie schon einen faden, ihr äußerst unangenehmen Milchgeschmack auf der Zunge und könne dann so gut wie gar nichts essen. Ihr Krankheitserleben ist also zur Zeit fast ausschließlich auf den Geschmack eingestellt und spielt als eine Sensation ganz besonderer Art eine Hauptrolle in ihrem Leben. So berichtet die Patientin, daß sie sich mit der Zeit ein förmliches Eßzeremoniell angewöhnt habe, das sie schon fast unbewußt ausübe, weil sie damit der quälenden Geschmacksstörung aus dem Wege gehen zu können glaube. Sie fühle sich körperlich sehr erschöpft, leide unter Magenschmerzen, da eingetretene Schwächezustände alle möglichen Umwege der Diät erforderten, die ihr dann wieder nicht gut bekämen. Sie sei seit geraumer Zeit dahin gelangt, daß alles, was noch so entfernt einen Zusammenhang mit Milch habe, als Nahrung für sie nicht mehr in Frage komme. Ihre Zwangsvorstellungen gingen so weit, daß sie selbst beim Genuß von Wurst mit Übelkeit zu kämpfen habe, sobald sie daran denke, daß etwa Kuhfleisch darin verarbeitet sein könnte.

Nach vielen Zwischenfragen hat sich meine Vermutung bestätigt, daß die Leiden der Patientin kausal durch ein sexuelles Trauma bedingt sind. Nach heftigem Widerstreben gibt sie zu, daß die ersten Anzeichen ihrer Idiosynkrasie gegen Milch mit bestimmten sexuellen Erlebnissen für sie höchst peinlicher Art zusammenhängen. Die eigentliche Neurose kam allerdings erst Wochen und Monate später zum Ausbruch, nachdem der Partner sich ihr durch sein Verhalten auch noch in anderer Weise „verekelt" und sie unter sehr kränkenden Begleitumständen verlassen hatte.

Uns interessiert hier selbstverständlich in erster Linie die Demonstration der Neurose als Geschmacksstörung, die sich auf Milch und alle mit Milch in Zusammenhang stehenden Nahrungsmittel erstreckt. Medizinisch gesprochen haben wir es im Sinne der Symptomenbildung mit einer überwertigen Einzeldarstellung zu tun, einer Alteration des Geschmackes, die *nach psychischer Klärung des Kausalzusammenhanges* jetzt auch hypnotisch gelöst werden soll, wodurch eine Abreaktion des Komplexes in gesteigertem Maße möglich wird. Eine *Heilung* durch Hypnose kann bei einer so verwickelten und bereits in die Tiefe gegangenen Neurose selbstverständlich nicht erzielt werden. Die ganze Persönlichkeit der Patientin spricht dafür, daß selbst eine länger dauernde psychische Behandlung nicht erreichen würde, den überwertigen Inhalt ihrer Zwangsideen durch verstandesmäßige Erwägungen zu verneinen und damit zu beseitigen. Populärpsychologische Erklärungen werden zudem bewußt abgelehnt; auch der Hinweis auf die doch von ihr selbst zugegebene psychisch-physischen Bedingtheit findet nicht den nötigen Widerhall, weil sich die Patientin bereits innerlich ganz darauf eingestellt hat, daß es nach mancherlei Versuchen nur noch ein einziges Mittel zu ihrer Heilung gibt: die Hypnose.

Ich habe an anderer Stelle ausgeführt, daß dieser Wunsch nach Heilung durch Hypnose eine überaus günstige Grundlage für die Behandlung bedeutet und die Aussichten auf gute Ergebnisse beträchtlich erhöht. Ist es doch eine bekannte Tatsache, daß ein Entgegenkommen in der Wahl des Heilmittels ganz allgemein von günstiger Wirkung ist, weil das Vertrauen des Patienten zu einem von ihm in Vorschlag gebrachten Mittel schon im voraus als Erfolg für den Arzt verbucht werden kann. Unsere Patientin berichtet, sie sei von anderer Seite vor der Hypnosebehandlung gewarnt worden; aber ihre innere Überzeugung dränge sie dennoch dazu. Wie stark diese Überzeugung ist, zeigte sich auch während der hier geschilderten Vorbehandlung: die Patientin hing so zäh an ihren Vorstellungen, daß die psychoanalytische Klarstellung erfolglos blieb.

Der Aufbau der Suggestionen hat von den ersten Stufen an die Geschmackssphäre besonders zu berücksichtigen, um die Patientin von vornherein auf dieses Gebiet zu beschränken. Die Einleitung geschieht wie üblich; die Suggestionsphänomene werden besonders breit und ausführlich beschrieben, da wir aus der analytischen Voruntersuchung wissen, daß die autosuggestiven Bindungen bei dieser Patientin bereits in erheblichen Tiefenlagen wurzeln. Um dorthin wirksam vorzudringen, ist es unbedingt notwendig, die Hypnose mit einer über das übliche Maß hinausgehenden Überzeugungskraft der Phänomene auszustatten, deren Prägnanz und Unwiderleglichkeit jede Kritik von seiten der Patientin unmöglich machen. Die Tiefe des hypnotischen Zustandes ist nötig, um die weitreichende, nach vielen Seiten des psychischen Lebens ausstrahlende und alle möglichen Gebiete des Organismus einbeziehende Komplexität des Falles zu durchleuchten. Vorherrschende Aufgabe bleibt zunächst, die Patientin durch eindeutige Beweisdemonstrationen davon zu überzeugen, daß ihr ganzes Leiden nur aus verschiedenartigen Psychismen besteht, und daß dieses Leiden deshalb ebenso wie der hypnotische Aufbau, den wir ihr an ihr selbst vorführen, auf dem Wege über die nachfolgende hypnotische Entspannung gelöst werden kann. Die Patientin muß also in der Hypnose gleichfalls Geschmacksveränderungen und

Geschmackssensationen ähnlich ihrem Milchekel kennen lernen und diese Eindrücke als positive Erlebnisinhalte empfinden. Danach wird der so errichtete psychische Aufbau demonstrativ durch die Desuggestion wieder abgerissen und versucht, im Strom dieser Desuggestionen auch den bestehenden, überbewerteten Symptomenkomplex mit wegzuschwemmen.

Die Einleitungssuggestionen gehen durch Fixierung meines Fingers vor sich. Auch die Muskelphänomene gelingen in einer für die Patientin eindeutigen Weise, so daß Einwände gegen die Realisation der Suggestion und ihrer Symptombilder nicht aufkommen. Im weiteren Verlauf der Hypnose versuche ich nun, mich vorsichtig an das Gefühlsleben heranzutasten und umgestaltend in es einzudringen. Ich suggeriere: ,,Sie verspüren jetzt eine angenehme Wärme im Gesicht. Die Wärme steigert sich immer mehr, bis zu einem Hitzegefühl. Sie spüren die Wärmewirkung immer deutlicher. Es ist Ihnen, als ob Sie an einem sehr heißen Sommertage mittags in der Sonne säßen."

Objektiv wahrnehmbar erfolgt eine zunehmende Rötung des Gesichtes und die Patientin fährt sich über die Stirn, offensichtlich von der Vorstellung geleitet, daß sie sich den Schweiß abwischen müsse. An der Haargrenze entstehen einzelne Schweißtröpfchen. Ich suggeriere weiter: ,,Sie haben jetzt deutlich gemerkt, wie die Hypnose auf Sie einwirkt. Das Hitzegefühl in Ihrem Kopf nimmt immer mehr zu. Befühlen Sie noch einmal Ihre Stirn: Sie werden feststellen, daß Sie schwitzen. Sie werden sich auch später, nach der Hypnose, an diesen Vorgang deutlich erinnern."

Nachdem die Patientin in genauester Weise reagiert hat, gehe ich an die Desuggestion, wobei ich den Abbau des Wärmegefühls mit eingehenden Erklärungen begleite, die von der Patientin verarbeitet werden müssen: ,,Genau so, wie die Hypnose in Ihnen das Hitzegefühl erzeugen konnte, so daß Sie in Schweiß kamen, genau so, wie sich die Wärme deutlich wahrnehmbar immer mehr in Ihnen ausbreitete — genau so ist die Hypnose auch in der Lage, Ihr Nervensystem in anderer Hinsicht zu beeinflussen. Jedes einzelne Gebiet des Zentralnervensystems, ob es nun das Sehen, das Riechen oder der Geschmack ist, kann durch die Hypnose so beeinflußt werden, wie es das Krankheitsbild erfordert. Sie werden sogleich bemerken, wie das Wärmegefühl langsam geringer wird. Es ist Ihnen jetzt, als ob der heiße Sommertag in abendliche Kühle übergeht. Sie spüren, daß Sie längst nicht mehr so der Hitze ausgesetzt sind, wie noch vor wenigen Minuten. Sie fühlen im Gegenteil, daß es immer kälter wird. Sie erleben einen deutlichen Temperatursturz. Sie frieren an den Fingern; es schauert Sie im Rücken. Die Kälte ist jetzt so groß, daß Sie Abwehrmaßnahmen ergreifen möchten. Sie können sich dabei völlig ungehindert im Zimmer herumbewegen. Sie sind keineswegs an den Platz im Sessel gebunden, wenn Sie etwa glauben, daß Sie sich an einem anderen Ort besser gegen die andringende Kälte schützen können."

Die Patientin realisiert die Suggestion mit bewundernswerter Genauigkeit. Zuerst geschieht dies nur durch ihre Mimik; dann reibt sie sich die Hände, fährt sich fröstelnd über das blaß gewordene Gesicht, schüttelt sich leicht wie unter einem Kälteschauer, Gänsehaut tritt auf, schließlich steht sie auf und greift nach ihrem abseits liegenden Mantel.

Unter erneutem Hinweis auf die Wirkungskraft der Hypnose erfolgt nun die Abreaktion der Suggestionsinhalte. Als das Wachbewußtsein wiederhergestellt ist, zeigt sich die Patientin anfangs sehr erstaunt darüber, sich im Mantel vorzufinden. Doch schließen sich diese und andere amnestische Lücken dank dem durch das Mantelanziehen gegebenen tatsächlichen Anhaltspunkte sehr rasch, und die Patientin reproduziert alle Einzelheiten lückenlos. Sie schildert das Wärmegefühl, das Schwitzen, dann den Kälteeindruck als wirklich empfundene Erlebnisse und spricht nur ihre Verwunderung darüber aus, wie solche Veränderungen im Menschen möglich seien.

Es folgt die nächste Hypnose:

„Sie haben nun gesehen, wie weitgehende Vorstellungen die Hypnose in Ihnen wecken kann und wie weit sie Ihr Nervensystem beeinflussen kann, so daß Sie diese Tatsachen gewiß nicht bestreiten wollen. Wir fahren jetzt fort, um Sie noch weiter zu überzeugen. Hier in diesem Näpfchen haben Sie Salz vor sich stehen. In jenem anderen Näpfchen dort ist Zucker. Bitte versuchen Sie beides und sagen Sie mir, ob Sie meine Angaben bestätigen oder nicht. Nun werde ich Sie wieder in den hypnotischen Zustand versetzen, und die Hypnose wird bewirken, daß Sie — genau wie Sie vorher Wärme und Kälte wahrgenommen haben — jetzt auf der Zunge den Geschmack von Salz und Zucker nicht mehr unterscheiden können. Die Hypnose wird in Ihnen eine solche Veränderung des Geschmackes hervorrufen, daß Sie überhaupt nicht mehr erkennen können, was Sie mit der Zunge schmecken."

Ohne weitere Einleitung erfolgt befehlend die Weisung „Augen zu!" Dann fahre ich fort: „Sie werden jetzt wieder immer müder. Sie sind jetzt so müde, wie Sie es in den anderen Hypnosen auch waren. Und wie die Hypnose die Wärmewirkung in Ihnen hervorgerufen hat — Sie spüren eben diese Wärme wieder in zunehmendem Maße (Patientin nickt) —, so werden Sie jetzt nicht mehr in der Lage sein, mir anzugeben, in welchem der beiden Gefäße der Zucker und in welchem das Salz ist. Öffnen Sie die Augen und probieren Sie."

Die Patientin gibt an, daß sie keinen Geschmack mehr auf der Zunge verspüre. Nun reiche ich ihr ein Stückchen Milchbrötchen und weise sie an, zwischen dem Probieren von Zucker und Salz zur besseren Unterscheidung davon zu essen. Die Patientin ist von dem Gedanken an die Unterscheidung von Zucker und Salz so stark beansprucht, daß bereits hier die autosuggestive Assoziation von Milch und Brötchen nicht mehr in der gewohnten Weise zur Geltung kommt. Sie ißt die Hälfte des Brötchens ohne Zögern auf. Nun ist es Zeit, zur Desuggerierung des bisher Erreichten überzugehen.

Ich desuggeriere also: „Wir werden nun die Hypnose rückläufig gestalten. Sie haben gesehen, wie das ganze System Ihrer zusammenarbeitenden Nerven, wie Geschmack, Schlucken, Aufnahme in den Magen ganz und gar unter Einfluß der Hypnose gekommen sind. Sie erinnern sich deutlich und wissen ganz genau, daß Sie eben noch Zucker und Salz nicht unterscheiden konnten. Jetzt werden Sie in der Lage sein, den Unterschied wieder deutlich wahrzunehmen. Versuchen Sie noch einmal und sagen Sie mir dann, in welchem der beiden Glasschälchen der Zucker ist, und in welchem das Salz. Damit Sie es besser auseinanderhalten, essen Sie dazwischen wieder ein Stück von dem Brötchen."

Die weitere Desuggestion führt dann bis zum vollen Wachbewußtsein und schließt mit der Erklärung ihrerseits, daß sie sich genau erinnere, beide Stoffe nicht unterschieden zu haben. Die Hauptsache aber, das zu drei Vierteln aufgegessene Milchbrötchen, unterläßt sie zu erwähnen, obgleich es ihr besonders wichtig sein müßte, da sie doch seit langem jedes derartige Nahrungsmittel aus Ekel gemieden hat. Es ist in solchem Falle wesentlich, die so geschlagene Bresche nicht etwa durch besondere Betonung des erzielten kleinen Erfolges zu gefährden. Jeder allzu deutliche Hinweis auf den erreichten Einbruch in das Gefüge ihres Komplexes würde nur eine Trotz- und Abwehrreaktion bei der Patientin hervorrufen, wenn sie — bei allem eigenen Heilungswillen — darin auch nur im geringsten einen Zweifel an der Ernstlichkeit ihres Leidens vermuten würde. Ich stelle deshalb meine Zuversicht, daß ihr Leiden *überhaupt* heilbar sein und der Heilungsprozeß gewisse Fortschritte machen werde, durchaus in den Vordergrund der Erörterungen, und füge nur im Sinne einer rein sachlichen Nebenbemerkung in suggestivem Tone hinzu: „Sie haben beide Male zwischen dem Probieren von Salz und Zucker ein Stück Brötchen gegessen, ohne daß sich darauf Reaktionen krankhafter Art einstellten. Bitte essen Sie auch diesen Rest noch auf, damit Sie sehen, daß Sie schon über die Dauer der eigentlichen Hypnose hinaus mit Ihren bisherigen Unlustmomenten fertig werden."

Nach kurzem Widerstreben verzehrt die Patientin auch den Rest des Milchbrötchens und erhält den Auftrag, von nun an bei jedem Frühstück außer ihrem gewöhnlichen Quantum Schwarzbrot ein halbes Milchbrötchen zu essen. Damit ist schon ein großer Schritt vorwärts getan: dem endlosen Weiterwuchern der autosuggestiv genährten Komplexe ist Einhalt geboten; die Möglichkeit einer Nahrungsaufnahme von Stoffen, die bisher auf das schroffste abgelehnt wurden, ist der Patientin unabweisbar zum Bewußtsein gebracht, und es gewinnt in ihr die Vorstellung Raum, daß sie dieses oder jenes von ihr so heftig verschmähte Nahrungsmittel neuerdings doch wieder vertragen würde. Natürlich darf man einen solchen Teilerfolg nicht überschätzen, da das bisher Erreichte im Ganzen gesehen immerhin erst ein Anfang auf dem Wege zu gänzlicher Heilung ist. Die seit langem in ihr hochgezüchteten Autosuggestionen sind durch eine einzige erfolgreiche Hypnose niemals völlig auszugleichen. Vielmehr muß eine Folge von hypnotischen Behandlungen immer aufs Neue in derselben Richtung versuchen, die selbstkritische Stellungnahme der Patientin zu ihren Komplexen durch Gegenbeweise zu sichern und zu festigen. Dabei ist wiederum ihr offensichtlich vorhandener Wille zur Heilung ein wichtiges Unterstützungsmittel; denn die so erreichte Vermehrung der Nahrungsaufnahme bewirkt eine allgemeine körperliche Kräftigung, eine Gewichtszunahme und zugleich eine Steigerung des gesamten Lebensgefühls, so daß hierdurch in ständigem Kreislauf das körperliche Wohlbefinden den Glauben an die Heilbarkeit des früheren Leidens und an die Lösung des Komplexes stärkt.

Die hypnotische Technik der nächsten Sitzungen richtet sich ganz nach den Angaben der Patientin. Von ihr vorgebrachte Fragen allgemeinen Inhaltes werden in Wachsuggestionen abreagiert. Sie berichtet z. B., daß sie morgens beim Teetrinken doch noch einige Beschwerden habe, wenn ihr der Gedanke an die in dem Brötchen enthaltene Milch in den Sinn komme. „Ich esse das Brötchen wohl auf, weil da irgendein ‚Muß' hinter mir steht, und ich bin im Grunde ja auch sehr glücklich darüber, daß die auftretenden Hemmungen ziemlich unklar bleiben und mir die Möglichkeit geben, überhaupt solches mit Milch zubereitete Backwerk zu essen."

Der hier zutage tretende Impuls, Nahrungsmittel in Gedanken zu analysieren und auf einen etwaigen Milchgehalt zu untersuchen, wird am leichtesten dadurch abreagiert, daß man nun den Komplex als solchen in den Vordergrund der Behandlung rückt. Es ist jetzt der Moment gekommen, wo die Patientin davon überzeugt werden muß, daß selbst pure Milch keinerlei Reaktion der früher beschriebenen Art mehr in ihr auslöst. Es geht also nunmehr darum, ihr in hypnotischem Zustand ein kleines Quantum Milch beizubringen und dafür zu sorgen, daß es reaktionslos von ihr vertragen wird. Dies geschieht, indem ich der Patientin mitteile, sie würde während der nächsten hypnotischen Sitzung ein Frühstück, bestehend aus einer Tasse Tee mit Zucker nach ihrem Belieben und dem bereits gewohnten Milchbrötchen, zu sich nehmen. „Achten Sie dabei genau auf Ihre Gefühle, die Sie beim Genuß des Milchbrötchens haben; sie werden bestimmt schon weit schwächer sein, als Sie es mir vorhin geschildert haben. Damit Sie sich besser konzentrieren können, werde ich Sie übrigens während der Hypnose die Augen schließen lassen."

Die bisher durchgeführten Vorhypnosen erübrigen eine besondere Suggestionseinleitung, so daß ich gleich zum eigentlichen Thema übergehen kann: „Sie erinnern sich genau an die Wirkung aller Hypnosen, die Sie hier bei mir erlebt haben. Sie wissen jetzt und haben an sich selbst erfahren, daß Sie Milchbrötchen und jedes Backwerk zu sich nehmen können, wie vor Ihrer Erkrankung. Sie werden also nunmehr bei mir frühstücken und eine Tasse Tee mit Brötchen verzehren. Der Tee wird dabei ganz geschmacklos für Sie bleiben. Sie achten lediglich auf die Eindrücke, die Sie beim Genuß des Brötchens haben." Nun lasse ich die Patientin, wie verabredet, die Augen schließen und setze dem Tee einen tüchtigen Schuß Milch zu. Die Patientin beginnt gehorsam zu essen, führt die Tasse zum Munde, stutzt beim ersten Schluck ein wenig, setzt ab, trinkt aber nach kurzem Zögern gehorsam weiter. Abwechselnd ißt sie von dem Brötchen und trinkt den mit Milch vermischten Tee. Sie scheint dabei tief in Gedanken versunken, wird aber während der Nahrungsaufnahme dauernd weiter in positivem Sinne von mir beeinflußt. Ich suggeriere ihr unterstützende Gedankengänge allgemeinen Inhaltes: wie sie nun bald wieder vollständig gesund sein und dadurch das Leben mit ganz anderen Augen betrachten werde; wie sie durch die Beseitigung der Ernährungsschwierigkeiten auch ihrer Familie eine große Sorge nehmen könne usw. Inzwischen hat sie das Brötchen aufgegessen und auch den Tee mit Milch bis auf einen kleinen Rest reaktionslos getrunken. Ich desuggeriere und frage nun, wie ihr das Frühstück bekommen sei, indem ich noch hinzufüge, daß ich während der ganzen Dauer der Hypnose keinerlei Zeichen einer Unlust oder Ablehnung gegen das Milchbrötchen an ihr wahrgenommen hätte. Dann gratuliere ich beiläufig zu der gelungenen Aufnahme des mit Milch gemischten Tees, von dessen Konsistenz sie sich an dem verbliebenen Restchen überzeugen könne. Sie äußert ihre Verwunderung und stellt fest, daß sie während der Hypnose allerdings das deutliche Gefühl gehabt habe, es sei ihr Milch in verdünnter Form zum Trinken gereicht worden. Aber ein nicht zu beschreibendes Etwas habe ihr zugleich die Gewißheit verschafft, daß sie diese Milch wieder genau wie früher vertragen könne. Und überhaupt sei doch dieser ganze Widerwillen gegen die gute Milch eine recht absonderliche Idee gewesen, mit der man unbedingt fertig werden müsse. — Damit ist selbstverständlich der Ausgang meiner Behandlung nicht mehr zweifelhaft. Während die ersten Hypnosen täglich stattfanden, kann ich jetzt zu einer reinen Festigungstherapie mit je drei bis vier Tagen Pause übergehen; nach der dritten Woche ist die Patientin soweit, daß sie sich nur noch einmal wöchentlich zu einer kurzen Kontrollsitzung einfindet. Nach weiteren vier Wochen hat die Besserung solche Fortschritte gemacht, daß ihr bei der Nahrungsaufnahme überhaupt keine störenden Gedanken mehr kommen und sie voll Stolz berichtet, wie sie neuerdings mit Appetit sogar weißen Käse zu sich nehme. Reine Milch zu trinken hat sie keinen besonderen Anlaß, da sie andere Getränke vorzieht, und ich zwinge sie auch nicht dazu, weil es ja viele Erwachsene gibt, die keine Milch trinken, und dies keineswegs eine krankhafte Besonderheit darstellt. Es wäre überflüssiger ärztlicher Ehrgeiz, die Therapie zu Demonstrationszwecken auch noch darauf zu erstrecken, da der Prozeß der autosuggestiven Einschleifung sich auf das allerbeste weiterentwickelt und ich mit Sicherheit annehmen darf, daß die Patientin in Jahren keine Rückfälle in ihr altes Leiden erleben wird.

9. Demonstration
Medizinstudent, nervös, mit Hautphänomenen; sehr kritische Einstellung zur Hypnose

Unsere nächste Versuchsperson ist ein junger Student der Medizin im sechsten Semester. Er gibt an, daß bei ihm ärztlicherseits schon mehrfach der Versuch gemacht worden sei, ihn wegen einer bestimmten nervösen Symptomatik zu hypnotisieren. Es sei dies jedoch immer vergeblich gewesen, bzw. habe er jedesmal schon nach wenigen Minuten um Abbruch der Behandlung gebeten, da er nie irgendeine Wirkung der Hypnosebeeinflussung verspürt habe, sondern aus einer heftigen inneren Ablehnung heraus die ganze Unternehmung immer nur lächerlich gefunden habe. Diese Reaktion sei um so stärker gewesen, je mehr man sich bemüht habe, ihn von der ärztlichen Kunst zu überzeugen, die ihm als Mediziner in diesem Falle doppelt primitiv erschienen sei.

Der junge Mann, der einen recht intelligenten Eindruck macht, berichtet weiter, daß er sich keineswegs absichtlich gegen eine Hypnosebehandlung sperre, indem er sich mit Vorbedacht innerlich davon distanziere. Er bemühe sich auch durchaus nicht darum, in der entsprechenden Situation an abseits liegende Dinge zu denken, um dadurch gegenteilig beeinflußt zu werden; aber sobald man ihn dazu bewegen wolle, diese oder jene Wahrnehmungen zu bestätigen, die zu den Voraussetzungen eines positiven Hypnoseverlaufs gehörten, müsse er immer wieder feststellen, daß sie sich an ihm selbst nicht verwirklicht hätten. Auf meine Bitte, sich doch einmal über diese nicht bestätigten Voraussetzungen zu äußern, entwickelt er mir seine Ansichten in solcher Ausführlichkeit, daß ich daraus ein fast lückenloses Bild seiner psychischen Persönlichkeit gewinne. Zunächst konzentriert er seine Darlegungen auf das Thema Hypnose: „Eigene Erfahrungen oder besondere Literaturkenntnisse über die Symptomatologie der Hypnose habe ich bis jetzt noch nicht. Was ich weiß, erfuhr ich mehr vom Hörensagen und in Zusammenhang mit den bei mir angestellten Versuchen, auf hypnotischem Wege einer bei mir vorhandenen neurotischen Veranlagung Herr zu werden, über die ich Ihnen nachher noch einiges erzählen kann. Ich erfuhr also, Hypnose sei ein Schlafzustand, und ich würde ähnlich wie beim Schlafen in eine Art von Bewußtlosigkeit verfallen. Alles weitere aber würde sich im Verlauf der Hypnose von selbst ergeben. Damit konnte ich wenig anfangen, und als dann die für das Hypnotisiertwerden charakteristischen Wendungen kamen: „Sie werden müde; Sie schlafen ein; Ihre Beine werden schwer; Sie denken an nichts; Sie konzentrieren sich nur auf meine Worte; Sie können dieses oder jenes nicht mehr tun", hatte das alles nicht den geringsten Einfluß auf meine Vorstellungswelt und löste deshalb auch keinerlei Wirkungen in dem verlangten Sinne aus. Es ist schließlich, vom Laienstandpunkt aus betrachtet, ja auch ein gewisser Widerspruch darin enthalten, wenn man mir einerseits versichert, ich sei in eine Art von Schlaf verfallen, und andererseits soll ich gewisse Dinge doch in aller Deutlichkeit hören oder sonstwie wahrnehmen. Wenn ich schon schlafe, so kann ich doch nichts hören; und von der vorausgesagten Müdigkeit im Körper habe ich auch nie eine Spur merken können. Ich kam daher zu dem Schluß, daß ich ein für Hypnose wohl ganz und gar untaugliches Objekt sein müsse.

„Wenn Sie mich nun fragen, wieso ich überhaupt mit diesen Problemen in Berührung kam, so muß ich Ihnen einigen Aufschluß über meinen körperlichen und seelischen Habitus geben. Ich bin, wie gesagt, ziemlich neurotisch veranlagt, stamme aus einer vorbelasteten Familie und habe mich an sich damit abgefunden, dieses wenig erfreuliche Erbgut mit mir herumzuschleppen. Es äußert sich in allerhand nervösen Reizerscheinungen besonders an der Haut, die — wie Sie an meiner Hand sehen — sogar bis zu Ekzembildungen führen. Das in diesem Zusammenhang auftretende, höchst unangenehme Jucken, das sich vor allem abends bei mir einstellt, machte mich geradezu menschenscheu. Ich kam und komme mir noch jetzt nicht mehr gesellschaftsfähig vor, zumal ich außerdem noch an gewissen Sekretionsstörungen leide, die sich in Form von Hand- und Fußschweiß äußern. In der medizinischen Beratungsstunde wurde mir gesagt, daß diese Erscheinungen nervöse Ursachen hätten, die vielleicht durch eine symptomatische Hypnosebehandlung zu beseitigen wären.

„Ich vermeide es auch heute, mich über meinen Zustand näher orientieren zu lassen, da ich, wie gesagt, meinem Körper gegenüber sehr skeptisch bin und deshalb dazu neige, die entlegensten Dinge zu immer neuen Einbildungen — ich gebrauche absichtlich das Wort Einbildungen — umzuformen, was meinen subjektiven Zustand nur verschlimmert. Einen Beweis meiner an sich vorhandenen positiven Einstellung gegenüber einer Hypnosebehandlung mögen Sie darin erblicken, daß die Anregung zu solcher Therapie eigentlich von mir ausging. Ich bat geradezu darum, weil ich mir sagte, daß dies vielleicht der einzige Weg sei, um die mich beeinflussenden unbewußten Abläufe zu sperren und mich von ihren somatischen Auswirkungen zu befreien. Nun bin ich aber wahrscheinlich gleich zu Anfang trotz aller meiner Bereitwilligkeit nicht vor die rechte Schmiede gekommen. Jedenfalls mußte ich bemerken, daß der Arzt bei Beginn der Behandlung über irgendeine Bemerkung von mir sehr verblüfft war, sich darauf in Widersprüche verwickelte und im Nebenzimmer verschwand, um sich zunächst noch einmal mit den dort anwesenden Kollegen darüber zu unterhalten, wer von den Herren überhaupt in der Lage sei, einen derartigen Versuch zu leiten. Ich hörte dieses Gespräch notgedrungen mit an, und unwillkürlich drängte sich mir die Überzeugung auf, daß in Wahrheit keiner von ihnen die nötige Erfahrung besaß. Der Versuch, der dann trotzdem weitergeführt wurde, verlief, wie gesagt, negativ. Auch eine zweite und eine dritte Hypnose, um die sich ein anderer Kollege bemühte, brachte kein greifbares Ergebnis, während die gleichen Herren bei anderen Patienten unbestreitbare Erfolge erzielten, von denen ich mich persönlich überzeugen konnte.

„Psychoanalytischen Klärungsversuchen stehe ich skeptisch gegenüber. Ich bin seit früher Jugend Vasomotoriker, neige nach bestimmten Speisen leicht zu Dermatitiden, erröte häufig und habe zur Zeit infolge der erhöhten Labilität der Haut Ekzeme an After, Handrücken und Oberschenkeln. Dabei wäre es, glaube ich, irrig, mich etwa als Analerotiker zu bezeichnen. Verdrängungen dieser Art haben sich bei mir nie irgendwie konstant durchsetzen können. Übrigens leiden meine Brüder an ähnlichen Erscheinungen wie ich; es scheint sich in der Tat um eine Art von konstitutioneller Anomalie zu handeln, die aber sicher weitgehend unter psychischem Einfluß steht. Nicht unwichtig ist vielleicht noch der Umstand, daß ich das Kratzen als Reaktion auf den Juckreiz keineswegs als lustbetontes Moment empfinde, wie man mir gern zu unterstellen geneigt ist. Die verschiedenen ärztlichen Bemühungen haben bisher lediglich den einen Erfolg gezeigt, daß meine Hemmungen allgemeiner Art und damit meine Vereinsamung immer größer geworden sind, daß meine geistige Produktivität darunter leidet und ich infolgedessen nichts sehnlicher wünsche, als daß mir auf hypnotischem Wege meine innere Sicherheit und mein Selbstvertrauen bis zu einem gewissen Grade zurückgegeben würden. Ich habe mir immer eingebildet, ich sei in der Lage, die psychische Basis meiner neurasthenischen Veranlagung zu überschauen. Und ich glaube auch, daß meine Schilderung Anhaltspunkte genug bietet, um wenigstens gegen den Juckreiz vorzugehen, der zur Zeit absolut vorherrscht; er tritt neuerdings mit einer solchen Heftigkeit auf, daß er mir allmählich jede Ruhe raubt. Die Kratzeffekte haben dann gelegentlich kleinere oder größere Infektionen zur Folge, die ihrerseits wiederum den Juckreiz steigern, so daß sich geradezu ein circulus vitiosus von Jucken, Kratzen, Infektion und wieder Jucken eingestellt hat. Medikamentöse Behandlung, die ich natürlich versucht habe, brachte nur ganz vorübergehende Linderung. Da ich nun weiß, daß man auf hypnotischem Wege eine Anästhesie der Haut herbeiführen kann, hoffe ich auf diesen Ausweg. Soviel mir bekannt ist, kann eine solche Anästhesie auch von gewisser Dauerwirkung sein und solange aufrecht erhalten werden, bis der Reizzustand abgeklungen ist. Zugleich würde damit sicher auch eine allgemeine Beruhigung meines Nervensystems zu erreichen sein, deren ich so dringend bedarf.

„Das wäre in kurzen Zügen ein Bericht über meine psychophysische Situation, der natürlich in keiner Weise erschöpfend sein kann. Wenn ich Sie um eine experimentelle Hypnosebehandlung gebeten und mich heute für Ihre Versuche zur Verfügung gestellt habe, so vor allem deshalb, weil Ihnen damit Gelegenheit geboten ist, einen Fall zu begutachten, der trotz vorhandener Hypnosebereitschaft aussichtslos erscheint, weil der Patient nicht in dasjenige Stadium *kommen konnte oder vielmehr kommt,* das die Voraussetzung für eine erfolgreiche Hypnose ist."

Mein eigener Eindruck auf Grund des Berichtes und der persönlichen Wirkung ist etwa der, daß dieser junge Mann, gerade als Mediziner, in hohem Maße unter dem Einfluß autosuggestiver Spannungen steht, die körperliche und seelische Ursachen haben. Er widmet sich vor allem einer hochgradigen Selbstbeobachtung. Wie mir der überweisende Kollege mitteilte, und wie auch der eigene Bericht ergibt, zeigt sich dies vor allem darin, daß er jede Demonstration eines klinischen Falles in intensivster Weise auf sich selbst bezieht. Er überlegt, ob er nicht ähnliche Symptome, wie die des eben vorgeführten Patienten, am eigenen Leibe verspürt, und wird diese Gedanken nur dadurch wieder los, daß neue Krankheitsbilder neue Eindrücke in ihm hervorrufen und neue Reize die alten Bezugssysteme überschatten. Er überbewertet oder unterbewertet je nach seiner augenblicklichen Stimmungslage, wobei ihm seine ausgeprägte Zweifelsucht noch besonders Vorschub leistet. Dieser Sachverhalt ist deshalb so interessant, weil er unter allen Umständen zu der Deutung berechtigt, daß bei dieser Vp. eine ausgesprochene Suggestibilität vorhanden ist — ja, daß diese den ganzen Zustand nach Art einer dauernd geübten Autosuggestion herbeigeführt und in den letzten Monaten aufrecht erhalten hat. Psychoanalytische Anhaltspunkte für den Ursprung des vielfältig beeinflußten Minderwertigkeitskomplexes stehen mir bisher nicht zur Verfügung; im übrigen wäre deren Darlegung auch nicht Zweck dieses Versuches, der vor allem Klärung darüber bringen soll, weshalb Hypnosen bei dem an sich suggestiblen jungen Mann bisher mißlangen, und der ferner hinsichtlich der Hautphänomene neue hypnotische Möglichkeiten aufzeigen wird.

Der besseren Übersicht halber wiederhole ich zusammenfassend nochmals die kritischen Bemerkungen der Vp. bezüglich ihrer bisherigen Eindrücke der hypnotischen Vorgänge:

1. Eine einleitende Aufklärung über das Wesen der Hypnose und ihre Symptomatik ist nicht gegeben worden; die Vp. ist heute noch nicht in der Lage zu erläutern, was eigentlich bei ihr eingeleitet und was bei ihr durchgeführt werden sollte.

2. Die ihr gegebenen Suggestionen haben sich nicht realisiert.

3. Die Vp. ist der Ansicht, Hypnose sei ein Schlafzustand; sie erwartet analog dem Nachtschlaf dabei eine Ausschaltung des Bewußtseins.

4. Unter diesen Umständen führte der Versuch eines weiteren Aufbaus infolge der ungenügenden Fundamentierung zu keinerlei Suggestionsrealisationen. Der geforderte Eindruck der Müdigkeit in Armen und Beinen blieb aus, vielmehr

ergab sich die kritische Widerlegung ,,Ich bin nicht müde".

Ich brauche hier nicht nochmals zu betonen, wie wichtig eine möglichst umfassende Vorbereitung der Vp. ist, da nur durch einen entsprechenden psychischen Unterbau des hypnotischen Zustandes derartige Gegenäußerungen von vornherein ausgeschaltet werden können. In unserem Falle ist es ferner von Wichtigkeit, daß die Vp. von sich aus den Wunsch nach einer hypnotischen Behandlung hatte, da sie nur über den Weg der Hypnose gewisse Heilaussichten für ihr Leiden sah. Diese erhöhte Aufmerksamkeitsspannung aber — dieser heftige Wunsch, um jeden Preis hypnotisiert zu werden — ist andererseits, so paradox es klingen mag, eigentlich ein Hinderungsgrund oder wenigstens eine gewisse Erschwerung für den Ausbau der Einleitung. Ein alltägliches Beispiel mag das näher beleuchten: es ist z. B. eine bekannte Tatsache, daß der feste Vorsatz des Einschlafens für viele Personen sich geradezu als konstante Hemmung auswirkt. Die Anspannung der Energie in einer ganz bestimmten Richtung wird bei entsprechender psychischer Konstitution derart übermächtig, daß sie den Schlafzustand infolgedessen verhindert, statt ihn zu fördern. Ähnlich wirkt sich ein so intensiver Wunsch bei der Hypnose aus, und es wird deshalb unsere Aufgabe sein, während der Hypnosevorbereitung die übertriebenen Wunschvorstellungen der Vp. durch wachsuggestive Erklärungen in logisch unangreifbarer Form genügend abzuschwächen. Eine wesentliche Hilfe wird bei dieser Vp. ihr Glaube sein, daß ich ihr auf Grund meiner Erfahrung besondere Gewähr für das Gelingen einer Hypnose biete. Ja, man kann sogar sagen, daß dies zur Zeit mein Haupthilfsmittel ist. Ein Versprechen, das ich im Laufe der Unterhaltung beobachtete, hat mir bereits wertvolle Aufschlüsse über den mutmaßlichen Ausgang der Ersthypnose gegeben. Gegen Schluß hin hat die Vp. bekanntlich erklärt, daß sie bisher nie ,,in ein hypnotisches Stadium kommen konnte", sie verbesserte sich sogleich und setzte hinzu, ,,vielmehr kommen *kann*", womit sie mir eine gewisse psychische Unsicherheit deutlich machte, die auf eine Spaltung ihrer eigenen Ansichten schließen läßt.

Die Vp. wird in der schon bekannten Weise orientiert. Es wird ihr der Umfang der ersten Sitzung erläutert, wobei ich mich zunächst auf eine Darlegung der Augensymptome beschränke. Besonderer Wert wird auf die Erklärung gelegt, daß Hypnose mit dem Nachtschlaf in keiner Weise identisch sei und daß sich die Vp. selber bei der Anfangshypnose gar keine Vorstellungen, weder positiver noch negativer Art, über ihre Hypnotisierbarkeit machen solle. Sie möge deshalb ihren Willen dabei weder auf ein Gelingen noch auf ein Fehlschlagen der Hypnose konzentrieren, sondern solle mit möglichster Gleichgültigkeit, gewissermaßen als Zuschauer, beobachten, wie sich die Hypnose bei ihr auswirke. Irgendwelche greifbaren Ergebnisse würden für sie in der ersten Hypnose nicht wahrzunehmen sein, genau so wie auch die zweite und dritte Hypnose nur eine langsame Steigerung des hypnotischen Zustandes bringen sollten. Die Realisierung der Augensymptome bedeute die Vorbereitung tieferer hypnotischer Grade, die sich dann ohne ihr Zutun auslösen würden. Sie würde also keineswegs einschlafen, könne jedes Wort hören und werde nach Ablauf der Suggestionen sich ohne jede Schockwirkung bei vollem Bewußtsein an alle Vorgänge erinnern. Vorsorglich bemerke ich noch, daß keinerlei Symptome zu erwarten seien, über die ich sie nicht bereits in Kenntnis gesetzt hätte; außerdem würde sie weder ausgefragt, noch würde sie irgendetwas erleben, woran sie sich später nicht erinnern könne. Aus Zweckmäßigkeitsgründen dürften jetzt keine zu weitgehenden Aufklärungen gegeben werden, da dies wiederum desuggestiv wirken könne; später würde die Symptomatik eingehend mit ihr besprochen werden.

Die Augensymptome sind schon nach wenigen Sekunden zu erreichen. Ich erkläre der Vp., sie möge jetzt ruhig die Augen schließen, ich wisse bestimmt — wie sie selbst ja auch —, daß sie nach wie vor die Lider öffnen und schließen könne. In einer für die Vp. unmerklichen Weise überprüfe ich durch abwechselndes vorsichtiges Drücken auf die äußeren Schulterkanten, ob sich der Körper in irgendeiner muskulären Spannung befindet. Ich stelle fest, daß sie jedem Druck ohne Widerstand folgt. Auch der Kopf ist leicht vornübergefallen, der rechte Arm ist durch die Schaukelbewegung nach außen über die Unterlage gerutscht. Ich verwerte diese mir deutlichen Symptombilder *jetzt noch nicht* zum weiteren Ausbau der Hypnose, sondern desuggeriere die Augensymptome, ohne die Müdigkeit im besonderen zu betonen.

Das Öffnen der Augen, das Heben der Lider erfolgt nach ungefähr drei bis vier Sekunden, ein Beweis, daß hier noch ein gewisser Widerstand besteht, der von der Vp. zu überwinden ist. Ich habe also für die nächste Hypnose wieder im voraus fünf objektive Feststellungen treffen können:

1. eine gewisse Schwere des Kopfes, der spontan nach vorn gefallen ist;
2. eine muskuläre Entspannung, die auf eine innere Entspannung hinweist und subjektiv als Müdigkeit empfunden wird;
3. das Herabsinken des Armes;
4. eine zunehmende Rötung des Gesichtes, die subjektiv als Wärme empfunden wird;
5. Spannungen beim Öffnen der Augen.

Ich erwarte die subjektive Schilderung: die Vp. ist wesentlich verändert. Im Tonfall der Sprache drückt sich ein gewisses Erstaunen über die Vorgänge aus. ,,Ich habe deutlich die Veränderung des Blickbildes des Fingers wahrgenommen. Ich habe bemerkt, wie sich eine gewisse Müdigkeit in mir ausbreitete, der Kopf war mir schwer, auch im Muskelsystem fand ich nicht mehr die nötige Bewegungsinitiative. Wohl habe ich noch jedes Wort gehört, das Sie zu mir sprachen; aber auch später, beim Öffnen der Augen, verspürte ich einen Widerstand, dessen Überwindung mir einige Schwierigkeiten bereitete''.

Ich erläutere der Vp., daß das Hören des gesprochenen Wortes insofern wesentlich sei, als es die Verbindung zwischen dem Hypnotiseur und dem Hypnotisierten darstelle. Dieses Hören sowie später die Erinnerung an das Gehörte werde durch alle Stadien der Hypnose festzustellen sein und nur dann ausfallen, wenn besondere Suggestionen eine Einwirkung auf das Gedächtnis bedingten. Zur Stützung ihres persönlichen Eindruckes schließe ich die Versicherung an, daß ich bei allen Erörterungen dieses Themas auch nie einen anderen Standpunkt vertreten hätte.

Die nächste Hypnose, die ich im Gegensatz zu späteren Therapiehypnosen gleich anschließend, während der experimentellen Vorführungen, folgen lasse, wird in enger Anlehnung an die in der Einleitung produzierten Symptome ausgeführt. Die Vp. hat uns gewissermaßen selbst vorgeschrieben, welche Symptome zu suggerieren sind und ihr infolgedessen als zu erwartende Erscheinungen erklärt werden müssen. Ich führe also etwa Folgendes aus:

„Sie werden jetzt, genau wie vor einigen Minuten, eine zunehmende Hemmung der Augenlider verspüren. Ebenso wird alsbald ein Brennen der Augen und eine Neigung zu Tränenfluß eintreten, die in derselben Weise zustandekommen, wie vorher das Undeutlichwerden der Fingerspitze. Ihre Suggestibilität, die auf Grund des ganzen Vorganges durch Übung gesteigert wird, bewirkt allmählich, daß Ihr Kopf, der Körper, die Arme und Beine von einem sich steigernden Schweregefühl durchflutet werden. Sie werden dabei den Eindruck haben, daß dieses Müdigkeitsgefühl wellenartig bald stärker, bald schwächer bemerkbar ist."

Die Vp. sitzt alsbald zusammengesunken da, Arme und Beine fallen beim Hochheben ohne jede Gegenhemmung schwer auf die Unterlage; die Lider sind fest geschlossen; Vp. befindet sich in einem hypnotischen Zustand von erheblichem Tiefengrad. „Ihre Arme sind jetzt so schwer geworden, daß Sie sie fast überhaupt nicht mehr in die Höhe bringen. Versuchen Sie es mit dem rechten Arm. Es geht fast nicht mehr. Sehen Sie, auch mit dem linken Arm werden Sie trotz aller Anstrengung kaum mehr eine Bewegung ausführen können, bevor ich nicht die suggestive Hemmung weggenommen habe. Auch Ihre Beine sind so schwer geworden, daß Sie sie für die Dauer der Suggestion von sich aus nicht mehr beliebig innervieren können. Machen Sie den Versuch, von Ihrem Sitz aufzustehen; es geht nicht mehr. Sie sind jetzt im Zustand einer Sperrhypnose. Sie erleben an sich selbst, wie positiv sich die Hypnose durch Hemmungen zu einem Symptomenkomplex verdichtet. Genau so, wie sich im motorischen Gebiet Hemmungen ausbreiten lassen, sind auch im sensiblen Gebiet in beliebiger Form Hemmungen und Gegenhemmungen zu setzen. Ich desuggeriere jetzt den ganzen strukturellen Aufbau; Sie fühlen deutlich, wie auf meine Suggestion hin sich die Hemmungen verlieren, die Unbeweglichkeit in sämtlichen Gliedern weicht einer Schwere, die Schwere verflüchtigt sich allmählich und macht dem normalen Muskelgefühl Platz. Sie bewegen Ihre Arme und Beine genau wie vor der Hypnose; Sie sehen, daß jede Bewegung wieder frei ist; auch Ihre Lider öffnen sich ohne Schwierigkeiten. Sie stehen selbstverständlich noch immer bis zu einem gewissen Grade unter dem Eindruck der eben erlebten Hypnose, die sich bei Ihnen jetzt überzeugend Bahn gebrochen hat."

Im Normalzustand wird der Vp. das eben von ihr dargebotene Zustandsbild von mir nochmals geschildert. Da ich selbst bei ihr während der Hypnose muskuläre Reaktionen ausgelöst habe, verlange ich jetzt keine Reaktion mehr von ihr. Sie bestätigt mir durch Nicken den ihr bewußt gewordenen Vorgang.

Die nächste Hypnose geht versuchsweise medias in res, d. h. wir unternehmen den Versuch der Demonstration eines Hautsymptoms, auf das es uns bekanntlich gerade bei dieser Vp. von vornherein entscheidend ankam.

Bei dem Befehl „Augen zu!" verfällt die Vp. sogleich in Hypnose. Ich suggeriere: „Genau so, wie Sie vorhin nicht aufstehen konnten, sich Ihre Lider erst nach meiner Suggestionslösung wieder öffneten und Sie diesen ganzen Zustand in aller Deutlichkeit an sich wahrnehmen konnten, genau so bewirkt jetzt die Hypnose, daß Sie am ganzen Körper ein zunehmendes Kribbeln verspüren, als ob Ameisen an Ihnen herauf- und herunterliefen. Sie sitzen jetzt in einem Ameisenhaufen und stellen am ganzen Körper die Hautreizungen fest, die dadurch zustande kommen, daß die von den Tieren ausgeschiedene Ameisensäure auf Ihre Haut einwirkt." Die Vp. springt auf, kommt in lebhafte Bewegung, schüttelt sich, kratzt und reibt sich überall und macht einen unglücklichen Eindruck. Die Suggestion ist also, aus ihrem Gebaren zu schließen, in vollem Umfange realisiert worden. Man sieht an Brust und Armen fleckige Röte: eine an entstehende Urticaria erinnernde Reaktion. Ich fahre fort: „Sie merken, daß dieser Juckreiz bedeutend stärker ist als jener, den Sie bisher an Ihrem Ekzem verspürten — ja, daß jener an Heftigkeit von dem neuen Eindruck weit überboten wird. Weiter sehen Sie objektiv die Beeinflußbarkeit Ihrer Haut an der Demonstration von Röte, Wärme, Juckreiz, die sämtlich durch psychische Einwirkung entstanden sind!" Die Vp. bestätigt meine Worte, indem sie unter heftigen Bewegungen ausruft: „Bitte befreien Sie mich, dieser Zustand ist nicht auszuhalten!" Ich gehe daher zu einer allmählichen Desuggestion über, in deren Verlauf nunmehr versucht werden soll — wie wir das in anderen Fällen bereits kennen gelernt haben —, mit der Beseitigung der hypnotisch gesetzten Suggestionen auch die übrigen, von der Vp. selbst erzeugten suggestiven Vorstellungen wegzuschwemmen. Ich sage also: „Genau so, wie die Hypnose zu dieser Auswirkung kommen kann, genau so ist man selbstverständlich auch in der Lage, eine bestehende autosuggestive Auswirkung, also etwa das Juckgefühl Ihres Ekzems, dem ein ähnlicher, nervöser Aufbau zugrunde liegt, durch eine Hypnosebehandlung abzureagieren. Gleichzeitig mit dem durch die Vorstellung des Ameisenlaufens hervorgerufenen Juckreiz verschwinden auch jene Juckerscheinungen, die sich bei Ihnen autosuggestiv durch Schwächung Ihrer inneren Widerstandskraft eingestellt haben. Der Juckreiz wird immer geringer; er läßt immer mehr nach; Sie haben keinerlei unangenehme Sensationen mehr auf der Haut; auch die noch bestehende Müdigkeit, überhaupt jede suggestive oder autosuggestive Art von Hemmung (Sie wissen, was ich darunter verstehe!) klingt immer mehr ab. Sie bleiben jetzt einige Minuten vollständig ruhig sitzen, erleben immer deutlicher die wohltätige Wirkung der Desuggestion von suggestiven Vorstellungsbildern, werden immer froher, euphorischer und kommen dadurch zu der Überzeugung, daß Ihr nervöses Hautjucken, über dessen Ursprünge Sie sich nun klar geworden sind, ebenfalls in kürzester Zeit beseitigt sein wird."

Nach fünf Minuten öffnet die Vp. spontan die Augen und befindet sich wieder im Normalzustand. Sie wiederholt bruchstückweise den Inhalt der letzten Suggestion. Auf die allgemein gehaltene Frage: „Wie geht es Ihnen jetzt?" erklärt sie, daß sie sich auffallend wohl fühle. Auch sei das Hautjucken, das sie noch vor der Hypnose verspürt habe, im Augenblick gänzlich verschwunden. Sie erhält die Anweisung, sich in den nächsten vierzehn Tagen jeden Tag durch eine einstündige Hypnose beeinflussen zu lassen, solange noch irgendwelche äußeren Dermatosen feststellbar sind.

Die nächsten Suggestionen, die im Verfolg dieser Therapie noch mit der Vp. vorgenommen werden müssen, haben etwa folgenden Inhalt: „Sie haben erfahren, daß die Hypnose Ihre Hautnerven zu beruhigen imstande ist. Diese Beruhigung setzt sich in Ihrer Vorstellung immer mehr durch. Der Juckreiz geht allmählich ganz zurück; die äußerlich wahrnehmbaren Reizerscheinungen der Haut heilen ab und verlieren sich. Damit zugleich kommen Sie zu der Überzeugung, daß der nervöse Überbau, der sich bei Ihnen als eine Art von nervöser Überempfindlichkeit auswirkte und Sie zum Kratzen verleitete, nunmehr abgeklungen ist. Jede Gegenvorstellung können Sie jetzt auf Grund der gewonnenen kritischen Einsicht abwehren."

Vasomotorische Beeinflussung durch Hypnose

Die vasomotorische Beeinflussung im Sinne einer Erweiterung oder Verengerung des Gefäßsystems war im Laufe der Darstellungen hypnotischer Phänomene besonders bei dieser letzten Vp. nachzuweisen, welche über die unbedingt notwendige dispositionsmäßige Labilität in dieser Richtung verfügte. Bei vielen Patienten ist schon während der Einleitung der Hypnose durch das Wechseln der Affektlagen ein Spiel der Vasomotoren zu beobachten, das sich je nach der Tönung des Affektes in Röte oder Blässe des Gesichts umsetzt. Ich erinnere an den Schweißausbruch auf Stirn und Nase einer der vorhergehenden Versuchspersonen. Die vasomotorischen Phänomene können je nach der Suggestion und vor allem je nach der psychosomatischen Reagibilität des Patienten auf die verschiedenste Weise zur Darstellung kommen. Bekannt und wohl heute nicht mehr umstritten sind bei angioneurotischer Labilität des Patienten die Endeffekte der entsprechenden Suggestionen, die sich als verstärkter Dermographismus bis hin zu urticaria-ähnlichen Quaddeln ausprägen können und als besondere Leistung der Beeinflussung bis zu Blasenbildung mit Blutextravasationen führen. Diese Demonstrationen, die vor allen Dingen eine weitgehende Veränderung der Persönlichkeit im Sinne der Suggestion voraussetzen — wie dies etwa bei katholischen Mystikern der Fall ist —, lassen sich experimentell nur in ganz seltenen Fällen als Blase oder Wunde erzielen. Damit wird unter anderem bewiesen, daß der Organismus zu dieser körperlichen Höchstleistung nur dann befähigt ist, wenn (eine bestimmte Veranlagung vorausgesetzt) die auf eine Sondergestaltung der Persönlichkeit hinarbeitende Dauersuggestion wirklich lange Zeit hindurch immer in der gleichen Richtung durchgeführt wird. Umgekehrt setzt sich der Wunsch und der Wille, vielleicht als Ausgleichsreaktionen religiöse Höchstleistungen hervorzubringen, in eine Autosuggestion um, die dann das Entstehen von Blutungen an gewissen Körperstellen zur Folge haben kann, wie wir es bei der Stigmatisation in prägnanter und nicht zu bezweifelnder Form sehen.

Der sattsam bekannte und hinlänglich erörterte Fall der Therese von Konnersreuth mag hier ausschnittweise angeführt werden, da er gerade auf dem Gebiet der Vasomotorik besondere Leistungen zeigt (vgl. Mayer, 1932). Die religiöse Ekstase, die tiefgehende, fast völlige Bewußtseinsspaltung, in der sich die Patientin befand, gipfelten in dem Bestreben, sich durch besondere Frömmigkeit hervorzutun, zum Ausgleich etwa vorhandener eigener Minderwertigkeitsgefühle Buße zu tun, indem man durch die sinnfällige Darstellung eines den Leiden Christi ähnlichen Zustandes im eigenen Leiden sich und andere entsühnt. Ausschlaggebend ist in solchem Fall ferner die Vorstellung, durch die Stigmenbildung eine Sonderstellung im religiösen Leben einzunehmen. Der Wunsch setzt sich in eine entsprechende Autosuggestion um, die in jahrelanger Entwicklung als Projektion dieser Wunschideen vasomotorische Störungen an Händen und Füßen hervorruft. Im Anfang entstehen bläschenartige Gebilde, kleinere Vorwölbungen der Epidermis, die jucken, später platzen und eine sanguinolente, seröse Flüssigkeit absondern. Diese Hautreaktionen standen seinerzeit im Vordergrund des Krankheitsbildes der Therese von Konnersreuth. Die psychischen Impulse bedingten eine Dauerreaktion, die aus einer hochgespannten religiösen Grundstimmung erfolgte und mehr oder weniger bewußt auch zur Herausarbeitung noch anderer Hautphänomene beitrug, um deren Realisation gerungen wurde, sobald ein Punkt des Willensprogramms erreicht war. Am Kopf, am Rücken und an der Stirn traten bei Therese Neumann von Konnersreuth ebenfalls zu bestimmten Zeiten vasomotorische Störungen ähnlicher Art auf, die zu Hautläsionen führten. Der Grundgedanke dieser Suggestionen war dabei das Bedürfnis, die durch die Schmerzen, das Tragen der Dornenkrone Christi und durch die Geißelhiebe hervorgerufenen Verletzungen am eigenen Leibe zu erleben, nachzufühlen und nachzuahmen.

Eine Vp. in dieser Weise hypnotisch zu beeinflussen, würde daran scheitern, daß Menschen mit einer so ausgesprochenen Disposition zu Hautphänomenen an und für sich selten sind; ferner wird man kaum ein geeignetes Versuchsobjekt finden, das sich jahrelang ausschließlich auf Suggestionsrealisation von Hautblutungen an bestimmten Körperstellen konzentrieren ließe. Eine weitere Voraussetzung für das Gelingen eines solchen Versuches wäre außerdem die Bereitschaft, sich ihm ohne jede autosuggestive Hemmung anheimzugeben — eine Bedingung, die in dieser Ausschließlichkeit zu erfüllen für einen im täglichen Leben stehenden Menschen so gut wie unmöglich sein dürfte.

Trotzdem wird von Fällen berichtet, in denen experimentell sogar in der verhältnismäßig kurzen Zeit von wenigen Minuten Blasen an den Händen hervorgerufen wurden. Einschränkend möchte ich bemerken, daß gerade solche Fälle genauester Kontrolle bedürfen, da gelegentlich durch Selbstverletzungen im Wege der Täuschung ähnliche Phänomene zustande gekommen sind. Verschiedenen Ärzten ist es einwandfrei gelungen, lokale Blasenbildungen durch die Suggestion einer Verbrennung hervorzurufen.

Bekannt sind auch die Versuche zur Beeinflussung der Vasomotorik bei Hautverletzungen. Das „Besprechen" des fließenden Blutes, um es zum Stillstand zu bringen, ebenso das „Besprechen" von Warzen entspringt denselben psychischen Voraussetzungen und führt gerade bei Warzen oft zu frappanten Erfolgen. Experimentell einwandfrei nachgewiesen ist das Verschwinden von Warzen durch Hypnose, desgleichen kann man das Nichtbluten von Nadelstichen vorführen, solange die Spannung des Nervensystems auf die Vasokonstriktoren anhält. Solche Suggestionen dauern nur kurze Zeit; sobald sie abklingen, verschwindet der lokale Spasmus der Hautgefäße, und es beginnt zu bluten.

Warzen lassen sich auf diesem Wege auch experimentell erzeugen. Ich erinnere an die Autosuggestion, daß Warzenblut ansteckend sei und durch lokale Übertragung auf die Haut Warzen hervorrufen könne. Bei Personen, die in dieser Richtung suggestibel sind, realisiert sich dieser Versuch, der vor allen Dingen noch dadurch unterstützt wird, daß ein unbewußtes Reiben eine Reizung der Hautdecke an den Stellen erzeugt, auf die die psychische Projektion bereits hingelenkt worden ist.

Auch die Lenkbarkeit der Wärmeregulation läßt sich im hypnotischen Versuch nachweisen. *Geßler* und *Hansen* zeigten, daß das in der Hypnose fingierte Erlebnis von Wärme und Kälte auf den Sauerstoffverbrauch des Körpers die gleiche Wirkung hat, wie die tatsächliche Erwärmung oder Abkühlung. Das „hysterische Fieber" gehört in das gleiche Gebiet.

Eine Abhängigkeit der Blutfülle der Organe von Affekten, die auch durch die Hypnose hervorgerufen werden können, hat *Weber* nachgewiesen.

10. Demonstration
Junger Mann, gesund, die Hypnose bewußt ablehnend

Die nächste Vp. ist ein junger Mann aus den unteren Bevölkerungsschichten. Selbstverständlich bin ich bemüht, ihm den Vorgang der Hypnose seinem Intelligenz- und Bildungsgrad entsprechend zu erklären; aber er nimmt meine Ausführungen mit einem unüberzeugten Lächeln entgegen. Trotz wiederholter Aufforderung, sich auf die Sache einzustellen, gewinnt man den Eindruck, daß sich die Vp. bereits von der Vorbereitung der Hypnose bewußt distanziert. Sie sieht sich im Zimmer um, betrachtet mit Interesse die übrigen Anwesenden und ihre ineinandergefalteten Finger, dreht die Daumen und zeigt eine allgemeine motorische Unruhe. Die Vp. befindet sich also offensichtlich nicht in der zur Hypnose nötigen seelischen Verfassung. Es wäre nun verkehrt, hier mit einer Hypnose zu beginnen. Wohl versichert mir die Vp. — die übrigens für die Versuche eine Entschädigung erhält —, daß sie gerne bereit sei, sich hypnotisieren zu lassen, denkt aber allem Anscheine nach das Gegenteil davon. Aus diesem Grunde mißlingt der Versuch der Augensymptome, den ich einen der anwesenden Kollegen auszuführen bitte. Die Vp. blickt bald hier-, bald dorthin, ohne die Fingerkuppe zu fixieren. Wohl hat sie aus Gefälligkeit bald darauf die Augen geschlossen; aber die Prüfung auf eventuell vorhandene Müdigkeitssymptome bestätigt nur ihre innere Abwehr: krampfhaft halten die Fäuste die Stuhllehne umklammert, man verspürt deutlich einen muskulären Widerstand gegen jede Suggestion. Ohne die Vp. irgendwie zu desuggerieren (weil ja eine Suggestion überhaupt nicht zustande gekommen ist!), läßt man sie die Augen wieder öffnen. Ich unterlasse in einem solchen Falle jede Frage nach den während der Hypnose gehabten Eindrücken, da die Vp. bzw. der Patient keinen Eindruck gehabt haben kann, den wahrheitsgemäß wiederzugeben ich sie anregen möchte. Nur eine kleine Überraschung kann ich der Vp. insofern bereiten, als ich diese Einleitung mit den Worten: „Es ist gut, wir machen nachher weiter, ich weiß hier genau Bescheid" abschließe. Die Vp. ist darüber verblüfft, da sie sich nicht klar ist, wie sie diese Wendung deuten soll. Durch die so erzeugte Spannung ist aber bereits unbewußt eine Art von Aufnahmebereitschaft bei der Vp. eingetreten, die ich später für meine Zwecke auswerten kann.

Jeder Mensch, der sich nicht hypnotisieren lassen will und deshalb die Hypnose bewußt ablehnt, ist nicht ohne weiteres zu hypnotisieren, solange er in seiner Ablehnung nicht erschüttert wird. Die Erschütterung einer solchen Einstellung kann auf verschiedene Weise vor sich gehen; selbstverständlich ist es nicht möglich, alle dafür in Frage kommenden Momente der äußeren oder inneren Ablehnung hier genau zu erörtern. Wir erwogen bereits früher, daß viele Versuchspersonen deshalb in ablehnender Haltung verharren, weil sie befürchten, daß irgend eine für sie unangenehme Handlung mit ihnen vorgenommen wird, daß sie nicht aus der Hypnose erwachen, daß eine psychische Schädigung eintreten könnte u. ä. Es kann deshalb nur immer wieder betont werden, daß die Vorbereitung der Hypnose sich gerade mit der Ausräumung solcher Hemmungsmomente zu befassen hat. In unserem Fall besteht jedoch zum Unterschied von solchen Widerstandsursachen weder Angst noch sonst irgend eine affektive Bindung. Die Vp. hat sich ganz einfach in den Kopf gesetzt zu demonstrieren, daß ,,ihre Nerven stärker" seien, und daß man mit ihr ,,nicht machen könne, was man wolle". Daher wird sie auch nicht auf dem Wege der bisher vorgeführten Technik umzustimmen sein; vielmehr kann hier die Milieuwirkung einer Gemeinschaftshypnose am ehesten zum Ziele führen, und dieses Mittel ist es daher, das wir im Folgenden demonstrieren wollen.

Ich erkläre der Vp., daß ich mich mit ihr persönlich später noch ausführlich beschäftigen würde, da ich — ohne jetzt auf Einzelheiten einzugehen — einige auffallende Momente bei ihr beobachtet hätte, die zu klären mir wichtig erschiene. Wieder zeigt das Gesicht der Vp. einen erstaunten Ausdruck des Zweifels, das Lächeln ist verschwunden, sie sieht mich fragend an. Ohne von der Vp. weiter Notiz zu nehmen, weise ich ihr einen Platz im Hintergrunde an und lasse mit der Einleitung der Hypnose bei einer inzwischen hereingerufenen anderen Vp. beginnen. Hier gelingt der Versuch auf Anhieb und wirkt deshalb auf unseren Zuschauer besonders eindringlich. Mit starrem Blick verfolgt er den Vorgang. Sein ganzes Wesen ist verändert, seine bisher zur Schau getragene Sicherheit ist erheblich erschüttert. Auch eine dritte und vierte Hypnose, die in seiner Gegenwart vorgenommen werden, haben vollen Erfolg und vertiefen dadurch den Zweifel, den er seiner psychischen Widerstandkraft gegenüber zu spüren scheint. Ab und zu richte ich in bewußt gleichgültigem Ton eine Bemerkung an ihn: ,,Sie sehen, wie hier Hypnosen vor sich gehen, ohne daß die Versuchsperson dadurch unangenehme Wirkungen verspürt."

Nach einer solchen Vorbereitung bietet die Durchführung der Vorhypnose keinerlei Schwierigkeiten mehr. Vielmehr verfällt die Vp. sogleich in ein mittleres Stadium der Hypnose, das ich zum Ausschluß von Simulierungsversuchen durch die Anästhesieprobe sichere. Eine Hautfalte läßt sich ohne jede Reaktion durchstechen, wobei sich auch hier wieder ergibt, daß derartige Hautverletzungen bei Hypnotisierten erst nach 30—35 Sekunden zu bluten beginnen.

Eine solche Erzielung des hypnotischen Zustandes durch Gemeinschaftshypnose wird von einer ganzen Reihe von Autoren — besonders in der Praxis der Militärlazarette — derartigen Refraktären gegenüber geübt und hat bei einem nicht geringen Prozentsatz von ihnen den gewünschten Erfolg. Hauptsächlich wird die Vorführung von Hypnosen auf solche Patienten günstig wirken, die trotz eingehender Erläuterungen noch immer Zweifel haben und befürchten, daß unerwünschte Dinge mit ihnen geschehen. Sobald sie dann bei jemand anderem die Harmlosigkeit des Vorganges, die ruhig sich vollziehende Einleitung, die zwanglos eintretenden Müdigkeitserscheinungen beobachten, erfolgt bei ihnen selbst eine Art „psychischer Infektion", die sich unschwer zu einer Suggestivwirkung ausüben läßt, wie wir es auch im vorliegenden Falle erlebt haben.

Diese „psychische Infektion" zugunsten einer bestimmten Methode oder besonderen Psychotherapie ist es auch, die den Erfolg vieler ans Wunderbare grenzenden Heilwirkungen ausmacht. Um nur zwei Beispiele herauszugreifen, erinnere ich an Lourdes oder Gallspach, deren phänomenale Erfolge nicht zuletzt aus der gläubigen Erwartung und der dadurch hervorgerufenen Suggestibilität resultieren (s. a. Mayer, 1932). Die dort zusammenströmenden Kranken erleben aus unmittelbarer Anschauung diese und jene Heilung und werden dadurch selbst in einen Zustand der Bereitschaft versetzt, der alle Gegenargumente — unter Umständen sogar schockartig — zu beseitigen imstande ist, so daß dadurch dort der Weg zur Heilung — hier bei uns der Weg der Hypnose — freigemacht wird. In bescheidenem Ausmaße dann man derartiges täglich im Wartezimmer erleben: ein bereits erfolgreich behandelter Patient schildert z. B. die Einleitung einer Hypnose und die ihm gewordenen körperlichen oder seelischen Erleichterungen; gespannt hören ihm die anderen Patienten zu, lassen sich durch ihn überzeugen, wollen auf die gleiche Weise geheilt werden und sind, wenn sie das Sprechzimmer betreten, dem Arzt und der Methode gegenüber schon in einer erhöhten Affektbereitschaft. Umgekehrt kann ein Mißerfolg, die nicht möglich gewesene Durchführung einer Hypnose, die gleiche Behandlung bei anderen Personen wesentlich erschweren. Es ist deshalb wichtig, solche Patienten oder Personen mit sehr skeptischer Einstellung nach Möglichkeit aus dem Wartezimmer fernzuhalten, um eine psychische Beeinflussung im negativen Sinne zu vermeiden.

11. Demonstration
Bergmann, gesund; Beeinflussung vegetativer Funktionen

Zur weiteren Demonstration der vegetativen Funktionen wähle ich eine Vp., deren besondere Eignung darin besteht, daß sie ohne Schwierigkeiten das einwandfreie Bild eines erheblichen hypnotischen Tiefenstadiums zu bieten imstande ist. Auf die Suggestion der absoluten Ruhe hin liegt sie binnen kurzer Zeit unbeweglich auf dem Untersuchungstisch. Die Atmung ist auf 14 Atemzüge in der Minute heruntergegangen, die Zahl der Pulsschläge beträgt 72/Min., der Blutdruck im Mittel 120 mm Hg. Ich suggeriere der Vp. eine Affektlage, die sich allmählich zu körperlichen und seelischen Schwierigkeiten ausbaut, ich versetze sie in eine Situation, die für sie lebensgefährlich sein soll. Vp. ist von Beruf Bergmann und früher einmal durch ein schlagendes Wetter in der Grube verschüttet gewesen. Er kennt also diese Situation aus eigener Erfahrung. Die Rettung mußte damals wegen der Gefahr weiterer Explosionen sehr rasch vor sich gehen, und er wußte, daß sein Leben von Minuten abhing. Er war nicht in der Lage, sich zu bewegen. Diese Situation wird ihm jetzt suggeriert. Die Affektwirkung beginnt sich langsam zu realisieren, das Gesicht der Vp. drückt deutlich ihre immer steigende Angst aus. Die Atmung geht stoßweise, erhöht sich auf 25 Atemzüge in der Minute, der Puls schwankt zwischen 100 bis 110/Min., der Blutdruck ist auf 155—175 mm Hg gestiegen. Diese nervöse Tachykardie bleibt ebenso wie die erhöhte Atmungstätigkeit etwa fünf Minuten lang bestehen. Dann nehme ich die Suggestion zurück, indem ich erkläre: „Die Rettungsmannschaften dringen jetzt vor, Sie werden gefunden, man transportiert Sie ins Freie!" Spezialsuggestionen, die die Atmung oder das Herz betreffen, werden vermieden. Langsam klingt der Symptomenkomplex wieder ab, die Affektlage ist aber immer noch im Sinne des Erlebnisses beeinflußt. Nach weiteren fünf Minuten beträgt die Pulsfrequenz 92/Min. die Atmung 17—18 Atemzüge/Min. Jetzt werden Beruhigungssuggestionen gesetzt: „Sie werden immer ruhiger, Sie haben von Ihrem Unfall im Bergwerk nur geträumt; Ihre Erregung klingt immer mehr ab; Ihr Herzklopfen, das durch die Angst hervorgerufen wurde, verschwindet; die Herztätigkeit ist wieder so ruhig und langsam wie vorher, Sie atmen tief durch, Sie werden vollständig ruhig."

Würde ich jetzt die Vp. die Augen öffnen lassen und die Hypnose desuggerieren, so könnte unter Umständen eine unangenehme Nachwirkung der Hypnose eintreten. Eine ähnliche Situation kann jeder Mensch an sich selbst erleben, wenn er morgens mißgestimmt aufwacht, trotzdem er angeblich die Nacht über gut und reaktionslos geschlafen hat. Ein Traumerlebnis mag eine unangenehme Autosuggestion hervorgerufen haben; die Mißstimmung geht dann auf dieses Traumerlebnis zurück, quälende Eindrücke ragen in das Wachbewußtsein und verändern dadurch die Affektlage, was oft bis in die späten Morgenstunden anhalten kann.

Aus denselben Gründen ist auch unsere Vp. noch nicht frei von ihrem Hypnoseerlebnis. Aus ihrer Erklärung: „Ich habe einen ganz benommenen Kopf, es kommt mir vor, als wenn ich einen Ring um den Kopf hätte, der mich drückt; vorhin war mir ganz anders zumute, ich weiß nicht, was mit mir los ist, ich möchte nach Hause" geht deutlich hervor, daß die Vp. noch unter Suggestionswirkung im Sinne einer Stimmungsänderung steht. Diese kann dadurch ausgeglichen werden, daß man die soeben erfahrenen Eindrücke möglichst rasch in harmonische Abläufe umarbeitet und versucht, sie durch Affekte freudigen Inhaltes zu überlagern. Ich suggeriere daher, daß sich die Vp. soeben im Kino befindet und einen Film sieht, der ihr unlängst viel Vergnügen gemacht hat. Nach einer gewissen Reaktionszeit formt sich dieser Eindruck, die Vp. beginnt zu lachen und erlebt den Film in allen Einzelheiten, die sie mit der größten Heiterkeit schildert. Ich belasse die Vp. einige Minuten lang in dieser Suggestionswirkung, dann desuggeriere ich nochmals mit dem besonderen Hinweis, daß sie sich nach Lösung der Hypnose wieder vollkommen frisch und wohl fühlen werde. Vp. ist nach der Desuggestion in ganz anderer Stimmung. Lachend erzählt sie, was sie eben geträumt hat, und versichert, daß sie jetzt weder Kopfweh noch andere Nachwirkungen der Hypnose verspüre.

Der vorliegende Fall zeigt, daß durch Hervorrufung von Angstzuständen erhebliche Veränderungen im Rhythmus der Atmungs- und Herztätigkeit auftreten können. Dieselben Symptome zeigen sich in Form nervöser Herzanfälle oder Atmungsstörungen und bieten so nicht selten das Bild einer schweren Krankheit. Auch hier kann dem Patienten durch eine entsprechende Hypnosebehandlung häufig große Erleichterung verschafft werden. Das geschieht vor allen Dingen dadurch, daß man neben der Allgemeintherapie durch verstärkte Suggestivmaßnahmen beruhigend auf den Patienten einwirkt, indem man die Psychogenese der Erkrankung hypnotisch beeinflußt.

Asthma und andere psychogene Atemstörungen

Die therapeutischen Resultate bei Asthma nervosum und auch bei anderen Reflexneurosen der Lunge, der Seufzeratmung, der hysterischen Tachypnoe, den neurotischen In- und Exspirationsstörungen, dem Tussis nervosus, stellen sich jedoch oft erst nach längerer Zeit ein, da gerade diese Störungen oft schon jahrelang bestehen und infolgedessen ihre psychische Verankerung durch den Gewöhnungsmechanismus besonders stark ist. Die Behandlung beginnt mit einer Anzahl von Beruhigungshypnosen, durch die dem Patienten die Angst vor den Anfällen genommen werden soll, er sich an die Hypnose gewöhnt und ihre positive Symptomatologie im Kampf gegen sein Leiden auswertet. Beruhigungshypnosen nenne ich solche, die lediglich Suggestionen allgemeiner Art enthalten wie: „Sie werden durch die Hypnose immer ruhiger werde. Sie spüren deutlich, wie sich diese Beruhigung in Ihnen ausbreitet. Sie fühlen sich wohl und erleichtert. Sie empfinden jetzt keinerlei Beschwerden." (Dauer 2—3 Stunden.) Auf diesem Boden kann dann die therapeutische Gegenüberzeugung aufgebaut werden. Dabei muß man — wie gesagt — selbstverständlich immer im Auge behalten, daß eine schon Jahre dauernde Erkrankung wie z. B. Asthma nicht mehr ausschließlich als psychogen bedingt anzusprechen ist, sondern auf Grund des nervösen Reizzustandes schon gewisse somatische Veränderungen mit sich gebracht hat, die zu ihrer Ausheilung auch nach Wegfall des spezifischen Reizes Monate oder gar Jahre brauchen.

Ein langjähriger Asthmatiker mit allen Anzeichen eines fortgeschrittenen Emphysems der Lunge ist nicht durch zehn oder zwölf Hypnosen zu heilen. Er ist nur in systematischen Trainingskursen ärztlich soweit anzuleiten, daß er später von sich aus den immer wiederkehrenden Reizzuständen der Atemwege und vor allem dem psychischen Angstdruck vor dem Anfall entgegentreten und diese Zustände überwinden kann. Hier sind manchmal sechzig bis hundert Hypnosen nötig, die in den Zeiten gehäufter Asthmaanfälle jeweils von längerer Dauer sein müssen. Ähnlich ist die Therapie bei Heuschnupfen. In beiden Fällen kann man durch eine genügende Anzahl hypnotischer Behandlungen zu Resultaten kommen, die einer Heilung entsprechen. Selbstverständlich ist auch die Frage einer allergischen Reaktion zu prüfen.

Überdeterminationen sind wiederum zu lösen.

Bei diesen Krankheiten ergeben sich selbstverständlich sehr leicht Konflikte zwischen Arzt und Patient, wenn diesem nämlich klargemacht werden soll, daß sein Asthmaanfall, den er deutlich als körperliche Erscheinung wahrnimmt, psychogen sei und seine psychischen Ursachen gefunden werden müßten. Selbst jahrelange Psychoanalyse führt oft hier nicht zum Erfolg (es sei denn, daß sie sehr scharf mit

Desuggestionen arbeitet!), da der Patient durch seine Anfälle immer wieder auf das Leiden hingewiesen wird und eine akutere, kürzere Therapie zur Ausschaltung der körperlichen Symptome verlangt. Andernfalls würde er vermutlich rasch mit der Kur abbrechen, weil er sie bei Fortbestehen der Anfälle für zwecklos hält. Auch in solchen Fällen reicht die Hypnose manchmal als Hilfsmittel allein nicht aus, sondern sie muß medikamentös unterstützt werden.

Nervöse Herzstörungen

Gute Resultate hat die Hypnose bei den nervösen Störungen des Herzens. Wir sahen bei unserem letzten Versuch, wie leicht Herz und Blutdruck auf psychische Reize reagieren. Genauso wie ein Steigen der Pulsfrequenz, des Blutdruckes (Katastrophenhypertonien, die fälschlich als vorzeitige Arteriosklerose angesehen werden), elektrokardiographische Veränderungen, Herzgrößeschwankungen durch nervöse Selbstbeeinflussung und Minderung des kritischen Bewußtseins hervorgerufen werden kann, lassen sich durch Beruhigungshypnosen, vor allen Dingen nach Beseitigung der immer nachweisbaren Angstzustände, diese Symptome vermindern oder ganz zur Lösung bringen. Die Angst des Patienten konzentriert sich auf die Vorstellung, daß er an einem Herz- oder Hirnschlag zugrunde gehen werde, weil ihm die Symptomenbilder dieser Art aus Analogiefällen vertraut sind. Man muß ihm deshalb beweisen, daß sein Herz organisch gesund ist, und alle Untersuchungsmethoden heranziehen, zu denen er irgend Zutrauen haben kann. Erst nach vorangegangener Psychotherapie setzt dann die Hypnotherapie ein. Für dieses Vorgehen ist vor allem zu berücksichtigen, daß der Ausbau der weiteren therapeutischen Suggestionen sich immer wieder auf Hypnoserealisationen stützt, die der Patient einwandfrei an sich wahrnehmen kann.

Diese Realisationen, die in der Hauptsache das erkrankte Organ betreffen sollen, müssen eine Basis schaffen, die langsam weiter ausgebaut wird. Dabei darf die nächste Suggestion erst gesetzt werden, wenn das Fundament wirklich einen Weiteraufbau verträgt. Es hat also gar keinen Sinn, hier in großen Umrissen zu suggerieren: ,,Ihr Herz wird immer ruhiger, Ihre Atmung geht ruhig und tief" usw., sondern es muß immer von neuem das Spezialsymptom des Patienten, die Angst, zergliedert und partiell beeinflußt, d. h. desuggeriert werden, nachdem schon vorher alle Argumente gegen die Autosuggestionen herangezogen worden sind. Weiter ist daran zu denken, daß bei nervösen Patienten mit Suggestivfragen äußerste Vorsicht geboten ist. Sie haben förmlich das Bedürfnis, durch Selbstbeobachtung neue Krankheitsbeweise an sich zu entdecken und sie ihrer Umgebung mitzuteilen. Auch hier muß in erster Linie nach der Zielrichtung der Krankheit geforscht werden, und je nach der Situation des Patienten werden sich prognostische Aufschlüsse ergeben, inwieweit eine Heilung möglich erscheint. Bei derartigen Krankheiten ist eine neurotische Bereitschaft für ein bestimmtes ,,Krankheitsarrangement" festzustellen, hinter dem sich die wahren Ursachen der Erkrankung verbergen, die im Milieu, der Familie, Beruf oder Charakter des Patienten begründet sein mögen. Hier ist es die Aufgabe des Arztes, den Kranken zunächst auf seine neurotische Konstitution hinzuweisen, die ihn bisher die wahren Zusammenhänge übersehen ließ.

Auch die Zusammensetzung des Blutes ist durch Hypnose beeinflußbar (Wittkower). Es kann sowohl zu einer Vermehrung als auch (seltener) zu einer Verminderung der Leukozyten kommen. Das Differentialblutbild bleibt unverändert. — Die Viskosität des Blutes sinkt. — Kalium-, Kalzium- und Chloridgehalt des Serums können sich ändern. Das gleiche gilt für den Blutzucker-, den Kortison- und den Thyroxinspiegel.

12. Demonstration
31jährige Patientin mit Magen-Galle-Beschwerden

Fräulein W. steht bereits seit sechs Jahren wegen Schmerzanfällen in der Magengegend in ärztlicher Behandlung. Eine körperliche Untersuchung hatte den Verdacht auf eine Entzündung der Gallenblase ergeben, und da die Beschwerden immer heftiger wurden, bat die Patientin, die „Gallensteinaffektion" auf operativem Wege zu beseitigen. Bei der Operation zeigte sich jedoch, daß die Gallenblase völlig gesund war und nur eine ganz geringe Grießmenge enthielt, die *vielleicht* als Ursache der Beschwerden angesprochen werden konnten. Nach der Operation stellten sich die Beschwerden jedoch mit alter Heftigkeit ein und man diagnostizierte sie nun als Verwachsungsbeschwerden. Vor allem aber wurde der Patientin mitgeteilt, daß als Mitursache ihrer Anfälle eine stark nervöse Angstkomponente anzusprechen sei, die abreagiert werden müsse. Es wurden ihr verschiedene Sanatorien, Bäder, Massagen usw. verordnet, die jedoch alle nur vorübergehend Erfolg hatten. Im letzten Vierteljahr war der ganze Symptomenkomplex wieder stärker in Erscheinung getreten, so daß Erbrechen, Durchfall und Schmerzattacken in der rechten Oberbauchseite auftraten, die nochmals fachärztlich und röntgenologisch untersucht wurden. Die Patientin gibt an, daß sie im ganzen elf oder zwölf Ärzte konsultiert hätte, deren jeder etwas anderes gefunden zu haben glaubte: bald am Magen, bald an der Operationsnarbe, bald am Darm, und sie entsprechend behandelte. Übereinstimmend wurden nur immer nervöse Störungen festgestellt.

Die Anamnese ergab, daß sie aus einer „nervösen Familie" stamme. Besondere organische Erkrankungen der Familienmitglieder waren ihr nicht bekannt, außer daß ihre vor acht Jahren verstorbene Mutter an Magenkrebs gelitten habe. Sie sei das jüngste von vier Geschwistern, die wie sie selbst unverheiratet seien, habe nur die üblichen Kinderkrankheiten durchgemacht und sei eine gute Schülerin gewesen. Sie war als Buchhalterin berufstätig, mußte ihre Stelle mit zunehmender Kränklichkeit der Mutter aufgeben und sich ganz deren Pflege widmen. Bis zum Tode der Mutter, der plötzlich durch Herzschlag eintrat, war sie frei von allen nervösen Störungen. Seither jedoch verspürte sie Unlustgefühle allgemeiner Art, die sich bald zu Widerwillen gegen gewisse Speisen und Druckgefühl in der Magengegend nach dem Essen steigerten. Sie fürchtete immer, feststellen zu müssen, daß bestimmte Speisen, die ihrer Mutter infolge ihres Krebsleidens nicht bekommen waren, bei ihr die gleichen Reaktionen hervorrufen würden. Nächtelang hat sie über ihren Zustand gegrübelt und allmählich auch unangenehme Druckbeschwerden in der Lebergegend und am Herzen verspürt. Der erste eigentliche Anfall ist ein halbes Jahr nach dem Tode der Mutter aufgetreten. Sie habe eines Morgens sehr starke Schmerzen in der rechten Bauchseite bekommen und sich erbrechen müssen. Der zugezogene Arzt hatte den Anfall als eine Gallensteinkolik angesprochen. Die Beschreibung der Anfälle lautet folgendermaßen: „Wahnsinnige Schmerzen in der Bauchseite ziehen sich bis in Rücken und Kopf und in das rechte Bein. Nach einigen Minuten fange ich an zu zittern, bekomme Herzklopfen und Schweißausbruch. Nach einer Behandlung mit heißen Tüchern, Tee oder Arzneimitteln lassen dann die Anfälle allmählich nach, allerdings bin ich für den ganzen Tag benommen und arbeitsunfähig. Während in früheren Jahren die Anfälle nicht so häufig auftraten, wiederholen sie sich gerade jetzt so oft, daß ich es kaum mehr aushalten kann. Nur im Jahre 1928 traten sie mit ähnlicher Heftigkeit auf, aber damals besserten sie sich nach kurzer Behandlung erheblich."

Die psychologische Exploration ergänzte diesen Bericht wie folgt: die Patientin führt die Ursache der Erkrankung auf ihr schwaches Nervensystem zurück und fügt hinzu, daß sie sich eigentlich „furchtbar unglücklich" (nicht krank!) fühle, weil sie doch ein durch und durch kranker Mensch sei. Sie wird deshalb auch von ihrer Familie mit größter Rücksicht behandelt, da die Anfälle eine weitgehende körperliche Schonung verlangen. Sie lebt unter dem Eindruck, daß sie unheilbar krank sei und wohl bald sterben müsse. Sie weiß aus dem Urteil vieler ärztlicher Kapazitäten, daß sie organisch gesund ist und daß ihre Anfälle vielleicht nur durch harmlose Verwachsungen oder leichte Störungen der Verdauung verursacht sind. Aber da alle Heilungsversuche am Ende erfolglos verliefen, habe sie sich mit dem Gedanken abgefunden, nie mehr ganz gesund zu werden. Auch kann sie ein leises Mißtrauen nicht loswerden, daß ihr die Ärzte vielleicht nicht die volle Wahrheit gesagt haben. Sie hat gelegentlich ein Gespräch zwischen ihren Geschwistern belauscht, das neue Bedenken und Zweifel in ihr wachrief und vor allem die Befürchtung verstärkte, ob sie nicht von ihrer Mutter her belastet sei. Eine besondere Erschwerung ihrer Situation sieht sie darin, daß sie unmittelbar vor einer Heirat steht.

An besondere äußere Umstände, Aufregungen oder dergl. als Verursachung der Anfälle kann sie sich nicht erinnern. Sie kämen wie aus heiterem Himmel. Der letzte schwere Anfall sei vor vier Wochen eingetreten, als sie mit ihrem Bräutigam die Wohnung besichtigte, die sie in absehbarer Zeit beziehen sollte. Der Anfall erfolgte mit solcher Heftigkeit, daß sie danach zuhause schwer krank darniederlag. Auch nachts wiederholen sich die Anfälle gelegentlich in leichterer oder schwerer Form, worauf sie allerdings dann in so tiefen Schlaf verfällt, daß sie sich morgens an nichts erinnern kann. Und wenn sie nicht die heißen Tücher auf ihrem Leib, den Tee auf ihrem Nachttisch bemerken würde, wäre ihr schon manchmal die Idee gekommen, sie hätte wohl nur geträumt. Auch bei Ausflügen mit ihren Geschwistern und dem Bräutigam habe sie manchmal unbeschreibliche Schmerzen, und sie müsse sich nur wundern, daß der Bräutigam noch immer den Mut hätte, an dem Gedanken einer Ehe mit ihr festzuhalten, zumal ein Arzt ihm die Mitteilung gemacht hätte, daß es sich bei ihr wahrscheinlich um eine bestimmte Form von Hysterie handele, die sich in solchen Anfällen äußere, und gegen die nichts zu machen sei.

Patientin ist 31 Jahre alt, macht einen frischen, aufgeweckten, psycholabilen Eindruck und befindet sich in gutem Ernährungszustand. Ich erkläre ihr deshalb, daß man ihr doch diese schweren Anfälle keineswegs ansähe, die ich auf Grund ihrer Schilderungen und der bestehenden Symptome selbstverständlich nicht in Zweifel ziehe. Ich bitte sie nun, sich eingehend mit mir darüber auszusprechen, damit wir gemeinsam der Ursache ihres Zustandes auf den Grund kämen.

„Sie geben mir an, daß Sie früher völlig gesund gewesen sind. Sie haben Ihre krebsleidende Mutter gepflegt und dabei den ganzen Verlauf der Krankheit miterlebt?"

„Ja, und ich muß zugeben, daß ich diese schwere Pflege nicht hätte durchhalten können, wenn ich nicht innerlich so sehr mit meiner Mutter verbunden gewesen wäre. Meine Geschwister waren da viel zurückhaltender, und ich höre heute noch in Gedanken ihre ewigen Ermahnungen: ‚Sei vorsichtig, daß Du Dich nicht ansteckst!' Wie ich schon sagte, war ich über den plötzlichen Herztod meiner Mutter sehr erschüttert. Er trat in einem Augenblick ein, in dem keinerlei besondere Krankheitssymptome vorlagen. Meine Mutter fühlte sich an diesem Tage gerade besonders wohl."

„Stehen Sie auch heute noch unter dem Eindruck der damaligen Situation?"

„Das kann ich so nicht sagen, denn ich habe seit damals eine wahnsinnige Angst vor solchem plötzlichen Sterben, zumal ich selber außer einem schwachen Herzen doch noch diese dauernden Schmerzanfälle habe. Ich wäre sogar bereit, mich morgen noch einmal operieren zu lassen, damit ich gesund werde. Ich habe das auch Herrn Dr. X. ausdrücklich angeboten, denn mein Bräutigam drängt jetzt immer mehr auf die Heirat, da wir inzwischen seit acht Jahren verlobt sind."

„Sie gaben mir vorhin an, daß Sie im Jahre 1928 eine Periode besonders heftiger Anfälle gehabt haben. Können Sie sich vorstellen, wodurch das verursacht war?"

„Eigentlich nicht. Ich habe mir das auch nie so überlegt."

„Hat sich damals in der Familie irgend etwas Besonderes zugetragen, oder stand ein Ereignis bevor, das in irgendeinen Zusammenhang mit Ihnen gebracht werden kann?"

Nur zögernd räumt sie ein, es sei vielleicht für mich belanglos, aber sie sei damals durch die Forderung ihres Bräutigams, die Heirat innerhalb vier Wochen stattfinden zu lassen, sehr erschüttert gewesen. Die Aussteuer war nicht ganz fertig, eine passende Wohnung ebenfalls nicht vorhanden, sie hätte auch ihren bisherigen Wohnort verlassen müssen, was ihr alles miteinander sehr unangenehm gewesen wäre.

„Mein Bräutigam verzichtete damals auf den festgesetzten Termin und ließ mir in seiner gewohnten Güte Zeit, bis sich mein Gesundheitszustand gebessert hätte und alle übrigen Schwierigkeiten zu meiner Zufriedenheit geregelt wären. Und dabei quäle ich mich doch seit Jahren mit denselben Zweifeln: kann ich als ein so kranker Mensch überhaupt heiraten? Wie soll das in einer Ehe sein, wenn ich nachts meine Anfälle bekomme? Dazu reden meine Schwestern immer auf mich ein, daß ich sicher gar keine Kinder haben könnte, oder daß sie womöglich dann auch krank wären. Mein Bräutigam hat selber auch schon solche Bedenken geäußert."

„In welchem inneren Verhältnis stehen Sie eigentlich zu Ihrem Bräutigam?"

„O, ich liebe ihn. Er ist ein ganz netter Mensch und hat sein gutes Auskommen. *Fehler hat ja jeder von uns.* Allerdings hatte ich mir *meinen zukünftigen* Mann eigentlich ruhiger und überhaupt ein klein wenig anders vorgestellt."

„Und wann wollen Sie nun wirklich heiraten?"

„Denken Sie, schon heute in acht Tagen, *und das kann ich nicht.* Ich habe doch seit vier Wochen wieder andauernd Anfälle, muß mich erbrechen und ekle mich überhaupt vor allem. Ich kann doch nicht an meinem Hochzeitstag krank sein! Aber was soll ich Ihnen alle diese Geschichten erzählen, die mit meiner Krankheit doch gar nichts zu tun haben?"

Mir ist im Laufe dieser Unterhaltung selbstverständlich längst klar geworden, daß hier nichts anderes als eine neurotische Einstellung der Patientin gegen ihren Bräutigam vorliegt, die als Ursache des ganzen Symptomenkomplexes anzusprechen ist. Die Krankheit der Mutter hatte bei der Patientin eine gesteigerte Selbstbeobachtung ausgelöst. Wie die übrige Familie, so steht auch sie auf dem Standpunkt, daß Krebs vererblich sei. Ihre ständige Beobachtung führt dazu, daß sie bald an sich selbst ähnliche Krankheitssymptome feststellt, wie sie sie von ihrer Mutter her kennt, und die als Angst vor der Krankheit zu deuten sind. Dann trat der Bräutigam in ihr Leben und wurde ihr, wie sie mir später bestätigt, von der Verwandtschaft als Idealmann hingestellt, den sie unter allen Umständen heiraten müßte. Sie gibt offen zu, daß sie sich ihren Ehegatten anders vorgestellt habe, bestätigt aber immer wieder, daß er ihr abgesehen davon durchaus sympathisch sei. Aus dieser Einstellung heraus begegnete sie seinem Drängen auf Heirat von vornherein mit einem inneren Widerstand, sie verschanzte sich hinter Krankheiten, die entsprechend dem Drängen des Bräutigams in Anfällen ausmündeten. Die Anfälle stellen also typische Abwehrerscheinungen gegen etwas ihr Unangenehmes dar. Zittern, Krämpfe nicht allein in der Gallenblasengegend, sondern im ganzen Körper leiten die Anfälle ein, die im Laufe der Zeit völlig unbewußt ausgelöst werden. Damit hat sie erreicht, daß seit Jahren von einer Eheschließung immer wieder Abstand genommen wurde. Die Anfälle werden dabei, wie sich gerade aus ihrem gegenwärtigen Zustand ergibt, um so heftiger, je weniger anderweitige Ausreden ihr zur Erlangung einer neuen Galgenfrist zu Gebote stehen. So läßt sie jetzt bereits die Furcht vor der Ehe und vielleicht auch vor einem schmerzhaften Geburtsakt die angebotene Operation als kleineres Übel sehen, und sie flüchtet in den Ausweg, daß sie vor der Heirat unbedingt die angeblich vorhandenen Verwachsungen entfernen lassen möchte.

Eine große Rolle spielt auch das häusliche Milieu. Sie fühlt sich im Kreise ihrer ständig um sie besorgten Geschwister glücklich und geborgen, empfindet deren Fürsorge und Rücksicht als indirekte Liebkosung und Selbstbestätigung, da ihr leidender Zustand sie in allen möglichen Zusammenhängen in den Mittelpunkt des Familienlebens stellt. In einer neuen Umgebung, an einem fremden Ort, in einer Ehe würde das alles wegfallen, so daß sich die Patientin, von ihrem Standtpunkt aus mit Recht, die

Frage stellt, wer sich dann auf diese Weise um sie kümmern werde? Dabei ist natürlich sehr schwer festzustellen, wie weit dennoch eine innere Bindung an den Verlobten besteht. Das Resultat des Kampfes zwischen Wollen und Nichtwollen dieser Ehe ist jedenfalls der Anfall, in den sich die Patientin flüchtet.

Aber auch religiöse Gesichtspunkte mögen bei der katholischen Patientin, die einen protestantischen Mann heiraten soll, nicht ohne Einfluß sein. Die Versündigungsidee spielt hier eine nicht zu unterschätzende Rolle. Andererseits wird sie angesichts der jahrelangen Verbundenheit des Bräutigams mit ihrer Familie kaum mehr von dieser Ehe absehen können. Die immer wieder auftretende Angst, die sich in Herzkrämpfen und Atemnot äußert, ist die Angst vor den Tatsachen, deren sie nicht anders Herr werden kann, als daß sie sich beim Versagen der eigenen Kritik in die Amnestie des Anfalls rettet.

Prognostisch ist dieser Fall deshalb äußerst zweifelhaft. Eine somatische Behandlung würde bei der Patientin nur die Krankheitsbereitschaft vertiefen und sie noch mehr als bisher ihren Anfällen gegenüber unkritisch machen. Nach einer Besprechung der einzelnen Symptome mit dem Hinweis auf die bestehenden inneren Zwiespalte sieht die Patientin in groben Umrissen die Zusammenhänge ein, die zu den Anfällen führen. Sie begreift auch, daß ein klarer Entschuß zur Ehe wahrscheinlich ein allmähliches Abklingen der Anfälle bewirken würde. Aber auch eine Aufhebung des Verlöbnisses würde ihre Angstmotive beseitigen und damit zu dem gleichen Ergebnis führen.

In diesem Dilemma bittet mich die Patientin um einige hypnotische Behandlungen. Sie erhofft sich davon wenigstens eine Abschwächung ihrer Angst.

Ich bin zu einer solchen Behandlung aus folgenden Gründen bereit: Die Patientin ist vor allen Dingen von ihrer Umgebung abhängig, sie hat versprochen, alles daranzusetzen, um möglichst rasch gesund zu werden. Aus eigener Kraft ist sie vorerst nicht in der Lage gewesen, die auftretenden unbewußten Angstzustände, Herzkrämpfe und asthmaähnlichen Anfälle abzureagieren. Die im Wege einer Suggestivbehandlung gewonnene Überzeugung, daß eine Beschleunigung des Pulses, die fühlbar verstärkte Herztätigkeit und das erregte Atemholen keine Lebensgefahr für sie bedeute, wäre für die Patientin selbstverständlich schon eine wesentliche Erleichterung, die sie auch von dem Eindruck des plötzlichen Todes ihrer Mutter (als dem Ausgangspunkt dieses Teilkomplexes) in wohltuender Weise ablenken würde. Damit aber wäre auch die Möglichkeit gegeben, durch die so geschlagene Bresche in das andere Komplexgebiet vorzudringen, das sich in den Magenbeschwerden und gallenkolikartigen Anfällen auswirkt und in der Eheangst und dem inneren Widerstand gegen den Bräutigam begründet ist.

Die Einleitung einer Hypnose gelingt nach der überaus eingehenden Vorbereitung verhältnismäßig leicht. Schon in der dritten Hypnose kann ich entsprechende Suggestionen setzen: sie wird angewiesen, an ihre Anfälle zu denken, worauf folgerichtig sogleich ein solcher Anfall auftritt. Diesen wiederum kann ich durch Gegensuggestionen beseitigen und der Patientin damit die positiven Auswirkungen meiner Behandlung beweisen. Nach der Suggestion: „Sie werden jetzt vollkommen ruhig, Ihr Herz geht ruhig, Ihre Atmung ist wieder normal" usw. wird der Patientin in Wachsuggestion der ganze Vorgang verdeutlicht, und sie ist sehr erstaunt darüber, innerhalb wie kurzer Frist sie diesmal die Erscheinungen des Anfalls überwunden hat. Immer wieder betone ich, daß die Ursache ihrer Erregung Spannungsmomente sind, die aus der Todesfurcht und der Furcht vor einer ungewissen Zukunft kommen. Die Patientin gewinnt die Überzeugung, daß sie auf diesem Wege wirklich gesunden werde. Sie kann auch alsbald dahin gebracht werden, daß sie die Vergeblichkeit ihrer Demonstrationen einsieht, zumal ihr auch ärztlicherseits immer wieder erklärt wird, daß keine organischen Veränderungen vorliegen. Der Familie gegenüber aber kann sie ihre Stellung behaupten, da sie die einsetzende Gesundung als das Resultat der Hypnosebehandlung darstellt.

Psychische Beeinflussung der Magen-Darmfunktion

Der letzte Fall zeigt, daß Magen und Darm, wie überhaupt alle Organe in erheblichem Maße unter dem Einfluß der Psyche stehen und ihre Funktion daher durch hypnotische Behandlung verändert werden kann. Änderungen der Zusammensetzung, der Sekretion und der Menge des Magensaftes sind uns aus den Versuchen von Pawlow bekannt; ebenso steht auch die Änderung der Motilität unter psychischer Regie. In vielen Krankheitsfällen kann eine Veränderung im Bereich des Magen-Darmtraktes als Folgeerscheinung anderweitiger veränderter Vorstellungen eintreten. Nervöse Magen-Darmbeschwerden bilden einen wesentlichen Prozentsatz neurotischer Krankheiten und führen zu den verschiedensten Störungen im Körper des Patienten, die organischen Krankheitsbildern nahestehen und die Differentialdiagnose: „organisch oder nervös" äußerst erschweren, ja sie teilweise unmöglich machen.

Nach Wittkower ist sowohl die Speichelsekretion als auch die Magensekretion und -motilität affektiv beeinflußbar, und zwar verlaufen die Veränderungen völlig konform. Die Reaktions*richtung* ist unabhängig von der Art der erlebten Affekte; sie ist individuell typisch festgelegt. Der Rhodan- und Stickstoffgehalt des Speichels kann unter Affekteinwirkung zu- und abnehmen. Diese Zu- oder Abnahme beruht nicht auf einer Mehr- oder Minderproduktion der Speichelmenge, auch nicht auf einer Eindickung oder Verdünnung, sondern es wird im Affekt ein andersartig zusammengesetzter Speichel gebildet. — Beim Magensaft kann es zu Veränderungen der Azidität, der Sekretmenge und der Entleerungszeit kommen. Es treten alle kombinierbaren Varianten der gestörten Magenfunktion auf. Der Affekt kann einerseits zu extremer Hyperazidität, andererseits bis zu histaminrefraktärer Achylie führen. Auch hier sind die Reaktionen beim gleichen Individuum stets gleich, können bei verschiedenen Versuchspersonen aber verschiedenartig sein. Die Reaktion hängt nicht von Art und Stärke der Affekte ab.
Wechselbeziehungen bestehen auch zwischen der Gallensekretion und seelischen Reizen, wie etwa das Auftreten eines Ikterus nach Aufregung zeigt.
Die Laktation ist gleichfalls psychisch beeinflußbar.
Hypnose kann auch sehr direkt in den Wasserhaushalt des Körpers eingreifen (Marx): Suggeriert man einem Menschen in tiefer Hypnose, daß er reichlich Flüssigkeit zu sich nehme, so wird er nach kurzer Zeit eine Harnmenge ausscheiden, die der suggerierten großen Flüssigkeitsaufnahme entspricht.
Es gilt ferner als erwiesen, daß sämtliche endokrinen Drüsen in ihrer Aktivität psychisch beeinflußt werden können. Brand und Katz berichteten von Adrenalinzunahme im Blut nach Erregungen in Hypnose. Schreck und Erregung können zu thyreotoxischen Störungen führen; Hyperaktivität der Schilddrüse mit den Symptomen der Basedow-Krankheit sind mehrfach

beschrieben. Der Blutjodgehalt steigt an. Der Grundumsatz steigt bei Gemütsbewegungen und sinkt in Ruhehypnose.

13. Demonstration
Männliche Versuchsperson mit Magenbeschwerden

In einem der vorhergehenden Fälle handelte es sich unter anderem um nervöses Erbrechen, und es konnte dargestellt werden, wie durch systematische Gewöhnung an bestimmte Vorstellungen Ekelgefühle und Erbrechen entstehen und wie sie behandelt werden müssen, um abreagiert zu werden. Welche Ursachen auch immer das nervöse Erbrechen haben mag, im Vordergrund steht jedenfalls ein bestimmtes seelisches Erlebnis, das mit zunehmender Affekthöhe in eben dieser Abreaktion kulminiert. Das nervöse Erbrechen ist also wiederum nur das Symptom einer Projektion ins Körperliche. Die Ursache, welche den Reizzustand hervorruft, liegt in der Vorstellungswelt des Kranken begründet. Wir kennen alle den Begriff des ,,Hinunterschluckenmüssens", das Gefühl, sich nicht wehren zu können und ruhig sein zu müssen, das zwar der normale Mensch, nicht aber der Neurotiker überwinden kann. Aus der Wahl seiner Worte und Umschreibungen erkennen wir die Ursachen, und sie geben dem erfahrenen Psychotherapeuten Anhaltspunkte, aus denen er die Zielrichtung dieser psychogenen Vorstellungen kennen lernt. Der Kranke kann das Gefühl der Unzufriedenheit mit sich selbst nicht loswerden; dieses Gefühl ,,schlägt ihm auf den Appetit", und es folgt daraus durch Autosuggestion die Appetitlosigkeit. Wenn ihn seelisch ,,etwas drückt", so setzt sich das in den bekannten ,,unbestimmten Druck auf den Magen um", es ist ihm, als ob ihm ,,etwas auf dem Magen liegt", das sich nicht selten auch in nächtlichen Angstträumen auswirkt.

Diese Symbolisierungen verweisen immer auf bestimmte Erlebnisinhalte, die der Patient verbergen will, vielleicht auch muß, und die man mit ihm durchzusprechen hat, um ihm die zugrundeliegenden unbewußten Ursachen klarzumachen. Nicht selten führt schon dies zu dem Erfolg, daß er einen anderen Ausweg findet, der ihm Erleichterung verschafft. Einen typischen Fall solcher seelischen Umsetzung in Magenbeschwerden demonstriere ich im Folgenden: Die betreffende Vp. ist schon mehrfach hypnotisiert worden und daher ohne weiteres in ein hypnotisches Tiefstadium zu versetzen, wie es für die Darstellung von körperlichen Schmerzen notwendig ist.

Nach Einleitung des hypnotischen Zustandes, den ich zunächst ohne weitere Suggestionen zwanzig Minuten lang bestehen lasse, gebe ich die Suggestion: ,,Sie essen jetzt Erbsen und Bohnen mit Speck" (ich habe zufällig von dieser Vp. gehört, daß sie sich einmal daran ,,übergessen" hat und infolge der Blähungen an heftigen Magenschmerzen mit Darmerscheinungen litt). Ich reiche dem Mann einen imaginären Teller, einen Löffel usw. Sofort stellt sich ihm der Gedanke an sein früheres unlustvolles Erlebnis mit einer solchen Mahlzeit ein. Die unangenehmen Erinnerungsbilder wirken sich schon im Eßmechanismus aus: langsam und bedächtig taucht er den vorgestellten Löffel in die vorgestellte Suppe, rührt umständlich um, sucht aus, legt etwas auf die Seite, das er wohl als Speckbrocken sieht, führt den Löffel zum Mund, setzt wieder ab und ißt dann umständlich und appetitlos. Sein Gesichtsausdruck zeigt, daß er nur unfreiwillig und unter Zwang diese Speise zu sich nimmt. Auffallend lange behält er die angebliche Speise im Munde, ehe er sich zu einer Schluckbewegung entschießt. Er schiebt das Essen widerwillig von einer Backe in die andere, „kaut darauf herum". Nach wenigen Minuten setzt er den Teller weg und erklärt, er könne nicht mehr, es würge ihn. Ich fordere ihn trotzdem zum Weiteressen auf, aber schon beim nächsten Löffel verschluckt er sich, bekommt einen roten Kopf und macht den Eindruck, als ob er sich im nächsten Augenblick erbrechen wolle. Er ißt noch sechs Bissen, legt dann den Löffel mit Nachdruck auf den Teller zurück, schiebt diesen weit von sich, wischt sich den Mund und öffnet die Weste. Ich helfe suggestiv nach, indem ich sage, daß er jetzt sicher wieder viel zu viel gegessen habe, wie damals... Es würde mich nicht wundern, wenn er wieder Magenbeschwerden davon bekäme (bewußte Suggestion!). Schon nach kurzer Zeit legt er sich auf das Sofa, stöhnt, schwitzt, wird blaß und erklärt, daß er ganz furchtbare Blähungsschmerzen habe, ob ich ihm nichts dagegen geben könne. Der Druck sei so stark, daß er es nicht mehr aushalten könne. Er bittet inständig, hinausgehen zu dürfen, um sich den Finger in den Hals zu stecken, damit er rascher erbrechen könne.

Die Untersuchung ergibt schon bei geringer Berührung steinharte Bauchdecken. Die Vp. wehrt sich gegen selbst schwachen Druck durch eine Reaktion der Bauchmuskulatur. Sie ist jetzt in einem solchen Grade von der Vorstellung ihrer Schmerzattacke befangen, daß sie sich gegen die kleinste Berührung sträubt, da diese ihre Schmerzen noch erhöht. — Dieser Befund kann auch bei nervös veranlagten Menschen häufig eintreten, die z. B. an der Phobie einer Blinddarmreizung leiden. Dabei führen Vorstellungen über Krankheitsursachen zu der Überzeugung, daß eine Blinddarmentzündung vorhanden ist. Der Patient wird auch hier erbrechen, deutliche Drucksymptome zeigen und zudem durch eine geringe Steigerung der Temperatur imstande sein, das Bild einer organischen Erkrankung so echt vorzuführen, daß die Differentialdiagnose manchmal schwer wird. Unsere Vp., die eben noch ruhig dasaß, stöhnt immer stärker und bittet, sich erbrechen zu dürfen. Sie zeigt den Symptomenkomplex eines akuten Kolikanfalles, der je nach ihren Kenntnissen bald mehr als das Bild einer Magenerkrankung, bald mehr als eine Gallenstein- oder sonstige schmerzhafte Erkrankung dargestellt wird. Im weiteren Verlauf der Hypnose erbricht die Vp. den Mageninhalt. Sie erklärt, daß die Schmerzen jetzt etwas geringer seien, aber immer noch kaum erträglich. Selbstverständlich lasse ich sie nicht sehr lange in diesem Zustand und desuggeriere wieder, wobei ich darauf hinweise, daß die Schmerzen in der Hypnose entstanden sind und ebenso wieder durch Hypnose restlos abreagiert werden können. „Sie wissen genau, daß Sie jetzt in der ersten Zeit gewisse Schwierigkeiten haben, Erbsen und Bohnen, besonders mit Speck, zu vertragen. Diese Empfindlichkeit wird sich in kurzer Zeit wieder verlieren, so daß Sie dann in der Lage sein werden, diese Speise in normalen Mengen ohne schlimme Folgen zu sich zu nehmen." Die Schmerzen werden suggestiv beseitigt, der Druck, die Blähungen und der Brechreiz werden einzeln zurückgenommen. Die Vp. wird euphorisierend desuggeriert.

Ähnlich können auch Suggestionen, die eine Diarrhoe hervorrufen, verlaufen. Es ist eine bekannte Tatsache, daß der Neurotiker bei Auftreten von Angstanfällen Diarrhoe bekommt. Das bedeutet nichts weiter als eine Flucht vor unangenehmen Dingen, denen er sich nicht gewachsen fühlt und daher aus dem Wege gehen will, wofür er gleichzeitig seiner Umgebung gegenüber eine plausible Erklärung haben möchte. Nicht *er* hat dann versagt, sondern seine Krankheit hat ihn daran gehindert, dieses oder jenes auszuführen. Ohne sein Leiden hätte er sich selbstverständlich mit aller Energie darum bemüht, den ihm gestellten Ansprüchen zu genügen, wozu er in gesundem Zustand unbedingt befähigt wäre. Hier erfolgt somit auch eine Kompensierung des Minderwertigkeitsgefühles vor sich selbst, indem die körperliche Behinderung zum entscheidenden Grund erhoben wird.

Hier läßt sich ebenfalls über die Psyche durch entsprechende Suggestionen Wandel schaffen. Die neurotische Komponente der Erwartung, die Angst vor etwas Unbekanntem, bildet dabei den analytischen Ausgangspunkt zur Lösung dieser Fixierungen. An die Stelle der Unsicherheit und des Zweifels, sowohl gegenüber der eigenen Persönlichkeit als auch gegenüber dem Krankheitsbild, muß eine eingehende Persönlichkeitsbetrachtung unter besonderer Beachtung der subjektiven Über- und Unterwertungen treten. Die seelischen Veränderungen, die im einzelnen z. B. für die Darmstörungen ausschlaggebend waren, werden durch psychokathartische Behandlung angegriffen und durch eine verstärkte Abreaktion in Hypnose beseitigt. Natürlich ist bei solcher Therapie immer in Betracht zu ziehen, daß der Patient infolge seiner inneren Unsicherheit besonders leicht zum Überwerten neigt, so daß die Technik, falls sie das richtige Ausgleichsmoment nicht trifft, immerhin auf erhebliche Schwierigkeiten stoßen kann.

Schwangerschaftserbrechen

Bei Erbrechen während der Gravidität ist die Hypnosetherapie dann, wenn die psychische Komponente überwiegt, prognostisch günstig. Ausschlaggebend für die Therapie ist das Erkennen der Triebkomponente des Erbrechens, die bei hysteriformer Fixierung vom seelischen Eigenleben nur dann gelöst werden kann, wenn man die Gesamtpersönlichkeit zu dem Willen zur Gesundung zwingen kann. Die Triebkomponente kann die verschiedensten Ursachen haben. Gewissermaßen traditionell ist die Begründung, das Schwangerschaftserbrechen sei von jeher in der Familie üblich gewesen — alle Frauen erbrächen während der ersten Monate der Schwangerschaft usw. Andererseits demonstriert sich aber das Erbrechen auch nicht selten als reine Abwehrreaktion gegen das kommende Kind. Die Psyche der Frau ist in den ersten Monaten der Schwangerschaft verändert; die Situation bedingt eine mehr oder weniger bewußte Ablehnung des Kindes aus Angst vor dem Geburtsakt oder aus dem Widerwillen gegen die Frucht eines ungeliebten Mannes oder aus der Befürchtung, ein krankes, vielleicht mißgebildetes Kind zu gebären. Auch die ganz alltäglichen Unbequemlichkeiten, die Einschränkung der persönlichen Freiheit durch das Neugeborene usw. führen zu solchen bewußten oder unbewußten Ablehnungsreaktionen gegen die

Schwangerschaft. Auch hier können selbstverständlich nur allgemeine Anhaltspunkte gegeben werden, da jeder Fall seine individuelle Prägung hat, über die im voraus nichts ausgesagt werden kann. Wichtig für die Technik der Hypnose und für den Entschluß zu ihrer Anwendung ist die Erkenntnis, daß sich hinter dem Wunsch nach Befreiung von den Schwangerschaftsbeschwerden nicht selten der mehr oder weniger bewußte Wunsch verbirgt, der geschwächte Gesamtzustand möge die Indikation einer Schwangerschaftsunterbrechung gestatten. Dem hat der Arzt in erster Linie entgegenzuarbeiten, indem er betont, das Erbrechen werde innerhalb ganz kurzer Zeit aufhören, der Allgemeinzustand werde sich so rapide bessern, daß für eine Unterbrechung keinerlei Anlaß geboten sei. Erst dann wird die Therapie erfolgreich fortzusetzen sein. Die Suggestionen haben wie bei jedem anderen Leiden auf die einzelnen Vorstellungen der Patientin einzugehen und durch klärende Zergliederung dahin zu wirken, daß sie sich in ihren körperlichen und seelischen Zweifeln wieder zurechtfindet. Besondere Beachtung muß man dabei der Vermehrung der Speichelsekretion schenken, da gerade in dem erhöhten Speichelfluß der Schwangeren das ausschlaggebende Moment zu suchen ist, das die Patientin immer wieder an ihren komplexen Zustand erinnert. Die hieraus folgenden Überbewertungen werden durch die Hypnosebehandlung systematisch eingeschränkt und zur Abreaktion gebracht.

In ganz hartnäckigen Fällen, bei denen sich die innere Abwehr bereits konstant durchgesetzt hat, wird eine Hypnosetherapie allerdings nicht zum Ziele führen. Die Schwangere wird sich vielmehr immer aufs neue zu widersetzen versuchen, ihre eigenen Wege gehen und möglicherweise doch durch die Selbsthilfe eines Abortes in ihrem Sinne ihr eigener Therapeut werden.

Weibliche Sexualfunktionen

Das weite Gebiet der weiblichen Sexualfunktionen umfaßt außer der Schwangerschaft noch eine Fülle anderer Erscheinungen, deren spezifische Impulsrichtung durch psychische Einflüsse verändert werden kann. Bekannt ist die Veränderung der Menses durch die Vorstellung einer Gravidität. Die Angst vor der Schwangerschaft kann die Periode in ihrem normalen Ablauf erheblich stören; dieser Sachverhalt ist so bekannt, daß ich hier nicht weiter darauf einzugehen brauche. Die Angst kann sich in besonders krassen Fällen bis zu einer eingebildeten Gravidität steigern, die wiederum organisch nachweisbare Veränderungen des Uterus zur Folge haben kann. Es sind Fälle beschrieben worden, in denen der Uterus sich wesentlich vergrößerte, so daß auf Grund solcher einwandfreien Feststellung eine normale Gravidität diagnostiziert wurde. Diese Symptome verschwinden wieder, wenn die psychische Situation wieder normalisiert ist.

Auf die Mitteilung, daß keine Schwangerschaft vorläge, setzt bei der Patientin eine psychische Entspannung ein, die oft innerhalb weniger Stunden ein Wiedereintreten der Periode zur Folge hat. Das gleiche Resultat kann auf hypnotischem Wege erzielt werden, wenn es sich um Menorrhagien auf psychischer Grundlage handelt, bei denen die Zielrichtung der psychischen Ursache eine andere ist als im Falle der eingebildeten Schwangerschaft.

Länger andauernde Blutungen ohne krankhaften Organbefund mögen vielleicht ihre Erklärung in einer Ablehnung des Sexualverkehrs finden, vielleicht mag aber auch ein gewisses Angstgefühl vor Schmerzen bei der Kohabitation, also eine gewisse Selbstsicherung ätiologisch damit verbunden sein. In solchen Fällen wird die Patientin nach Einsicht in die Unhaltbarkeit ihres ablehnenden Bewußtseinsinhaltes eine Schutztendenz wählen, die ihrer organischen Abwehr und Ablehnung am meisten Erfolg verspricht. Sobald sich die Möglichkeit einer Lösung dieses psychischen Verhaltens zeigt, wird eine normale Regulierung der Organfunktion über den Weg des Drüsensystems möglich sein. Diese Regelung im Rahmen der Gesamtfunktionen des Körpers kann noch durch einzelne Suggestionen gesichert werden, so daß bei geeigneten Persönlichkeiten in entsprechender äußerer Lebenssituation die hypnotische Behandlung die Menses auf die normale Dauer von einigen Tagen beschränkt.

Auch die dysmenorrhoischen Beschwerden nebst ihrem vielseitigen, ständig schwankenden Symptomaufbau sind mitunter ein dankbares Gebiet für den Hypnotherapeuten. Sie beruhen nicht selten auf Vorstellungen, die bis in die Zeit der frühen Jugend zurückreichen. Eine falsche Art der Aufklärung über die erste Periode hat bei dem sensiblen Mädchen vielleicht den Eindruck erweckt, daß die ihr bevorstehenden Erscheinungen sehr schmerzhafter Art sein würden. Eigene Beobachtungen, das Blut, vor allem aber auch der eigentümliche psychische Zustand während dieser Tage, in denen sich die Frau ohnehin mehr oder weniger nervös gereizt fühlt, begünstigen unter Umständen noch aus der Pubertät stammende sonderbare Vorstellungen. Die Projektion der Unlustgefühle in irgendeine Körperzone ist aber auch nichts anderes als Ursache von Organneurosen, in denen sich die umgeformte seelische Spannung der Patientin auswirkt. Dysmenorrhoische Erscheinungen, die sich erst während der Ehe einstellen, haben nicht selten ihre Ursache darin, daß die Frau jedes neue Einsetzen der Periode als enttäuschenden Beweis ihrer Kinderlosigkeit registriert und diesen Eindruck einer Zweckverfehlung ihrer Wünsche organisch in ein Sistieren der Menses umformt. Die menstruale Reizbarkeit wird zwar als zwecklos erkannt, macht aber einer allgemeinen tiefen Niedergeschlagenheit Platz, über die sich die Frau nicht mehr eindeutig Rechenschaft zu geben vermag. Die körperlichen Schmerzen der Periode kommen ihr zu Hilfe und entheben sie der Notwendigkeit, ihre Umgebung darüber ins Bild zu setzen, wie es in ihrem Innern in Wahrheit aussieht. Die Therapie kann hier verschiedene Wege einschlagen. In vielen Fällen erweisen sich Dilatationen der Zervix sowie Gaben von Hormon- und Vitaminpräparaten, die das Zustandekommen einer Schwangerschaft erleichtern, als aussichtsreichere Behandlungen, als eine Reihe von Hypnosen, die bei nicht ganz klarem Kausalzusammenhang vielleicht doch nicht zum Ziele führen. Liegen allerdings die äußeren Umstände und die inneren Zusammenhänge völlig klar und ist vorauszusehen, daß nach Beseitigung der körperlichen Beschwerden zur Abreaktion von Überwertungen eine Unterstützung durch Hypnose notwendig wird, so ist mit einer längeren systematischen Hypnosebehandlung ein wesentlicher Umschwung im Gesamtzustand der Frau zu erzielen.

Die nicht immer eindeutig bestimmbaren Unterleibsbeschwerden, die mit den Eierstöcken usw. zusammenhängen, haben ihre Ursache nicht selten in einer mehr oder weniger unbewußten sexuellen Fixierung, hinter der sich etwa der Wunsch nach geschlechtlichem Verkehr in seinen verschiedenen Sonderformen verbergen kann. Erkennung und Regelung solcher Fixierungen haben bei einer Lösung der Symptome an erster Stelle zu stehen. Auch den verschiedenen Sekretionsstörungen des weiblichen Genitalsystems, wie Fluor albus usw. mag in vielen Fällen eine spezielle psychische Komponente zugrunde liegen, deren Beseitigung durch Suggestivbehandlung möglich ist.

Onanie

Ein wichtiger Ausgangspunkt sexueller Störungen kann auch heute noch die Onanie bzw. die Angst vor ihren schädigenden Folgen sein, die daher bei Diskussionen über dieses Thema bisweilen eine wichtige Rolle spielt.

Dazu muß gesagt werden, daß die Onanie früher wie kaum etwas anderes durch phantastische Märchen und grobe Unwissenheit in unglaublicher Weise entstellt worden ist. Rückenmarksleiden sowie Gehirn- und Nervenkrankheiten aller Art sind als Folge masturbatorischer Betätigung bezeichnet worden. Ärztliche und kirchliche Aufklärungsbücher haben durch falsche „Belehrung" zu dieser Verwirrung beigetragen und dadurch nicht selten irreparable Komplikationen hervorgerufen.

Es muß immer wieder betont werden, daß Onanie als solche weder körperliche noch seelische Krankheiten verursacht. Sie ist vielmehr ein normales Zeichen der Entwicklung von Kindern und Jugendlichen. Nur exzessive Onanie ist unter Umständen therapiebedürftig; aber auch sie ist nur Symptom einer Störung, nicht deren Ursache.

Potenzstörungen beim Mann

Die Potenzstörungen bei Männern sind in den einschlägigen Werken erschöpfend behandelt, so daß ich mich hier auf einige Andeutungen darüber beschränken kann, welche Fälle einer Störung dieses komplizierten seelischen Mechanismus einer hypnotischen Behandlung zugänglich sind. Nie ist eine psychogene Potenzstörung allein medikamentös behandelbar, es sei denn, daß das Medikament als solches die notwendige Suggestivkraft entfaltet. Liegt doch der Grund der Störung nicht im Organ selbst, sondern im Seelischen bzw. in der Gesamtpersönlichkeit, die somit als Ausgangspunkt der Organprojektion anzusprechen ist.

Die Impotenz kommt häufig dadurch zustande, daß sich die Vorstellung der Impotenz in bewußter oder unbewußter Form aus einem Ekel vor dem Sexualverkehr, Angst vor Ansteckung, persönlichen Bedenken körperlicher oder ethischer Art, Homosexualität, Angst vor der Impotenz, Minderwertigkeitsgefühlen oder irgendeiner sexuellen Perversion herleitet, die in der Vorstellungswelt des Patienten einen besonders großen Raum einnehmen. Es zeigt sich z. B., daß eine an sich festgestellte Impotenz im Traum nicht vorhanden ist — ein Beweis dafür, daß es sich hierbei nicht um irgendeine Schädigung der Nervenbahnen oder um einen körperlichen Krankheitszustand handeln kann. Selbstverständlich muß in solchem Falle der organische Befund völlig einwandfrei sein. Es hat also keinen Zweck, hier eine Potenz zu suggerieren, solange der Patient nicht über den Ursprung seiner Impotenz aufgeklärt werden kann. Aber auch abgesehen davon wirkt eine hypnotische Behandlung hier schon im Sinne einer Steigerung des Selbstgefühls, einer Verminderung der Minderwertigkeitsideen, oft ganz ausgezeichnet. Sie ist zur Unterstützung und Förderung des männlichen Selbstgefühls und des Bewußtseins seiner Potenz von unschätzbarem Wert. Eine Demonstration der Umsetzung beliebiger Organhemmungen in Hypnose gibt dem Patienten die Überzeugung, daß auf die gleiche Weise auch seine eigene Impotenz in Potenz verwandelt werden kann, wie es ihm seine Autosuggestionen in der Phantasie ja schon weitgehend bewiesen haben. Posthypnotische Aufträge, spezielle Anweisungen für sein Verhalten gegenüber Frauen usw., für die sich der Arzt bei den vorbereitenden Unterhaltungen die nötigen Anhaltspunkte verschafft hat, geben dem Patienten ein gewisses Sicherheitsgefühl, das bestimmend für das Fortbestehen seiner Potenz wird, sobald es durch das Zustandekommen eines Koitus bestätigt worden ist. Wie bei manchen anderen Sexualstörungen, so kann auch hier eventuell eine hormonale Unterstützung die hypnotische Behandlung fördern.

Homosexualität, Bisexualität

Einige kurze Hinweise über die Stellungnahme des Psychotherapeuten gegenüber dem hypnotischen Heilverfahren bei der *Homosexualität* mögen hier eingefügt sein. Die echte Homosexualität, die ab ovo besteht, ist, wie ich an den verschiedenartigsten Fällen feststellen konnte, durch keine Suggestivbehandlung oder andere Maßnahmen zu ändern. Echte Homosexuelle geben bei derartigen therapeutischen Versuchen, die ich teilweise auch als Gutachter zu unternehmen hatte, die Erklärung ab, daß ihnen ein normaler Verkehr mit Frauen unmöglich sei, so unmöglich wie wohl den meisten Normalmenschen ein homosexueller Verkehr erscheint. Auch die verschiedenen sexuellen Perversitäten, die der echten Homosexualität zugerechnet werden müssen, sind auch hypnotisch nicht zu beeinflussen. Es ist auch technisch nicht leicht, echte Homosexuelle, die sich freiwillig mit der Bitte um Heilung an den Arzt wenden, aus ihrem innerlich bedingten Widerstand heraus in ein hypnotisches Tiefenstadium zu bringen.

Bisexuelle dagegen, bei denen sich durch neurotische Einwirkungen oder andere Anlässe die Heterosexualität vorübergehend in Richtung der Homosexualität verschoben hat, können durch psychotherapeutische Hilfsmaßnahmen noch umgestellt werden. Kausal wird man auch hier die Symptome in der Anamnese finden, so wie ich es bei der Entstehung der psychischen Impotenz angeführt habe. Man hat bei dieser Sachlage therapeutisch vor allem die Angst vor einem geschlechtlichen Versagen dem weiblichen Partner gegenüber zu beseitigen. Man wird versuchen müssen, posthypnotisch eine Amnesie über die störenden Gedankenabläufe während des Sexualaktes zu legen: ein Verfahren, das nach einer Anzahl von Hypnosen gelingt. Man wird auch die Erwartungsspannung vor dem Sexualverkehr herabzusetzen versuchen, um die dadurch meist entstehende Ejaculatio praecox zu verhindern und so keinen circulus vitiosus zu schaffen.

Das Gebiet der Sexualneurosen umfaßt eine große Anzahl von Sondererscheinungen, deren jeder der Psychotherapeut zu begegnen imstande sein muß. Das Wissen um die verschiedenen Formen der Sexualität gehört zum Rüstzeug des Arztes, da sich gerade hier alle jene psychoneurotischen Erscheinungen des menschlichen Lebens in besonderer Fülle verdichten. Eine Aufdeckung dieses Sachverhaltes kann dem Patienten gegenüber oft Wunder wirken.

Ich fasse zusammen: Angst vor dem Sexualverkehr und ihre Folgen, Deflorationsangst, Kohabitationsbeschwerden, Vaginismus, Abwehr gegen den Ehemann, Angst vor der Geburt, bestimmte Formen der Homosexualität, falsche Vorstellung über angeblich schädigenden Einfluß des Geschlechtsverkehrs und der Onanie können mit Erfolg hypnotisch behandelt werden. Jedes Symptom wird einzeln desuggeriert und die Realität des Erreichten dem Patienten in Aussprachen überzeugend klargelegt. Erst dann kann jeweils das nächste Symptom in Angriff genommen werden. Auf diese Weise wird der Gesamtkomplex desuggestiv gespalten und die Intensität der Projektionen zum Verschwinden gebracht. Auch hier sind, wie bei jeder andern Behandlung, viele Einzelhypnosen notwendig. Der Patient muß deshalb von Anfang an darauf hingewiesen werden, daß seine Heilung nicht in *einer* Sitzung geschehen kann.

Bei Schmerzvorstellungen wird zusätzlich eine Anästhesie zu suggerieren sein, ähnlich wie wir dies bei der Einleitung der Geburt in Hypnose besprochen haben.

Posthypnose

Die nächsten Versuche haben zum Ziel, die Posthypnose in ihren verschiedenen Erscheinungsformen zur Darstellung zu bringen. Wir waren bisher immer davon ausgegangen, daß die Suggestionen über den eigentlichen hypnotischen Zustand hinaus nicht haften dürften, sondern in ihrem Symptomen-Aufbau bis ins Kleinste wieder zurückgenommen werden müßten, um Schädigungen des Hypnotisierten zu vermeiden. Wird diese Grundregel außer acht gelassen, zeigen sich nach der Desuggestion, d. h. nach der Aufhebung des hypnotischen Zustandes verschiedene Phänomene, die wir als ein wichtiges Spezialgebiet der hypnotischen Technik unter dem Begriff der „Posthypnose" zusammenfassen. In der Posthypnose können Nachwirkungen der Hypnose zu einer spontanen Bewußtseinsänderung führen, in der sich bestimmte, während der Hypnose ausgelöste Symptome wiederholen. Die Wiederholung erfolgt um so präziser, wenn durch entsprechende, immer wieder gegebene Suggestionen die Suggestivwirkung über die Dauer der eigentlichen Hypnose hinaus erweitert wird. Diese posthypnotische Wirksamkeit ist von entscheidender Wichtigkeit für jede psychotherapeutische Behandlung, die in Verbindung mit Hypnose eine Lösung oder Änderung kausaler Konfliktsmomente anstrebt.

Die Hypnose soll den Engrammkomplexen, die eine falsche Vorstellung hervorgerufen haben und durch deren ständige Wiederholung autosuggestiv eine Umformung der Erlebniswelt des Patienten herbeiführen, einen Widerstand entgegensetzen, durch den noch persistierende, frei flottierende Symptomkomplexe abgefangen und zur Ruhe gebracht werden. Dies ist von um so größerer Bedeutung für den Heilungsvorgang, als die psychoanalytische Kausalbehandlung allein in vielen Fällen nicht genügt, um im Patienten die Überzeugung wachzurufen, daß auf diesem Wege gewisse Auswirkungen zum Verschwinden gebracht werden können. Es ist an sich schon schwer, einen Patienten von durchschnittlicher Auffasssungsgabe damit vertraut zu machen, daß psychische Konflikte, Seelenstimmungen, reine Gemütsvorgänge sich zu körperlichen Störungen umformen können, die von ihm einwandfrei und ohne Beziehung auf psychische Ursachen wahrgenommen werden. Durch die Demonstration der Hypnose lassen sich aber, wie wir an vielen Beispielen gesehen haben, derartige Vorgänge so unabweisbar verdeutlichen, daß eben darin der große Wert der Hypnose als Unterstützungsmittel beruht. Die Überlegung, daß ein autosuggestiver Zustand nach langsamer Entwicklung meist einige Zeit hindurch in der gleichen Richtung wirksam bleibt, sich also in aller Ruhe ausbreiten und vertiefen kann, erklärt es ohne weiteres, daß auch die Desuggerierung eines solchen Zustandes seinem Aufbau entsprechend längere Zeit in Anspruch nimmt.

Eine Posthypnose nun, die auch im Wachzustand des Patienten in der während der Hypnose eingeschlagenen Richtung der Therapie weiterarbeitet, wird meist erst erreicht, wenn nach einer Reihe von Hypnosen eine gewisse Gewöhnung an den hypnotischen Zustand eingetreten ist und damit Tiefengrade erreicht werden können, die alle verlangten Suggestionen in voller Klarheit und Sauberkeit zur Ausführung gelangen lassen. Bestehen in den Vorhypnosen noch gewisse Differenzen zwischen Patient und Hypnotiseur, werden also manche Suggestionen nur mangelhaft oder gar nicht ausgeführt, so ist der Patient noch nicht in einem für die Posthypnose geeigneten Zustand. Man wird deshalb die Termin- oder Posthypnose erst dann in den Therapieplan aufnehmen, wenn jede Hemmung gegen die Hypnose beseitigt und die Ausführung der Suggestionen völlig einwandfrei ist.

Damit soll natürlich nicht gesagt sein, daß Gleiches auch für unsere rein experimentelle Darstellung gilt: haben wir es doch hier mit an sich gesunden und normalen Versuchspersonen zu tun, die nicht wie heilungsuchende Patienten in irgendeiner Form psychisch gehemmt sind und folglich bei einigermaßen günstigen Voraussetzungen ohne allzu lange Vorbehandlung Posthypnosen zur Durchführung bringen. Immerhin wollen wir der Wichtigkeit des Phänomens wegen den Gang einer Demonstration von den einleitenden Besprechungen an noch einmal in aller Ausführlichkeit klarlegen, obwohl gerade diese Vorbereitungen des eigentlichen Versuchs schon mehrfach geschildert wurden. Aber es kann gar nicht oft genug auf ihre große Bedeutung für das Gelingen der Hypnose hingewiesen und immer wieder betont werden, daß die ganze Therapie häufig von einer sachgemäßen Einleitung und klugen Begrenzung der Ersthypnose abhängt, die für den Glauben an den Arzt und die Behandlungsmethode auschlaggebend ist.

14. Demonstration
Männliche Versuchsperson, gesund;
Erzeugung von Halluzinationen; posthypnotischer Auftrag

Die ausgewählte Versuchsperson erklärt, daß sie bereits an verschiedenen hypnotischen Sitzungen teilgenommen habe, ohne daß die beabsichtigten hypnotischen Phänomene bei ihr erzielt worden seien. Allerdings habe es sich dabei nicht um ärztliche Hypnosen gehandelt, sondern um Darbietungen eines Laienhypnotiseurs. Sie sei auf die Bühne gerufen und mit einigen anderen der Reihe nach scharf angesehen worden. Dann habe der Mann erklärt, jetzt würden ihre Arme und Beine steif sein, was aber keineswegs der Fall gewesen sei. Sie habe die ganze Geschichte für Hokuspokus gehalten, der keinen Einfluß auf sie haben könne.

Diese Ausführungen weisen auf eine bestimmte Abwehrreaktion der Vp. hin. Sie nimmt offensichtlich die ganze Hypnose nicht ernst und bringt damit zum Ausdruck, daß sie den ganzen Vorgang hier als nutzlose Spielerei betrachte, bei der sie zudem eine gegen ihre Persönlichkeit gerichtete Einwirkung über sich ergehen lassen würde. In diesem Sinne hat sie sich überhaupt auch zur Teilnahme an dem Versuch geäußert: „Ja gut, ich bin bereit, mich hypnotisieren zu lassen. Aber blamieren tu' ich mich nicht. Ich will wissen, was mit mir gemacht wird. Der Versuch muß genau begrenzt werden. Es wäre mir unangenehm, wenn ich hier vor Zeugen irgendwelche Dinge reden müßte."

Ich beginne nach entsprechender Belehrung die Einleitung der Hypnose durch Augensymptome. Das Spiel der Pupillen, das Brennen der Augen, ein beginnendes Wärmegefühl, das sich als Rötung des Gesichtes manifestiert, sind die positiven Anhaltspunkte dafür, daß mein wegen der skeptischen Haltung der Vp. begrenztes Programm erfolgreich durchgeführt ist. Nach der Desuggestion erklärt die Vp., sie habe wohl gesehen, daß die Fingerspitze bald deutlich, bald undeutlich gewesen sei; auch wäre ein gewisses Wärmegefühl zu spüren gewesen. Geschlafen habe sie aber nicht, auch sei sie jetzt nicht müde — wenigstens nicht in den Armen, während sie in den Beinen allerdings ein leichtes Ziehen spüre, als ob sie rasch hintereinander ein paar Treppen hinaufgelaufen sei.

Auf diesen Angaben muß ich selbstverständlich weiterbauen, indem ich etwa Folgendes erkläre: ,,Sie werden sich erinnern, daß wir bei der Einleitung vorhin von Schlafen oder Müdigkeit überhaupt nicht gesprochen haben. Sie können deshalb auch nicht erwarten, daß Sie eine Müdigkeit verspüren, wenn gar keine hervorgerufen werden sollte. Wie Sie jedoch selbst zugeben, wirkt sich trotzdem die erste Hypnose bereits über die von uns festgesetzten Grenzen aus, indem Sie jetzt von Müdigkeitserscheinungen in den Beinen sprechen, die doch vor der Hypnose bestimmt nicht vorhanden waren. Wenn Sie nun aber dieses Gefühl von Müdigkeit und Schwere in den Beinen so deutlich wahrnehmen, so werden wir das in der zweiten Hpynose natürlich weiter ausbauen. Sagen Sie mir nun noch einmal, wie diese Müdigkeit sich auswirkt. So wie ich diese Erscheinungen von vielen Beispielen kenne, wird sich das Schweregefühl inzwischen sicher noch verstärkt haben?"

Selbstverständlich stelle ich diese Suggestivfrage mit voller Absicht, um auf diese Weise eine Grundlage für mein weiteres Vorgehen zu schaffen. Vp. geht auch ohne Zögern darauf ein, indem sie angibt: ,,Die Beine werden mir wirklich immer schwerer. Am liebsten möchte ich sie jetzt ausstrecken."

Damit habe ich außer den aus der ersten Hypnose gesicherten Augensymptomen für die nächste Hypnose einen zweiten wichtigen Anhaltspunkt, der mir nicht bestritten werden kann. Trotzdem begrenze ich auch jetzt noch den Umfang der Suggestionen, indem ich sage: ,,Die Hypnose wird sich jetzt außer der Wirkung auf Ihre Augen und das Wärmegefühl im Gesicht nur auf eine zunehmende Müdigkeit im ganzen Körper erstrecken. Diese Müdigkeit wird aber nur ganz allmählich eintreten, so wie wir auch die Hypnose selber nur allmählich steigern."

Der Augenschluß tritt schon nach wenigen Sekunden ein; ich suggeriere vorerst nur Allgemeinsymptome: ,,Sie werden immer ruhiger; Sie atmen tief. Sehen Sie, wie Sie jetzt immer ruhiger werden, fühlen Sie auch eine allgemeine große Gleichgültigkeit. Genau so, wie Sie vorhin während der ersten Hpynose meinen Finger nur noch undeutlich sahen, genau so, wie Ihre Augen glänzten, tränten und schließlich vor lauter Müdigkeit zufielen, obwohl ich Ihnen nicht einmal den Auftrag dazu gab — genau so werden Sie jetzt auch immer müder und müder."

Ich bin inzwischen hinter die Vp. getreten, lege ihr meine Hände auf die Schultern und übe einen bald leichteren, bald kräftigeren Druck auf sie aus. Dabei fällt durch die Schaukelbewegung der rechte Arm der Vp. von der Sessellehne herunter. Die Vp. selbst folgt meinem leisen Druck, der für sie selbst kaum spürbar werden darf, willig in jeder eingeschlagenen Richtung. Keinerlei muskulärer Spannungswiderstand, keine motorische Hemmung ist zu bemerken. Auf Grund dieses einwandfreien Tatbestandes suggeriere ich weiter: ,,Sehen Sie, wie sich die Müdigkeit allmählich in Ihrem rechten Arm ausbreitet!", wobei ich den rechten Arm vorsichtig einer Prüfung unterziehe. Er hängt gleich einem ruhenden Gewicht an der Vp. Als ich ihn leicht anhebe, fällt er ohne jeden muskulären Widerstand in die alte Hängelage zurück. Auch die Haltung der Beine hat sich inzwischen aus einer angezogenen Kniebeugung in eine Strecklage gewandelt. Es sind also zwei positive Symptome vorhanden, die der Vp. in Form einer weiteren Suggestion evident gemacht werden müssen: ,,Sie fühlen, wie Ihr Arm schwer geworden ist!" und ,,Auch Ihre Beine sind so schwer geworden, daß Sie sie nicht mehr heben können." Darauf gehe ich zu einer neuen Suggestion über: ,,Ihre Arme sind jetzt auch so schwer, daß Sie weder den einen, noch den anderen hochheben können. Versuchen Sie einmal, es wird sicher kaum gehen." Die Vp. macht eine vergebliche Anstrengung, worauf ich sofort zu der Suggestion einer Unbeweglichkeit der Beine überleite: ,,Auch Ihre Beine sind jetzt so müde, daß Sie sie weder nach vorn noch rückwärts bewegen können." Vp. macht wieder eine Anstrengung und murmelt mit gepreßter Stimme ein ,,Ich kann nicht". Sofort setzt eine Beruhigungssuggestion ein: ,,Der Zwang weicht nun wieder von Ihnen. Sie können schon wieder einen Arm bewegen. Versuchen Sie einmal, den rechten Arm hochzuheben, sehen Sie, es geht ganz ausgezeichnet. Nun bewegen Sie auch den linken Arm — so ist es recht —, nun das rechte Bein, und schließlich auch das linke Bein. Sie sehen, alles ist wieder in Ordnung, denn die Hypnose kann jede Erscheinung, die sie hervorgebracht hat, auch wieder verschwinden lassen."

Nachdem die Desuggestion vollendet ist, erklärt die Vp., daß sie nun keinerlei Zweifel mehr an der Durchführbarkeit der Hypnose habe. Nachdem ich auf solche Weise durch eine Steigerung des Vertrauens in die Wirklichkeit der Phänomene den Glauben der Vp. an die Hypnose in hinreichendem Maße gefestigt habe, suggeriere ich als vertiefende Vorbereitung auf die später folgenden Demonstrationen der Posthypnose zuerst noch eine Veränderung des Persönlichkeitsbewußtseins, die das prompte Reagieren der Vp. besonders klar zum Ausdruck bringen wird:

,,Sie werden jetzt durch die Hypnose in Ihr neuntes Lebensjahr zurückversetzt. Es ist Sommer, die Uhr geht auf acht, Sie müssen gleich zur Schule gehen... Du mußt Dich eilen, Junge, daß Du nicht zu spät kommst! Du bist in der dritten Klasse, nimmst Deine Schulbücher heraus und gehst mit Deinen Kameraden zur Schule."

Sofort nimmt die Vp. das Thema auf: ,,Du, Karl, wir müssen uns eilen, sonst gibt's wieder Krach! Ich hab' noch genug vom letzten Mal, als er mir so auf die Finger geschlagen hat. Gibst Du mir nachher schnell mal Dein Rechenheft? Ich bin noch nicht ganz fertig mit der letzten Aufgabe — hab' Dir auch ein paar Briefmarken mitgebracht."

Ich suggeriere der Vp., daß sie sich in der Deutschstunde befände, aufgerufen würde und die Hausaufgabe vortragen solle. Während ich die Situation noch näher beschreibe, meldet sich die Vp. plötzlich mit hochgerecktem Zeigefinger und sagt in weinerlichem Ton: „Herr Lehrer, ich muß mal raus, ich kann's nicht mehr halten!" Ohne meine Erwiderung abzuwarten, steht die Vp. auf, geht geradeswegs durch das Zimmer, biegt dann scharf ab und sucht die Tür. Ich suggeriere ihr den Weg zur Toilette, Vp. will ihre Verrichtung jedoch in einer drastisch-kindlichen Weise erledigen, indem sie sich einfach gegen die Wand zu stellen versucht. Nach dem „Urinieren" klopft Vp. vor dem Betreten des Zimmers an die Tür, geht dann umständlich, suchend auf ihren Platz zurück und setzt sich hin. Im weiteren Verlauf der Szene meldet sich Vp. mehrmals nach Schülerart, steht auf, sagt Teile eines Gedichtes auf, setzt sich wieder. Später macht sie auch Schreibbewegungen, und als ich ihr ein Stück Papier und einen Bleistift hinschiebe, schreibt sie ungelenk ein paar Worte in einer Schriftform auf, die dem Stand der dritten Schulklasse entspricht.

Nun suggeriere ich ihr, daß sie Rechenstunde habe. Ich frage nach den Tagesaufgaben — sie kramt in einem imaginären Schulranzen, holt ein vorgestelltes Heft heraus und beginnt verschiedene Rechenaufgaben vorzulesen, deren Lösung sie gleichfalls angibt. Bei genauer Kontrolle stellt sich eine Falschlösung heraus. Ich weise sie darauf hin und verlange, sie solle die letzte Aufgabe noch einmal genau vorlesen, die einzelnen Zahlen zusammenzählen und das Ergebnis prüfen, ob es auch wirklich stimme, sie habe fünf Minuten Zeit dazu. Nach einigem eifrigen Rechnen meldet sie sich und berichtet: „Herr Lehrer, ich habe mich verschrieben. Es heißt nicht 375, sondern 373."

Sofort gehe ich weiter: „Nun lies mal aus dem Rechenbuch die Aufgaben vor, die Ihr für morgen machen sollt. Es sind die drei nächsten." Langsam und bedächtig liest die Vp. drei Rechenaufgaben vor, von denen sich später herausstellt, daß sie in dem von ihr früher benützten Rechenlehrbuch tatsächlich vorkommen. Ebenso gibt sie mir auf die Frage nach dem Titel des Buches eine genaue Beschreibung der ersten Buchseite mit allen Einzelheiten.

Damit breche ich die Demonstration ab und desuggeriere. Im Wachzustand weiß die Vp. nichts von allen diesen Vorgängen. „Ich habe keine Ahnung, was mit mir inzwischen geschehen ist. Mir ist zumute, als ob ich sehr weit weg gewesen wäre." Auch meine Frage, ob sie vielleicht etwas geträumt habe, beantwortet sie mit einem „Ich weiß von nichts." Ich dringe noch einmal in sie und frage geradezu, ob sie nicht von der Schule geträumt habe, aber sie bleibt dabei, von nichts zu wissen: „Es ist möglich, aber ich kann mich nicht erinnern." (Über diese Amnesie wird später noch zu sprechen sein.)

Jedenfalls ist durch diesen Versuch einwandfrei erwiesen, daß die Vp. weitgehend hypnotisch alteriert ist und infolgedessen Halluzinationen jeder gewünschten Art hervorbringen kann. Es ist deshalb mit Sicherheit anzunehmen, daß auch die Demonstration einer Posthypnose, zu der wir jetzt übergehen, auf keinerlei Schwierigkeiten mehr stoßen wird. Sobald die Vp. wieder in den nötigen hypnotischen Zustand versetzt ist, gebe ich ihr die entsprechende Suggestion, d. h. ich erkläre ihr, daß sie nach Beendigung der Hypnose, also nach Wiedergewinnung des Wachbewußtseins, einen bestimmten Befehl auszuführen habe. Sie soll einer im Zimmer anwesenden Dame möglichst geschickt und unauffällig die Handtasche wegnehmen und sie auf einem Tisch unter Zeitschriften verbergen. Diesen Befehl wiederhole ich mehrere Male in eindringlichem Tone und füge hinzu, daß er auch gegen lebhafte innere Hemmungen durchgesetzt und zur Ausführung gebracht werden müsse: „Sie werden diesen drückenden Zwang, der Sie zur Ausführung des Befehles treibt, immer deutlicher spüren. Ihr Bewußtsein wird so davon erfüllt werden, daß Sie sich ihm nicht widersetzen können, sondern alle Vernunftgründe unbeachtet lassen, um dem hypnotischen Auftrag gemäß zu handeln."

Andererseits suggeriere ich aber der Vp. eine ausgedehnte Amnesie gegenüber dem Vorgang; auch soll sie nicht in der Lage sein zu erkennen, wer ihr den Auftrag gegeben hat.

Die Desuggestion erstreckt sich diesmal auf alle Gebiete der Suggestion mit Ausnahme der Posthypnose. Ich erkläre der Vp., daß sie sich wieder völlig frisch und munter fühle, ihre Glieder ohne jede Hemmung gebrauchen könne und geistig in bestem Zustand sei. Dabei erschwere ich das Experiment noch insofern, als ich die Vp. durch Zwischenfragen nach ihrem Alter, Beruf usw. davon abhalte, sich sogleich schon während der Desuggestion auf den posthypnotischen Auftrag zu konzentrieren. Nach Beendigung der Desuggestion setze ich die Unterhaltung fort, doch ergibt eine selbst oberflächliche Betrachtung, daß die Vp. doch nicht völlig frei von irgendeinem fremden Einfluß ist. Sie sitzt unbeweglich, blickt starr vor sich hin, gibt nur monotone Antworten, zu deren Formulierung sie auffallend lange braucht. Auch der Lidschlag ist noch deutlich verlangsamt. Ihre erste Bewegung ist ein Drehen des Kopfes in der Richtung der ihr bezeichneten Dame. Dann geht sie dazu über, die Handtasche zu fixieren, man sieht ihr an, wie sich nun ein innerer Kampf zwischen Müssen und Nichtwollen in ihr abspielt. Die persönlichen Hemmungen, die gegen eine Ausführung des posthypnotischen Auftrags sprechen, müssen von dem immer stärker sich auswirkenden Zwang zu seiner Ausführung niedergerungen werden. Alle körperlichen Anzeichen deuten darauf hin, daß die Vp. sich in einer Konfliktstimmung befindet: sie atmet unruhig-vertieft, ihr Gesicht rötet sich und zeigt einen gespannten Ausdruck, ihre Finger bewegen sich auf der Unterlage hin und her, als ob sie nach etwas greifen wollte.

Ich lenke sie nun nicht mehr mit Fragen ab, sondern lasse ihr Zeit, sich auf den Befehl zu konzentrieren. Schon nach wenigen Minuten macht sie einen Versuch, vom Stuhl aufzustehen, setzt sich aber gleich wieder. Während ich eine gleichgültige Bemerkung mache, steht die Vp. nun doch langsam auf, tritt an den Tisch mit den Zeitschriften, die sie einige Male hin und her schiebt. Darauf wendet sie sich der Dame zu, zögert wieder, betrachtet mit Spannung deren Armbanduhr und setzt schließlich stockend zu der Bitte an, ihr doch die genaue Zeit zu sagen, sie hätte heute abend noch eine Verabredung. Während die Dame ihren Arm bewegt und nach der Uhr sieht, greift die Vp. geschickt nach der Tasche, die sie mit Handrücken und Körper zu verdecken sucht, dankt hastig, atmet tief auf und zieht sich vorsichtig zurück. Die Vp. geht einmal an dem Tisch vorbei, tritt dann wieder an ihn heran, greift nach einer der Zeitschriften, die sie anscheinend in Leseabsicht öffnet. Sie blickt hinein, beugt sich dabei über den Tisch und legt gleichzeitig die Handtasche zwischen die Zeitschriften. Darauf kehrt sie zu ihrem Stuhl zurück, auf dem sie offensichtlich erschöpft, mit entspannter Muskulatur niedersinkt.

Dennoch zeigt die Vp. jetzt einen ganz anderen Wesensausdruck als vor Erledigung des Auftrages: sie blickt wieder frei umher, wird lebhafter, obwohl ihr noch ein wenig unbehaglich zumute zu sein scheint, da sie wohl fühlt, daß sie sich mit der eben vorgenommenen Handlung verstandesmäßig auseinandersetzen muß. Aber ihre Miene weist darauf hin, daß sie die plausible Erklärung schon gefunden hat. Als ich sie frage: ,,Warum haben Sie eigentlich eben der Dame die Handtasche weggenommen und sie hier unter die Zeitschriften gelegt?", zeigt sie kaum Verwirrung, sondern hat sofort eine Antwort bereit: ,,Das will ich Ihnen sagen. Die ganze Zeit hat es mich beunruhigt, daß die Tasche herunterfallen könnte. Vielleicht ist etwas Zerbrechliches darin? Deswegen habe ich sie lieber weggenommen und dort auf den Tisch gelegt."

Ich wende nun ein, daß solches Benehmen doch einigermaßen sonderbar sei, und ob diese Begründung denn wirklich ehrlich gemeint sei? Sie solle doch zugeben, daß ihr Verhalten ganz andere Ursachen gehabt habe, die sie uns lieber vorenthalten wolle! Vp. versichert jedoch lebhaft, es sei wirklich nur die Befürchtung des Hinunterfallens gewesen, und wenn ich es wünsche, werde sie der Dame ihre Tasche selbstverständlich sofort wiedergeben. Meine Bemerkung, ob der Vorgang vielleicht mit der Hypnose zusammenhinge, wird energisch abgelehnt: ,,Was soll denn die Tasche mit der Hypnose zu tun haben! Mir kam einfach der Gedanke, ich müßte die Tasche hinüber auf den Tisch legen, damit sie nicht herunterfiele, und da habe ich's denn so gemacht."

Man erkennt unschwer, daß der ganze Aufbau der Entschuldigung lediglich durch die Amnesie bedingt ist, die ich der Vp. gleichfalls hypnotisch auferlegt habe und unter deren Einfluß es ihr auch völlig entgangen ist, von welcher Seite überhaupt der Auftrag kam, der seine Intensität immerhin noch einige Zeit beibehält. Der Beweis für diese Behauptung ist sehr einfach: ich brauche die vorhandene Sperre nur durch eine neue Hypnose zur Lösung zu bringen, indem ich der Vp. suggeriere, sie sei nunmehr imstande, sich wieder an alle Gedankengänge des vorangegangenen hypnotischen Zustandes zu erinnern, auch an den Inhalt des ihr erteilten Auftrages, und sie könne ihre innere Situation vor und nach seiner Ausführung schildern. Es ist dabei durchaus nicht notwendig, der Vp. die Suggestion des posthypnotischen Auftrags nochmals in aller Ausführlichkeit darzustellen. Die Realisation der Suggestion war ja in vollem Maße vorhanden; der Beweis dafür wurde durch die Ausführung des Auftrages geliefert. Es handelt sich also lediglich um eine Aufhebung der Sperre, die noch für die gedankliche Reproduktion des Ausgeführten besteht.

Nach der Desuggestion beschreibt die Vp. ihre Eindrücke wie folgt: ,,Ich erinnere mich jetzt deutlich, daß ich vorhin, während der Hypnose, von Ihnen den Auftrag bekam, ich möge jener Dame dort ihre Handtasche wegnehmen und sie unauffällig hier unter den Zeitschriften verstecken." Vp. wiederholt den Inhalt des posthypnotischen Auftrags sogar wortgetreu. Ich wende ein, daß es doch komisch anmute, wenn sie ihr Verhalten plötzlich mit einem hypnotischen Auftrag erklären wolle, während sie uns noch vor fünf Minuten beteuert habe, daß sie nur die Tasche vor dem Herunterfallen habe bewahren wollen. Vp. ist selbst erstaunt über diesen Widerspruch, räumt aber sogleich freimütig ein: „Ich bitte um Entschuldigung, vorhin ist es mir einfach nicht in den Sinn gekommen, daß mein Verhalten auf die Hypnose zurückzuführen sein könnte. Ich stand einfach wie unter einem Zwang, der sich immer mehr zu dem Gedanken verdichtete: du mußt jetzt da die Tasche wegnehmen — es gehe wie es wolle. Ich kann Ihnen ja jetzt ruhig sagen, daß ich am liebsten davongelaufen wäre, weil man so etwas doch nicht tut. Aber dann konnte ich nicht anders, und als ich nach der Zeit gefragt hatte, war es mir, als wenn eine innere Stimme diktierte: greif' zu, du mußt es jetzt tun! Der Druck war so stark, daß ich ihn wie eine Zentnerlast zu spüren glaubte, und im selben Maße empfand ich auch Befreiung und Erleichterung, als ich die Situation hinter mir hatte.

Wenn ich mir das alles jetzt vergegenwärtige, kommt es mir allerdings so vor, als hätte ich bei allem Kampf mit meiner eigenen Kritik daneben auch das Gefühl gehabt, es könne mir nichts weiter passieren, ich täte wohl nichts Unrechtes, und vor allem: ich wäre schließlich doch nicht ganz verantwortlich dafür, denn vielleicht hinge dieser übermächtige Drang irgendwie mit Ihnen und mit der Hypnose zusammen."

Dieser Versuch beweist deutlich den Zwangsmechanismus, der in der Hypnose aktiv wird. Zugleich ergeben die Ausführungen der Vp. über ihr Erleben während dieses Versuches weitere interessante Anhaltspunkte. Der suggestiv gesetzte Zwangsgedanke wird, wie wir gesehen haben, keineswegs reaktionslos hingenommen, sondern von dem Hypnotisierten je nach der Intensität der ausgelösten Vorstellung verarbeitet und in positiver oder negativer Richtung ausgebaut. Die hier aufgetragene Handlung war objektiv etwas völlig Harmloses; und wenn die Vp. sie ausführte, so hatte sie an sich nur die Unlustmomente gegenüber der konventionellen Ungewöhnlichkeit ihres Tuns zu überwinden. Sie entledigte sich ihrer, indem sie die ethisch-moralische Betrachtung ihres Tuns in den Vordergrund rückte und dahin entschied, daß in dieser Hinsicht nichts Ungebührliches von ihr unternommen würde.

Wichtig ist ferner Folgendes: zwar gab die Vp. im Zustand der Amnesie an, die von ihr durchgeführte Zwangshandlung sei aus dem Nichts entstanden und völlig unabhängig von der mit ihr vorgenommenen Hypnose. Dies ist aber nur eine oberflächliche, dem Augenblick entsprungene Bewertung der Vp., eine Verlegenheitserklärung, mit der sie ihr Verhalten möglichst rasch motivieren möchte. Im Grunde weiß sie wohl, daß sie nichts tun würde, was ihre Persönlichkeit schädigen könnte. Hätte ich der Vp. zum Beispiel im oberflächlichen Zustand der Hypnose, der an sich noch eine gewisse Kritikfähigkeit zuläßt, den Auftrag erteilt, mit einem geladenen Revolver gegen jemand vorzugehen, so könnten sich aus den gleichen bewußten Regungen der Persönlichkeitserhaltung die der Ausführung des Auftrages entgegenwirkenden Strömungen erheblich stärker zeigen. Anders liegen die Verhältnisse während der Tiefenhypnose, in der eine fast vollkommene Kritikunfähigkeit besteht und in der sich eine derartige Bewußtseinsspaltung ausbildet, daß es in diesem hypnotischen Zustand zu verbrecherischen Handlungen kommen kann, wie ich es in meinem Buche

"Das Verbrechen in Hypnose und seine Aufklärungsmethoden" geschildert habe.

Aber selbst wenn die Vp. solche Erwägungen nicht anstellt, so können im oberflächlichen Stadium der Hypnose noch gegenüber der eigentlichen Ausführung des Auftrages so intensive moralische Hemmungen auftreten, daß der Auftrag dadurch unmöglich wird. Um einen solchen Ablauf zu verdeutlichen, sei hier ein Beispiel angefügt, das typisch für die eben geschilderte Situation ist:

15. Demonstration
Männliche Versuchsperson, gesund;
posthypnotischer Auftrag zu einem Verbrechen

Die Vp. hat zunächst in normalem Zustande im Garten mit dem Revolver nach einem Baum geschossen, dann den Revolver mit eigener Hand neu geladen. Sie weiß also, daß Waffe und Patronen in Ordnung sind. Darauf wird sie in eine oberflächliche Hypnose gebracht ohne spezifische Suggestionen, die ihre Kritikfähigkeit, ihren Willen in besonderer Weise beeinflussen, wie man es bei derartigen Aufträgen tun müßte, und bekommt den Auftrag, auf eine Person zu schießen, die ich ihr bezeichne und die ausdrücklich ihr Einverständnis erklärt. Die Vp. soll innerhalb einer Minute nach Lösung der Hypnose den vor ihr liegenden Revolver ergreifen, auf die Brust der betreffenden Person zielen und abdrücken. Das Experiment ist dadurch vollkommen gefahrlos, daß nur die erste, bereits abgeschossene Patrone eine wirkliche Patrone war, während alle anderen, noch im Laufe befindlichen Geschosse unschädliche Imitationen sind, was aber der Vp. selbstverständlich unbekannt ist.

Die Vp. gerät in Erregung, fixiert dauernd die vor ihr liegende Waffe, ist motorisch äußerst unruhig. Noch ehe die angegebene Frist verstrichen ist, bittet sie mich hastig um ein Glas Wasser, es sei ihr plötzlich nicht wohl, irgend etwas Dunkles steige in ihr auf, sie wisse nicht, was da mit ihr vorgehe. Dann springt sie wie getrieben in die Höhe, will nach der Waffe greifen, sinkt in sich zusammen, gleitet zu Boden und bleibt unbeweglich liegen. Sie wird auf eine Bank gelegt, kommt nach einigen Minuten wieder zu sich, blickt erstaunt umher. Sie versucht sich zu orientieren, ist aber noch etwa zehn Sekunden lang verwirrt. Die große Intensität ihrer Hemmungen hatte sich zu einer tiefen Ohnmacht umgeformt, durch die sie vor der Ausführung des von ihr innerlich abgelehnten Auftrages sicher war.

Nach diesem Zwischenfall bittet mich die sonst sehr suggestible Vp., doch von weiteren hypnotischen Versuchen mit ihr abzusehen. Auf Befragen gibt sie an, sie erinnere sich deutlich aller Einzelheiten des letzten Versuchs: sie habe auf jemand schießen sollen, sei aber trotz des empfundenen starken Zwanges dazu nicht in der Lage gewesen. Sie sei vielmehr innerlich mit einem Male von den die Hypnose betreffenden Vorgängen ganz weit entfernt gewesen, so daß sie sich wie in einer traumlosen Gedankenleere befunden hätte. Dann sei ihr das normale Bewußtsein langsam wiedergekehrt, der Gedanke an die Ausführung des Auftrages sei nur mehr ganz schwach in Erscheinung getreten, hätte aber keine Macht mehr über sie besessen, da sie ihn durch kritische Betrachtung seines zwingenden Charakters entkleidet habe.

Bei einer anderen, in *Tiefenhypnose* befindlichen Versuchsperson verlief dieser Versuch durchaus positiv. Die Vp. ergriff den Revolver und drückte ab, ohne zu zögern. (Vergl. ,,Das Verbrechen in Hypnose" von L. Mayer sowie den Hochschulfilm ,,Versuche zur forensischen Bedeutung der Hypnose" von L. Mayer.)

Hemmungsmechanismen

Der unbewußte Mechanismus der Hemmung, der sich hier sofort zugunsten des bedrohten Ich durchsetzte, ist als exaktes Lehrbeispiel nur eine Analogie für viele Krankheitsbilder aus der ärztlichen Praxis. Wie viele plötzlich auftretende Ohnmachten, Anfälle, pseudoepileptische Erscheinungen, Dämmerzustände werden nicht in ähnlicher Weise unbewußt ausgelöst, um das Bewußtsein durch Vorschieben einer körperlichen Hemmung vor Schaden zu bewahren. Wie viele unbewußte Triebregungen, verbrecherische Instinkte, die in immer wiederholter Folge ihren Träger zu unerlaubten Handlungen oder gar Verbrechen anreizen, werden auf diesem Wege abgefangen, ehe sich ihre Häufung in eine Zwangshandlung innerlich dennoch abgelehnten Inhaltes umsetzen konnte.

Regelmäßig wiederkehrende Ohnmachtsanfälle und vor allem gewisse motorische Reaktionen, die mit Bewußtseinsschwund einhergehen, müssen deshalb immer auf diese Ätiologie hin geprüft werden. Die genaue Beobachtung des Kranken während seines hysteriformen Anfalles gibt nicht selten schon gewisse Anhaltspunkte für den Ursprung seiner Trieb- und Abwehrmomente, die im Widerstand gegen fremde Hilfe, Umsichschlagen u. ä. zum Ausdruck kommen. Auch das Zusammenbeißen und Knirschen der Zähne ist meist nichts anderes als eine Abwehrreaktion: der Kranke will etwas sagen, das eigentlich nicht gesagt werden darf; eisern verhindert die Muskulatur das Losbrechen des Redestromes, damit kein Wort über die Lippen dringt. Nicht anders ist es mit dem Zungenbiß, dessen symbolische Bedeutung sich geradezu in der volkstümlichen Redewendung ,,Lieber würde ich mir die Zunge abbeißen, als daß ich dies und jenes verrate" manifestiert. Das Schlagen der Arme und Beine, die gespannte Muskulatur weisen auf eine motorische Aktion hin, die gegen eine unbekannte Kraft gerichtet ist, d. h. die Steifheit der Muskeln verhütet deren Benützung zur Ausführung einer unbewußt gewollten Handlung, gegen die ein starker innerer Widerstand besteht.

Persistierende psychogene Lähmungserscheinungen, die von derartigen Anfällen zurückbleiben können, weisen nicht selten ebenfalls auf solche unbewußten Zusammenhänge hin, indem sie Körperteile betreffen, mit denen der Träger eine vom Gewissen nicht gebilligte Handlung ausführen wollte, so daß aus diesem inneren Widerstreit eine Lähmung des Armes, der Hand, des Fingers produziert wird.

Allgemein läßt sich sagen: hinter jeder motorischen Funktion steht irgendeine seelische Ursache, die dem Menschen häufig unbewußt bleibt. Sie wird verdrängt, vergessen, die Reproduktionsmöglichkeit ist gehemmt. Der durch die unbewußte Ursache bedingte Zwang verlangt aber eine Auslösung; Bewußtsein und Kritik wenden sich hemmend dagegen und das Unbewußte verstärkt diese Hemmung notfalls dahin, daß es dem Träger den Ausweg in körperliche Behinderungen freigibt, die ihm die Ausführungsmöglichkeit nehmen und damit die Zwangslage beseitigen.

Die Auswirkungen des Zwanges können, wie wir an unseren Hypnoseversuchen gesehen haben, sehr verschiedener Art sein. So wurde in einem Falle die Vp. plötzlich sehr erregt. Ohne daß eine entsprechende Suggestion gesetzt worden wäre, ließ sich ein verstärktes Pulsieren der Karotis am Halse feststellen; die Atmung war beschleunigt; ein Schweißausbruch trat ein; die motorische Unruhe machte sich in Bewegungen Luft. Abgesehen davon, daß solche Erscheinungen als Fingerzeige für geheimgehaltene Komplexe des betreffenden Versuchsobjektes wichtig sind, müssen heftige Erregungszustände selbstverständlich rechtzeitig abgebremst oder überhaupt verhütet werden. Dies geschieht am besten dadurch, daß man im Wege einer Beruhigungssuggestion darauf hinweist, die Ursache der eben auftretenden Erregung werde dem Träger auch nach der Hypnose deutlich bleiben. Eine trotzdem anhaltende Wirkung kann abgeschwächt werden, indem man die Vp. durch eine Zwischensuggestion von der Konzentration auf ihren momentanen Zustand abbringt. Jedenfalls ist die Ausbreitung größerer Erregungszustände möglichst zu vermeiden, da sie unter Umständen unangenehme Schockwirkungen im Gefolge haben kann.

16. Demonstration
Migränepatient. ,,Einschleichende" Hypnose.
Posthypnose als therapeutisches Hilfsmittel

Die Posthypnose kann durch ein bestimmtes Zeichen autosuggestiv ausgelöst werden. Ein Kennwort muß genügen, um augenblicklich den ganzen, durch den posthypnotischen Auftrag betroffenen Symptomenkomplex zu realisieren. Wir wenden uns deshalb jetzt einem Versuch zu, der das ,,Einschleichen" einer Hpynose zum Thema hat — eine Erscheinung, wie sie in Krankheitsfällen nicht selten vorkommt und dann desuggestiv das Krankheitsbild beeinflußt.

Die ausführlich vorbereitete Vp. erhält den posthypnotischen Auftrag, sie werde nachher im Wachbewußtsein bei Nennung der Zahl Drei augenblicklich wieder in Hypnose verfallen; gleichzeitig würden die Kopfschmerzen, über die sie vorher klagte, und deren psychogener Ursprung uns bekannt ist, durch die posthypnotisch herbeigeführte Hypnose aufs neue ausgelöst; bei Nennung der Zahl Zehn werde sich eine weitere Hypnose aufbauen, die zugleich mit den Kopfschmerzen auch sämtliche sonst gesetzten Vorsuggestionen zum Verschwinden brächte, so daß sie sich völlig frisch und munter fühle und von dem Fortbestehen eines hypnotischen Zustandes nichts verspüre. So wird sich die Hypnose einschleichen, ohne daß es für die Vp. irgendeine äußere Bedeutung hat. Natürlich ist ein verhältnismäßig so komplizierter Auftrag nur bei einer Vp. möglich, die eine entsprechende psychische Konstitution aufweist. In unserem Falle ist eine in mehreren Versuchen erprobte ausgeprägte Neigung zum Somnambulismus vorhanden, die für die Ausführung selbst schwieriger posthypnotischer Aufträge äußerst geeignet ist. Andererseits gibt es natürlich Patienten, die selbst nach einer großen Anzahl von Vorbereitungshypnosen dem posthypnotischen Auftrag gegenüber refraktär bleiben. Bei ihnen empfiehlt sich dann äußerste Vorsicht in der Ausführung jeglicher Hypnosetherapie, da für eine aktive Gestaltung der Hypnosen hier meist hinreichende Angriffspunkte fehlen.

Der Hinweis darauf, daß die einschleichende Hypnose für die Vp. äußerlich nicht wahrnehmbar sein würde, ist von besonderer Bedeutung. Nehmen wir den Fall, daß ein Kranker den posthypnotischen Auftrag erhalten hat, seine Schmerzen würden durch eine ganz bestimmte Situation zum Verschwinden gebracht, wodurch sich notwendigerweise gleichzeitig mit dem Verschwinden des Schmerzgefühles ein hypnotischer Zustand einstellen muß. Nun befindet sich der Kranke aber zur Zeit der Auslösung der Suggestion vielleicht gerade in Gesellschaft oder auf der Straße — es muß also verhindert werden, daß gleichzeitig mit dem Verschwinden der Schmerzen ein hypnotischer Spannungszustand auftritt. Daher müssen bei Posthypnose die Suggestivformeln stets so gesetzt werden, daß keinerlei äußere Anzeichen der Hypnose auftreten. Der posthypnotische Zustand ist also eng zu umgrenzen und jede mögliche Erscheinung bis ins Kleinste festzulegen. Für die nur versuchsweise Vorführung derartiger Phänomene ist natürlich die Einschränkung zu machen, daß schon infolge der Kürze der zur Verfügung stehenden Zeit niemals eine so klare Scheidung der einzelnen Etappen zwischen hypnotischem Zustand und Wachbewußtsein zu erzielen ist, sondern daß wir hier immer mehr oder weniger verwischte Übergänge sehen. So zeigt die Vp. auch im vorliegenden Fall nach der Desuggestion noch deutliche Spuren eines fortbestehenden hypnotischen Zustandes. Wir unterhalten uns nun über ein gleichgültiges Thema, das mir alsbald die Demonstration des posthypnotischen Auftrags gestattet. Ich frage: „Wie geht es eigentlich Ihren Eltern und Ihren *drei* Geschwistern?" Beim Aussprechen des Wortes „drei" geht eine deutliche Veränderung mit der Vp. vor. Eben gab sie noch durchaus sinnvolle Antworten, war verhältnismäßig frisch und munter; jetzt sitzt sie plötzlich zusammengesunken da, stöhnt leise und meint, da wäre nun mit einmal wieder dieser eigenartige Migräneanfall, aus heiterem Himmel käme das vor, und man könne sich nicht dagegen helfen. Wir fragen die Vp., ob sie nicht irgendeinen Zusammenhang zwischen diesen so plötzlich auftretenden Schmerzen und der eben gehabten Hypnose vermute; sie verneint mit der Begründung, daß ihre ganze Konstitution und psychopathische Veranlagung ja schon Ursache genug für diese Attacken seien. Während die Vp. in ihrer ganzen Haltung das Bild eines schwer leidenden Migränekranken bietet und mit aufgestütztem Kopf vor sich hinseufzt, werden noch einige Bemerkungen über ihren Zustand ausgetauscht, dann wende ich mich wieder zu ihr hin und sage: „Wollen Sie vielleicht ein Aspirin? Wir haben jetzt ganze *zehn* Minuten lang Ihrer Migräne zugeschaut, das geht doch nicht so weiter."

Kaum ist das Auslösewort „zehn" gefallen, so realisiert sich auch diesmal wieder die Posthypnose in exaktester Weise. Die eben noch niedergeschlagene Vp. wird langsam wieder lebhafter, zeigt zunehmende Frische, sieht sich rings um und erklärt, daß ihr eben wieder bedeutend besser sei, die Schmerzen klängen merklich ab, der Anfall sei diesmal offensichtlich ganz schnell vorübergegangen.

Bei Befragung über die inneren Zusammenhänge dieses plötzlichen Wandels ist Vp. wiederum nicht in der Lage, positive Antworten im Sinne der Posthypnose zu geben.

Immerhin weist auch dieser Versuch darauf hin, ein wie wichtiges therapeutisches Hilfsmittel die Posthypnose werden kann, wenn man sich ihrer mit der nötigen Vorsicht und Verantwortung bedient. Es kann nicht eindringlich genug darauf hingewiesen werden, daß gerade hier bei oberflächlichem Arbeiten und mangelhafter Lösung einmal gesetzter Suggestionen diese sich zu Autosuggestionen umsetzen und dadurch Symptomenkomplexe bilden können, die sich im Wechsel der Verdrängung schließlich zu nervösen Beschwerden ausbilden und im eigentlichen Sinne als „Hypnoseschädigung" anzusprechen wären. Wir haben ferner gesehen, daß die Posthypnose nur eine begrenzte Zeit wirkt, als einmalige Schockwirkung jedoch höchstens bei ausgesprochen psychopathisch Veranlagten Schädigungen hervorrufen kann.

Bei psychisch normalen Personen wird nur dann ein Erfolg der posthypnotischen Suggestion eintreten, wenn diese mit großer Intensität auf die Vorstellungswelt des Betreffenden einzuwirken vermag, also in besonders prägnanter Form dargeboten wird. Je klarer, je eindeutiger der posthypnotische Auftrag formuliert ist, je weniger kritische Angriffspunkte er bietet, desto eindringlicher wird seine Wirkung sein; die Disposition zur Zurückhaltung gefühlsmäßiger Eindrücke ist dort am größten, wo alle Hindernisse beseitigt sind. Aus diesem Grunde ist es wichtig, eine Posthypnose auch nur dann vorzunehmen, wenn der Patient einen völlig einwandfreien hypnotischen Zustand darbeitet. Immer wieder wird selbst von geübten Praktikern übersehen, daß auch bei guter Disposition nicht jede Hypnose, die sich erzielen läßt, qualitativ gleichwertig ist. Es gibt eine ganze Reihe von Affektspannungen, die zu bestimmten Zeiten bei dem Patienten derart dominierend sind, daß sich im gegebenen Zeitpunkt, trotz bereits gelungener Vorhypnosen, mit allen Anhaltspunkten für ein Gelingen auch der Tiefen- und Posthypnosen, diese nicht durchführen lassen.

In solchem Falle bedarf es dann der ganzen Geschicklichkeit des Arztes, um keinen momentanen Mißerfolg hervorzurufen, der womöglich den ganzen, schon erzielten Aufbau gefährdet. Ein langsames Vorantasten, ein nochmaliges Nachprüfen und Sichern des bisher Erreichten durch Vertiefung der bereits vorhandenen hypnotischen Gewöhnung ist also unter allen Umständen ratsamer als zu rasches Vorgehen. Dies ist auch dann zu bedenken, wenn durch vorhergegangene Suggestivbehandlung alle äußeren Hemmungen auf dem Wege der Logik und Kritik normal abreagiert sind.

Wird die Posthypnose nicht wiederholt, so klingen ihre Suggestivwirkungen innerhalb einiger Stunden ab. Psychopathische Typen mit Sondereinstellung zur Hypnose können längere Zeit hindurch unter ihrem Einfluß stehen.

Terminhypnose

Eine Sonderform der Posthypnose ist die Terminhypnose. Sie hat den Zweck, die Suggestion nicht unmittelbar nach der Desuggerierung, sondern erst zu einem späteren Termin zum Durchbruch kommen zu lassen. So kann ich der Vp. etwa den posthypnotischen Auftrag geben, daß sie am nächsten Tag um elf Uhr vormittags eine bestimmte Handlung auszuführen habe. Solche Terminhypnose setzt sich im täglichen Leben in eine entsprechende Autosuggestion des Inhaltes um: ,,Morgen vormittag um elf werde ich das und das tun müssen; ich kann nicht anders" u. dgl. Wir alle kennen ja die Erfahrungstatsache, daß z.B. der Schläfer lediglich unter dem Eindruck einer solchen terminfixierten Autosuggestion trotz großer Müdigkeit morgens ohne Wecker zur bestimmten Zeit aufwacht. Diese Reaktion macht sich die hypnotische Therapie für besondere Krankheitsfälle wie Obstipation usw. zunutze. Der Patient teilt z.B. mit, daß er nur alle drei Tage gegen acht Uhr morgens Stuhldrang verspüre und auch nur alle drei Tage seine Verrichtung erledigen könne. In solchem Falle lassen sich sehr gut auch für die Intervalle terminhypnotisch Änderungen herbeiführen. Man suggeriert etwa Folgendes: ,,Sie werden morgen gegen siebendreiviertel Uhr schon ein leichtes Ziehen im Unterbauch spüren. Dieser Drang wird allmählich immer stärker, so daß Sie gegen acht Uhr ohne irgendwelche Schwierigkeiten wie gewöhnlich Ihren normalen Stuhlgang haben. Anfangs werden Sie noch durch Bauchpressen und andere (genau beschriebene) Übungen nachhelfen müssen, später jedoch wird sich Ihr Stuhlgang mit Hilfe der Hypnose von selbst regeln." Diese Terminhypnose wird sich bei geeigneten Personen unbedingt durchsetzen, und die Erfolge, die bei nervösen Patienten erzielt werden, sind in vielen Fällen derart verblüffend, daß selbst bei chronischer Obstipation auf nervöser Basis, ebenso wie bei Enuresis nocturna unbedingt zu diesem Versuch geraten werden muß.

Wir haben gesehen, daß viele Menschen nichts Genaues über das Entstehen der Posthypnose nach der Hypnose wissen. Es hat sich ferner ergeben, daß erhebliche Erinnerungslücken vorliegen, die der Vp. oder dem Patienten den hypnotischen Aufbau nicht zum Bewußtsein kommen lassen. Aber diese Gedächnislücken bestehen nur scheinbar; denn das Gedächtnis hat mit wechselnder Intensität die suggerierten Engrammkomplexe in sich aufgenommen. Die Vp. kann sogar die Art der Aufnahme demonstrieren, indem sie sie ins Körperliche projiziert. Es liegt diesen Amnesien, die in den verschiedenen Stadien der Hypnose vorkommen können, nicht eine Herabsetzung des Gedächtnisses zugrunde, sondern eine Behinderung der Reproduktionsfähigkeit. Es ist möglich, daß gerade der hypnotische Zwang als solcher für den Patienten unlustbetonte Situationen auslöst, daß also das Unterwerfen unter die Suggestionen des Hypnotiseurs viele Patienten in eine unangenehme innere Lage bringt. Es ist eine feststehende Tatsache, daß im täglichen Leben unangenehme Situationen nach Möglichkeit vergessen oder verdrängt werden. Dieses Bedürfnis zu verdrängen mag auch bei der mangelnden Reproduktionsfähigkeit der Posthypnosen maßgebend sein, denn sobald die verdrängten Gedankenkomplexe bei einer folgenden Hypnose aus dem Unbewußten heraufgeholt werden, können sie auch wieder reproduziert werden. Die Reproduktionsbehinderung ist aufgehoben; die Ideengänge kommen klar zum Vorschein, die vorher vorhandenen Erinnerungslücken sind verschwunden. Je plastischer nun die Suggestionen gegeben wurden, desto deutlicher werden sie reproduziert; deshalb kann die Hypnose auch jegliche Hemmungen, die aus solchem Nicht-Denkenwollen entstanden sind, beseitigen.

Entsprechend kann man Komplexe, die Ausgangspunkte von Krankheitserscheinungen sind, in der Hypnose aus dem Unbewußten heraufholen, wie dies einige Spezialisten in den Anfängen ihrer Behandlungstechnik getan haben, um sie dann bei der Krankheitsbewertung zu berücksichtigen. Gerade dadurch, daß man z.B. den Patienten sein eigenes Krankheitsbild in der Hypnose erleben läßt, kann man Aufschlüsse über die inneren Zusammenhänge gewinnen, die den sonstigen diagnostischen Methoden vorenthalten bleiben. Kleine Momente, die längst aus dem Gedächtnis des Patienten verschwunden waren, kommen wieder zum Vorschein, so daß sich aus einer solchen Konfrontation des Patienten mit seiner Krankheit im hypnotischen Zustand wichtige Anhaltspunkte für die Psychogenese seines Zustandes finden lassen.

Um diesen Zustand noch zu verdeutlichen, gebe ich die Worte des Patienten wieder: „In diesem Zustand handle ich nicht mehr bewußt. Ich empfinde mich als Zuschauer meiner selbst. Die Bilder und Handlungen, die ich Ihnen in Sprache und Bewegung wiedergebe, kann ich jedoch dabei keineswegs korrigieren oder leiten. Sie laufen vor mir wie ein Filmstreifen ab, auf dem ich mich als Schauspieler sehe, der eine bestimmte Handlung spielen muß. Allerdings ist dabei zu sagen, daß ich auch während der Tiefenhypnose doch immer noch ein ganz klein wenig meine eigenen Gedanken zu haben versuche, daß ich mich gelegentlich ruckartig zur Wehr setze, wenn sich das Fremde in mir auszubreiten beginnt. Ich bremse dann ab, komme dabei aber sogleich in ein anderes Stadium, in dem ich wiederum nicht mehr alles vollgültig wahrzunehmen imstande bin. Eigenartig ist es auch, daß ich dann ähnlich wie nach einem Traum hinterher nur einzelne Bilder, nie aber das Ganze in Erinnerung habe und auch die Gedankengänge nicht mehr weiß, die ich doch in der Hypnose sprachlich zum Ausdruck gebracht habe."

Gerade diese Darlegungen bestätigen aufs neue, wie wichtig in diesem Zusammenhang die Ausdrucksformen sind, deren sich der Patient bedient. Es wird im letzten Kapitel (S. 123) noch ausführlicher davon zu sprechen sein.

Amnesielösung

Die Technik der Amnesielösung beruht im wesentlichen auf einer nach jeder Hypnose wiederholten Suggestion, daß jeder einzelne Vorgang während der Hypnose nachträglich in vollem Umfange erinnerlich sein werde. Dadurch werden auch solche Sperrungen überwunden, die nicht unmittelbar mit der Amnesie zusammenhängen, sondern durch innere Hemmungen ausgelöst sind. Ähnlich wie beim Assoziationsverfahren durch das Zurufen von Schlagworten können auch tiefe amnestische Lücken, die durch eine bestimmte Art von Verdrängungen hervorgerufen werden und womöglich sogar das Zentrum eines Komplexes berühren, mit bestimmten Assoziationsworten zur Lösung gebracht werden. Die Beobachtung dieser Assoziationsworte und ihrer Beantwortung durch den zunächst hypnotisierten, später nicht mehr hypnotisierten Patienten, ergeben wertvolle Hinweise, inwieweit hier ein Komplex mehr oder weniger stark durch Verdrängungen verdunkelt wird.

Auch nach der Hypnose ist auf die Gedankengänge des Patienten sorgfältig zu achten und einzugehen. Es kommt z.B. vor, daß auf die Feststellung einer amnestischen Lücke die Begründung folgt: „Da sehen Sie selbst, wie nervös ich bin — nicht einmal die einfachsten Dinge kann ich im Kopfe behalten!" und es baut sich sogleich auf dieser Feststellung ein neuer Komplex mit dem Inhalt der Gedächtnisschwäche auf, der wiederum beachtet und desuggeriert werden muß.

17. Demonstration
Spaltung des Persönlichkeitsbewußtseins

Die Spaltung des Persönlichkeitsbewußtseins tritt im täglichen Leben in verschiedenen Formen auf, die sich auch in der Hypnose demonstrieren lassen. Als Beispiel wird eine Vp., die sich im tiefen Stadium der Hypnose befindet, durch eine einfache Suggestion in eine andere Lebenssituation gebracht. Ich suggeriere: „Sie haben jetzt in der Hypnose die Kontrolle über Ihr Ich verloren. Sie sind nicht mehr in dem Ihnen sonst eigenen seelischen Normalzustand. Sie wissen nicht, wer Sie sind. Wenn ich Ihnen durch Desuggestion die Hypnose wieder löse, so werden Sie weder Ihren Namen noch sonst irgend etwas wissen, was mit Ihrer Persönlichkeit in Zusammenhang steht. Sie werden auch keine Erinnerung haben, wie Sie hierher gekommen sind und weshalb Sie sich hier aufhalten. Kurzum, Sie können sich überhaupt nicht zurechtfinden, ehe ich nicht durch eine neue Hypnose diesen Zustand beseitigt habe. Danach werden Sie selbstverständlich sofort die volle Orientierung über Ihre Person zurückerlangen, Sie brauchen sich also keineswegs zu ängstigen."

Nach der ersten Desuggestion wird die Vp. nach ihrem Namen gefragt: sie schüttelt den Kopf. Man gibt ihr den Auftrag, ihre im Flur abgelegten Kleidungsstücke hereinzuholen: verstört blickt sie sich um, sie ist ganz ratlos und weiß nicht, daß und wo sie ihre Kleidung beim Kommen hingetan hat. Auf die Frage nach ihrer Wohnung, nach ihrem Geburtsdatum, nach ihrem Tun in den letzten Stunden hat sie gleichfalls keine andere Antwort, als ein stereotypes „Ich weiß nicht". Noch einmal wird sie gefragt, ob sie denn nicht wenigstens wisse, wo sie wohne, es werden ihr Wohnort und Straße genannt — sie besinnt sich einen Augenblick, es scheint, als ob die Suggestion durchbrochen würde —, aber dann verfällt sie sogleich wieder in Erinnerungslosigkeit. Man fragt sie nach ihrem Bruder: sie gibt keine Auskunft. Einer der Anwesenden, der ihre Verhältnisse genauer kennt, wendet sich lebhaft an sie und erklärt: „Ihr Bruder ist eben verunglückt!" Reaktionslos hört sie den Bericht an, der an sich in seiner affektiven Schilderung unbedingt Eindruck auf sie machen müßte. Die innere Sperre verhindert nicht nur jede Affektäußerung, sondern auch das Auftreten einer wenn auch nur geringfügigen kritischen Einstellung gegenüber den ihr gemachten Mitteilungen.

Dieser Zustand des Nichtwissens um seine eigene Persönlichkeit hat seine parallele Erscheinung bei Psychopathen, die plötzlich, von einem inneren Drang erfaßt, ihre Wohnung verlassen, tagelang auf der Landstraße wandern, bis sie schließlich in erschöpftem Zustand irgendwo aufgegriffen werden. Sie verweigern nicht selten jede Auskunft über ihre Person oder identifizieren sich mit einem anderen Menschen. Die Polizeiakten enthalten eine große Anzahl solcher Fälle, bei deren Nachprüfung sich keinerlei strafbare Handlung ergibt. Allmählich klingen solche Zustände meist ab, die normale Kritik setzt sich gegen die bestehende Hemmung durch, die selbstverständlich auch, wie bei der Vp., von einer bestimmten Grundsuggestion ausgegangen war. Die Erinnerungslücken gleichen sich aus, der Kranke orientiert sich wieder, und das Normalbewußtsein ist hergestellt. Solche Leute erklären dann: ,,Ich weiß nicht, wie es kam, aber ich habe keinerlei Erinnerung, aus welchem Grund ich diesem inneren Zwang Folge leistete, weshalb ich diese oder jene Handlung ausführen mußte."

Eine analytische Behandlung solcher Fälle fördert dann wohl das Ursprungsmotiv des Verhaltens zutage, erklärt die Symbolik der Handlung und wird diese Fluchterscheinungen wieder auflösen können. Würde ich z. B. bei unserem Experiment nicht desuggerieren, so würde die Vp. schon nach drei bis vier Stunden von sich aus die Hemmung zu durchbrechen versuchen. Da die Hemmung suggestiv nicht über eine bestimmte Zeitspanne ausgedehnt war und sich also inzwischen, weil die innere Motivierung fehlt, in ihrer Intensität nicht verstärken kann, wird sie wieder abnehmen und ganz von selbst den Grad der Normalreaktion erreichen.

Ich versetze die Vp. wieder in Hypnose, nehme die bestehende Hemmung zurück, erkläre ihr, daß sie nun wieder wie vorher genau über sich Bescheid wisse. Ich frage sie nach ihrem Namen, Geburtsdatum usw. und erhalte normale, überlegte Antworten. Ähnlich wie in diesem Falle oder der bereits früher besprochenen hypnotischen Rückversetzung ins Kindesalter kann ich jede beliebige sonstige Änderung des Persönlichkeitsbewußtseins herbeiführen. Suggeriere ich z. B. der Vp.: ,,Sie sind jetzt ein Hund!", so wird sie sich auf alle viere niederlassen, zu schnuppern anfangen usw. und in allem die Rolle eines Hundes spielen, so wie sie sich das Benehmen eines Hundes vorstellt. Sage ich ihr, es käme eine Katze, so wird sie zu knurren anfangen und die Begegnung eines Hundes und einer Katze nachzuahmen suchen.

Das gleiche kann auch autosuggestiv erfolgen. Ich erinnere an mythologische Berichte über Verwandlungen von Frauen in Tiere. Auch der Vampyrismus hat ähnliche Quellen. In der gleichen Weise können künstlerische Leistungen in Hypnose erzielt werden. Ich erkläre z. B. einer Vp., sie sei jetzt ein großer Vortragskünstler, sie habe eine bestimmte Person in Erinnerung, deren deklamatorische Leistung sie stark beeindruckt hat. Ich suggeriere ihr die Vorstellung, sie habe künstlerische Anlagen und werde in der Hypnose sofort versuchen, diese zur Darstellung zu bringen. Sie könne auf Grund dieser suggerierten Fähigkeit die ihr aufgetragene Rolle in mehr oder minder talentierter Weise durchführen. Sie wird die Rolle ohne Eigenhemmungen zu spielen versuchen. Die Leistungen imponieren als Überleistungen, da sich die Vp. in normalem, d. h. nicht eingeengtem Zustand nicht einmal an einen Versuch der Darstellung einer solchen Rolle wagen würde. Der Wegfall der Hemmung ,,ich kann nicht" oder ,,es geht doch nicht" befähigt in der Hypnose zu geistigen Leistungen, die bei Normalbewußtsein schon im Versuch gelähmt, nicht einmal begonnen, geschweige denn durchgeführt würden. Nie aber lassen sich Darbietungen erreichen, die nicht in irgendeiner Form in der Vp. konstitutionell vorhanden sind.

18. Demonstration
Weibliche Versuchsperson, spiritistisches Medium.
Vergleich von Trancezustand mit Tiefenhypnose.
„Geisterbeschwörung" in Hypnose

Die nunmehr vorgestellte Vp. ist eine Frau, die autosuggestiv in Trancezustand verfällt, in dem sie mediale Phänomene produziert. Sie war als Medium vielfach in spiritistischen Kreisen tätig. Diese Frau, auf deren psychisches Krankheitsbild ich hier nicht eingehen kann, ist in der Lage, spontan aus dem Normalbewußtsein in Hypnose (sie nennt es Trance) zu verfallen, sobald sie äußerlich oder innerlich einen bestimmten Anlaß dazu sieht. Ihre gegenwärtigen Beschwerden bestehen vor allem in nervösen Kopfschmerzen und nervösen Allgemeinerscheinungen, die wiederum ihre Ursache in dem gesamten Krankheitsbild haben. Sie klagt darüber, daß ihr die Durchführung ihrer Séancen nicht mehr im früheren Maße gelinge. Sobald sie sich irgendwie erregt, verfällt sie in einen sonderbaren Zustand, in eine Art von Dämmerzustand, von dessen tatsächlichen Begebenheiten sie später nichts weiß.

Meiner Bitte, sie einem größeren Kreis interessierter Kollegen vorstellen zu dürfen, kommt sie bereitwillig nach. Ihr ganzes Auftreten dabei ist von Anfang an das einer Schauspielerin, die hier eine bestimmte Rolle spielen soll. Sie mustert jeden der Anwesenden und taxiert offensichtlich ihre Wirkung auf ihn ab. Dabei bietet sie das typische Bild einer Kranken, die ihre eigene Person überwertet; sie versucht, ihren Zustand zu einer imponierenden Rolle auszugestalten, und hofft, damit in den Mittelpunkt des allgemeinen Interesses zu rücken. Einen Zusammenhang zwischen ihrem Zustand, den sie als innere Schau in Vergangenheit und Zukunft bezeichnet, und einem hypnotischen Zustand lehnt sie vorerst ab. Auch hier ist es interessant, die Patientin über die Entstehung ihrer Trance reden zu hören. Ich gebe ihre eigene Schilderung wieder:

„Wenn ich abends im Kreise mir sympathischer Menschen sitze und aufgefordert werde, von meiner Fähigkeit der visionären Schau Gebrauch zu machen, so überkommt mich langsam das Gefühl einer rauschartigen, zunehmenden körperlichen Befreitheit. Die körperliche Schwere weicht von mir. Das Singen der Kette (gebildet aus den Händen jener Personen, die an der spiritistischen Sitzung teilnehmen und das Medium umgeben) wird immer monotoner, und die Außenwelt verflüchtigt sich mehr und mehr. Meine Gedanken sind durch nichts mehr gehindert, gelöst von meinem Körper kann ich mein zweites Ich in jedes mir genehme Phantasiereich lenken. Allmählich verdichtet sich dieser Zustand, und eine innere Stimme befiehlt mir, meine Gedanken auf dieses oder jenes Gebiet zu konzentrieren. Irgend jemand aus der Kette wünscht, ich solle mich mit Schiller oder Goethe in Verbindung setzen. Langsam erscheint mir in der Dämmerung das Bild der betreffenden Person; wie aus Nebelschleiern webt es sich nach und nach zu immer größerer Deutlichkeit zusammen. Leise klingen die Worte der mich umgebenden Personen an mein Ohr, und ich höre die Fragen, die an das von mir zitierte Wesen gerichtet werden. Ich gebe die Fragen weiter, und schon erhalte ich Antwort.

„Dann fragt mich einer der Anwesenden nach einem entfernten Verwandten, und alsbald sehe ich im Hintergrunde den Geist des Verwandten in deutlicher, wenn auch nicht scharfumrissener Gestalt. Ich gebe deren Beschreibung; meist ist es ein etwas milchiges, verschwommenes Bild mit unklaren Gesichtszügen, in weißem Hemd; Männer tragen auch oft einen dunklen Anzug. Die Antworten fremder Anverwandter höre und sehe ich nicht so deutlich wie die meiner eigenen. Ich bin von diesen Erscheinungen an sich in keiner Weise beeindruckt, sondern fühle mich lediglich als Sprachrohr und Vermittler zwischen dem Diesseits und einer Geisterwelt, die sich durch mich kundtut. Im Grunde kann ich die spöttischen Einwendungen der Kritiker an solchen Vorgängen nicht verstehen, da sie selbst ja doch nicht in der Lage sind, mir den Gegenbeweis für die Tatsachen zu erbringen, von denen ich nun einmal behaupte, daß ich sie in aller Wirklichkeit erlebe. Gerade in diesem Zusammenhang möchte ich solche Wendungen wie „Ich bilde mir etwas ein" oder „Ich stelle mir etwas vor" oder „Ich träume" mit allem Nachdruck zurückweisen, da ich jederzeit unter heiligsten Eiden versichern kann, daß diese angeblichen Sinnestäuschungen keine Sinnestäuschungen sind, sondern Erscheinungen so realer Art wie jeder andere Gegenstand im Zimmer. Selbstverständlich bin ich nicht immer in der Lage, Resultate von gleicher Eindringlichkeit und Plastik zu erzielen. Nicht jede Sitzung ist in diesem Sinne erfolgreich, da sehr viel von meiner inneren Ruhe und dem Gefühl der Sicherheit abhängt.

„In den wenigsten Fällen sind mir nach dem Erwachen aus der Trance die Einzelheiten bekannt. Ich muß sagen, ich bin selbst manchmal ehrlich erstaunt, wenn ich hinterher erfahre, was für Leistungen ich hervorgebracht habe. Ich kann mich deshalb der Überzeugung nicht verschließen, daß ich durch den Besitz des sogenannten sechsten Sinnes mit den Seelen Verstorbener in Verbindung treten kann.

„Wie schon gesagt, verfalle ich ohne mein Zutun in Trance, möglich ist natürlich, daß sie sich mit fremder Hilfe langsam einschleichend über mich ausbreitet. Übergänge fühle ich nicht mehr. Manchmal wundere ich mich selbst auch über die lange Dauer des Zustandes, der schon zwei bis drei Stunden angehalten hat."

„Über die Hypnose habe ich mir noch keine Gedanken gemacht, glaube aber nicht, daß ich ohne weiteres in einen hypnotischen Schlaf versetzt werden kann, da meine starke Willenskonzentration eine Unterordnung unter einen fremden Willen verhindert. Ich bin aber gerne bereit, mich zu einem Hypnoseversuch zur Verfügung zu stellen, ich werde dem auch keinerlei Widerstand entgegensetzen, da ich ja selbst das größte Interesse an einem Gelingen habe, um von meinen Schmerzen befreit zu werden."

Der äußere Eindruck der Patientin ist der einer psycholabilen Person, deren motorische Unruhe sich in lebhafter Gestik äußert. Während der Unterhaltung bekommt sie an Hals und Gesicht rote Flecken, schwitzt an den Händen, räuspert sich, ist kaum eine Minute lang ruhig und konzentrationsfähig. In ihren Ausführungen schweift sie dauernd vom Thema ab, und man muß sie immer wieder auf den Zweck und die thematische Begrenzung der Aussprache hinweisen.

Wie schon gesagt, steht sie der Hypnose vorerst skeptisch gegenüber. Die Aufklärung darüber, die in der üblichen Form erfolgt, macht ihr keinen Eindruck. Sie gibt ohne weiteres zu, daß sie sich diese Vorstellungen nicht zu eigen machen könne; sie könne auch nicht versprechen, die Fixierung des Fingers durchzuhalten, da ihr Kopf derartig von Gedanken erfüllt sei, daß sie davon nach allen Richtungen hin bedrängt sei. Über die Art ihres Gedankenablaufes will sie sich nicht äußern, da es sich hierbei allem Anschein nach um sehr private Dinge handelt.

Angesichts der vorliegenden Situation hat es keinen Zweck, der Patientin eine Methode aufzuzwingen, die bis jetzt nach ihrer Auffassung keinen Erfolg verspricht. Ich schlage deshalb vor, sie möge sich kraft ihrer eigenen Fähigkeiten in den Zustand versetzen, den sie Trance nenne und den sie uns so deutlich beschrieben habe. Gerade diese seelische Situation sei für die Einleitung einer Hypnose äußerst wichtig, da von diesem Zustand aus der Übergang sowohl in eine echte Trance als auch in einen hypnotischen Zustand möglich sei. Im Gegensatz zur Trance werde sie jedoch hier die Stimme des Experimentators deutlich durch alle eigenen Gedanken und Vorstellungen hindurch hören. Ich betone dies ausdrücklich, weil derartige Patienten oder Versuchspersonen ganz allgemein während des Trance- oder Dämmerzustandes den sogenannten Rapport mit der Umgebung zu verlieren pflegen. In diesem Falle muß mit besonderer Vorsicht und Präzision gearbeitet werden, da ich eine in hohem Maße zu somnambulen Zuständen neigende Patientin vor mir habe, bei der die Hypnose eventuell zur Ursache eines langandauernden hysterischen oder hypnotischen Dämmerzustandes werden kann.

Ich bitte die Patientin, ruhig Platz zu nehmen, wie sie es bei der Trance gewohnt sei. Sie solle sich jetzt ganz ihren Gedanken hingeben, damit sich der körperliche und seelische Ausgleichszustand immer vollkommener einstellen könne. Nachdem die Patientin Platz genommen hat, wird schon in wenigen Minuten das Auge starr und glanzvoll, die Atmung geht erregt, die Karotiden klopfen. Sie krallt die Hände an den Armlehnen des Sessels fest und versucht, die Arme und Beine zu heben, als ob sie sich von einer Fesselung freimachen wollte. (Dieser Vorgang mag folgenden Grund haben: bei spiritistischen Sitzungen wird zur Sicherung des Experimentators gegen Betrugsversuche häufig eine Fesselung des Mediums an Händen und Füßen mit Leuchtmanschetten vorgenommen, die auf der Unterlage festgeschnallt sind.) Die Vp. windet sich, stöhnt und ist hochgradig erregt. Die Suggestion der Ruhe hat jetzt keinen Zweck. Um einen Rapport herzustellen, bitte ich die Vp., sich über ihren Zustand zu äußern. Sie gibt an: ,,Ich kann nichts sagen. Bitte ruhig. Es bedrängt mich, es wird mir alles schwer. Es überströmt mich so vieles, daß ich absolut nicht weiß, was mit mir vorgeht."

Ich bitte sie nochmals, sich trotzdem zu äußern. Sie erklärt, daß sie allmählich wieder in ihren Trancezustand geriete und sich nur mit großer Mühe an meine Worte erinnere. Um den Rapport mit ihr herzustellen, mache ich ihr klar, daß ihr Zustand zur Zeit noch keineswegs mit einem echten Trancezustand vergleichbar sei, sondern daß in diesem Stadium zunächst einmal die Hypnose wirksam werde. Da ich sehe, wie sie immer wieder ihre Hände und Füße zu heben versucht, mache ich sie ausdrücklich darauf aufmerksam, daß ihr dies wegen des immer weiter sich ausbreitenden hypnotischen Zustandes nicht gelingen werde. Ich bitte sie, ihren Arm probeweise hochzuheben; sie versucht es. Mit Mühe gelingt es ihr, die linke Hand ein wenig von der Unterlage zu lösen, während die rechte Hand fest aufliegen bleibt.

Um die Vp. wieder an den Rapport zu gewöhnen, suggeriere ich ein leises Nachlassen der Hemmung an Armen und Beinen, so daß sie ihre Glieder etwas bewegen kann. Allmählich verstärke ich die Suggestion dahin, daß die normale Beweglichkeit der Extremitäten wiederhergestellt wird und das Gesamtbefinden frisch und unbeschwert ist. Damit hat die erste Hypnose ihr Ende.

Spontan öffnet die Vp. ihre Augen, und ich bitte sie, mir nun ihren Zustand zu schildern. „Kurz nachdem ich die Augen geschlossen hatte, überkam mich eine derart wirre Gedankenfülle, daß ich zu keinem klaren, zusammenhängenden Denken fähig war. Kaleidoskopartig tauchte bald dieses, bald jenes Bild in den absonderlichsten Verzerrungen und Veränderungen vor mir auf. Allmählich hörte ich Ihre Stimme immer deutlicher, und ich war gleichzeitig innerlich erstaunt darüber, meine Arme und Beine wie leblose Anhängsel an meinem Körper zu fühlen. Das Körperliche trat überhaupt vor dem Geistigen so weit zurück, daß ich es fast als eine Trennung des Bewußtseins von der körperlichen Sphäre bezeichnen möchte. Dann habe ich deutlich Ihren wachsenden Einfluß verspürt, indem ich zwar unter Überwindung großer Widerstände, aber doch unbestreitbar langsam die Herrschaft über meine Glieder zurückerlangte."

Die zweite Hypnose hat wie die erste ihr fest umrissenes Programm. Die Vp. wird dahin unterrichtet, daß sie jetzt gleichzeitig in Trance verfallen und dabei doch hypnotisch von meinen Worten abhängig sein würde. Schon während dieser Erklärung fallen ihr die Augen zu. Sie zeigt wieder die gleiche motorische Unruhe wie in ihren Séancen, an denen ich selbst gelegentlich einmal teilgenommen habe. Nun erkläre ich ihr, daß sie immer ruhiger werde und meine Worte klar und deutlich höre, daß außerdem die Hypnose sie jederzeit aus diesem Zustand erwecken könne. In demselben Augenblick sehe ich ein skeptisches Lächeln um ihre Mundwinkel, und sofort hat die Suggestion zu erfolgen: „Augen auf! Sie wissen alles, was eben mit Ihnen vorgegangen ist."

Nach einer kleinen Hemmung von vier bis fünf Sekunden öffnet die Vp. erstaunt die Augen und sagt: „Ich habe wieder deutlich den verschobenen Mechanismus an mir verspürt und komme jetzt zu der Überzeugung, daß die Hypnose derart in mein Seelenleben einzugreifen imstande ist, wie ich es mir nie vorgestellt habe. Es ist mir, als ob ich der Beeinflussung durch fremde Mächte nicht mehr unterworfen wäre."

Darauf bestätige ich ihr: „Durch diese hypnotische Beeinflussung werden Sie auch aus der tiefsten Trance ohne Schädigung Ihres seelischen und Ihres körperlichen Zustandes zum Normalbewußtsein zurückkehren und jede, wie auch immer geartete

Hemmung, die in den folgenden Sitzungen etwa auftritt, überwinden können. Es werden Ihnen wohl manchmal, so wie eben, diese oder jene Bedenken kommen, daß die Hypnose zu einer Änderung Ihrer Persönlichkeit nicht ausreichen könnte. *Das Gleiche erwogen Sie z. B. eben, kurz vor Beendigung dieser Hypnose.*"

„Woher wissen Sie das?"

Ich erkläre, daß ihr Verhalten während der letzten Hypnose mich zu diesem Eindruck berechtige, und sie bestätigt, daß ihr im Endstadium der Hypnose plötzlich der Gedanke aufgetaucht sei: „Die Hypnose hält mich nicht mehr. Ich versinke wieder in das Nichts und kann meinen Zustand nicht mehr kontrollieren."

Aber in der kurzen Zeitspanne, die zwischen meiner Suggestion „Augen auf!" und der Ausführung dieses Befehls lag, habe sie, trotz ihrer vorherigen Gegeneinstellung, wieder die Macht der Hypnose verspürt und sei daraufhin zu der Einsicht gekommen, daß ein Hypnotiseur, der sie „in der Hand habe", sie jedenfalls — wann immer er wolle — in das Normalbewußtsein zurückrufen könne.

Diese von der Vp. ausdrücklich gemachte Feststellung ist aber nicht mehr und nicht weniger als das Ziel der bisher geleisteten Vorhypnose. Es ging dabei möglichst um eine Vermeidung eines länger andauernden Dämmerzustandes, der sich vielleicht bei der psychischen Labilität der Vp. autosuggestiv auswirken und bei ihrem hysterischen Mechanismus zu unerwünschten Konsequenzen führen könnte. Auch jetzt ist an sich die Gefahr noch nicht behoben, aber ich wirke dem durch die Erklärung entgegen, daß ich sie nunmehr in ein tieferes Stadium der Hypnose versetzen würde, das ihrem Trancezustand ähnlich, aber zeitlich viel begrenzter sei. Sobald ich den Augenblick für gegeben hielte, könne ich sie jederzeit wieder desuggerieren. Außerdem sei ihr ja dieser Zustand aus ihrer eigenen Veranlagung durchaus bekannt, und sie könne ihn bekanntlich sogar durch eigene Konzentration zur Lösung bringen.

Ohne lange Vorbereitung gebe ich die Suggestion „Augen zu". Zögernd schließen sich die Lider. „Sie kommen jetzt immer mehr in das Stadium einer tiefen Hypnose. Ihre Gedanken beruhigen sich vollständig, und Sie erleben jetzt in der Hypnose denselben Zustand, den Sie während Ihrer Trance an sich wahrnehmen. Sie werden uns jetzt unter dem Zwang der hypnotischen Einwirkung eine genaue Schilderung der bei Ihnen auftretenden Gedankenbilder geben, dabei aber innerlich ganz ruhig sein. Ihre Arme und Beine liegen ruhig auf der Unterlage, Sie fühlen sich unerregt und wohl."

Nach kurzer Zeit teilt die Patientin mit, es habe sich eben wieder der Geist bei ihr eingestellt, der sie auch sonst immer führe. Er rate ihr ab, sich noch weiter hypnotisch beeinflussen zu lassen, da die Hypnose nachteilig auf ihre spiritistische Befähigung wirken könnte. Sofort trete ich dem entgegen und suggeriere: „Sie werden jetzt immer ruhiger, die Hypnose wirkt gleichmäßig fort, die Hypnose hat keinerlei Einfluß auf Ihre spiritistischen Fähigkeiten. Sie werden sie nur dann verlieren, wenn Sie mir aus eigenem Entschluß erklären, daß ich Ihnen die spiritistischen Fähigkeiten durch die Hypnose wegnehmen soll."

Sie willigt ein, auf an den Geist gerichtete Fragen Anwort zu geben. Es wird eine Schilderung des Geistes gewünscht. Sie beschreibt ihn als eine ältere Dame, die über ihr Leben berichtet, dabei aber die Einschränkung macht, daß auch sie sich durch den hypnotischen Zustand gehemmt fühle und nicht so frei wie in den abendlichen Séancen sprechen könne. Darauf desuggeriere ich und schärfe der Vp. ein, sie werde nach 1—2 Minuten völlig frisch sein, keinerlei Müdigkeit verspüren und genau wissen, was sie eben gesehen und gesprochen habe.

Die Desuggestion gelingt ohne weiteres. Die Vp. gibt an, der Geist sei dort in jener Ecke in voller Wirklichkeit vor ihr erschienen. Er manifestiere sich in der Gestalt einer älteren Dame, mit der sie schon häufig in gleicher Weise lange Gespräche geführt habe. Ich frage sie, ob sie diese alte Dame denn immer wirklich in voller Körpergestalt gesehen hätte? Sie erwidert, nicht nur sie selbst hätte den Geist gesehen, sondern auch Teilnehmer an ihren Séancen hätten ihre eigenen Wahrnehmungen voll und ganz bestätigt. Sie ist aufrichtig erstaunt darüber, daß wir ihre Behauptungen überhaupt in Zweifel zu ziehen wagen. Sie versichert, es würde von ihr bei Gelegenheit bestimmt der Beweis zu erbringen sein, daß es sich hier um unbestreitbare Tatsachen handle, sie sähe den Geist so scharf umrissen vor sich, wie man nur etwa ein Buch oder einen Bleistift oder sonst einen realen Gegenstand vor sich sehen könne.

Mit diesem Ergebnis breche ich den Versuch ab, da es hier nur darauf ankam vorzuführen, daß sich der Trancezustand von dem Tiefenzustand der Hypnose in keiner Weise unterscheidet. Die einzige Einschränkung bei der hypnotischen Behandlung solcher Persönlichkeiten besteht in einer besonderen Vorsicht bei der Ausführung der Experimente, da es sich hier doch immer um eine Abweichung von dem normalen seelischen Zustand handelt.

19. und 20. Demonstration
Medizinstudentin und Medizinstudent, beide gesund. Erzeugung von Halluzinationen

Im Gegensatz zu dem vorausgegangenen Versuch werde ich jetzt ähnlich geartete Versuche an zwei völlig gesunden Personen vornehmen, um daran zu zeigen, wie tief halluzinatorische Bilder auch hier in der Vorstellungswelt haften und welchen Eindruck der Hypnotisierte davonträgt. Außerdem kann man daraus ersehen, wie häufig Erinnerungen und Wahrnehmungen im täglichen Leben verfälscht und zu Tatsachen umgeformt werden, die dem Träger als positiver Eindruck imponieren, in ihren Folgeerscheinungen aber krankhaft sind.

Unsere Versuchspersonen, eine Studentin und ein Student, sind körperlich und geistig völlig gesund. Beide sind von mir bereits bei anderer Gelegenheit vorhypnotisiert — die Erreichung eines hypnotischen Tiefenstadiums dürfte heute deshalb außer Zweifel stehen. Ich habe die Absicht, beide Vpn. halluzinieren zu lassen, so daß sie sich mit den vorgestellten Personen unterhalten. Die Hypnose stellt sich sofort ein und wird suggestiv immer mehr vertieft, indem ich verschiedene hypnotische Phänomene zur Ausführung bringe. Die Vpn. werden dadurch auf den später nötigen tieferen Grad der Hypnose vorbereitet. An die Stelle der Autosuggestion im Trancezustand, die im vorigen Versuch ohne mein Zutun zu den halluzinatorischen Äußerungen führte, setze *ich* hier die Suggestion. Ich erkläre den beiden Personen, daß ihnen jetzt der Internist Herr Professor X vorgestellt werde. Beide Vpn. reagieren lebhaft, die Studentin erwidert die Begrüßung mit einer leichten Verneigung, dann sprechen beide lebhaft und mit offenen Augen auf den imaginären Herrn ein und antworten auf scheinbar an sie gerichtete Fragen. Die Unterhaltung dreht sich um ein Thema ihres letzten Kollegs, beide sprechen sehr angeregt, ergänzen sich bei ihren Fragestellungen. Dabei ist es interessant zu beobachten, wie sie die Worte der halluzinierten Persönlichkeit eigenkritisch verwerten, dann wiederum die beiderseitigen Antworten untereinander verarbeiten, und wie ein jeder seine eigene Meinung in den Vordergrund zu drängen versucht.

Nach fünf Minuten gebe ich die Suggestion: „Herr Professor X muß sich verabschieden, ein telefonisches Gespräch fordert seine Anwesenheit bei einem Patienten." Darauf erfolgt eine höfliche Verabschiedung. Nun desuggeriere ich und bitte um Äußerung. Damit eine gegenseitige Beeinflussung unterbleibt, wird die Studentin zunächst aus dem Zimmer geschickt, so daß der Student allein seine Meinung sagen kann. „Ich bin eben Herrn Professor X vorgestellt worden, bei dem ich in diesem Semester höre, und den ich schon immer gern persönlich kennen gelernt hätte. Wir haben uns über das heutige Kolleg unterhalten. Es war sehr interessant, nur schade, daß er so rasch fort mußte, denn ich hätte noch allerhand zu fragen gehabt." Ich wende ein, es sei ganz unmöglich, daß Herr Professor X hier im Zimmer gewesen sein könne. Sofort erhalte ich die Antwort: „Er war aber doch hier, ich weiß doch, was ich sage. Sie können ja bei ihm anrufen, er mußte von hier nur rasch zu einem Patienten. Ich habe genau so mit ihm gesprochen und vor ihm gestanden, wie ich jetzt mit Ihnen spreche und vor Ihnen stehe." Auch den Zweifeln eines anderen Anwesenden begegnet er mit der nun fast heftigen Erwiderung, daß er wirklich mit Professor X gesprochen habe und sich diese sonderbaren Fragen bei dem so klaren Sachverhalt verbitten müsse.

Auch die Studentin erklärt, daß sie sich an eine Unterhaltung mit Herrn Professor X deutlich erinnern könne, allerdings schwingt in ihrem Tonfall doch ein gewisser Zweifel mit, da sie sich während ihres Alleinseins vielleicht diese oder jene Gedanken gemacht hat, daß hier irgendwie ein Versuch in dieser Richtung durchgeführt worden sei. Nun gebe ich beiden zu, daß es sich um ein hypnotisches Experiment gehandelt habe. Professor X sei in Wirklichkeit nicht hier gewesen. Der Student fährt auf: „Es ist ganz ausgeschlossen, daß ich das glaube. Ich habe doch Herrn Professor X klar und deutlich vor mir gesehen. Wir haben doch eine lange Unterhaltung miteinander gehabt!"

Die Studentin verhält sich reaktionslos.

Nun versetze ich beide durch eine einfache Bewegung wieder in Hypnose. Während der Student sofort die Augen schließt, lassen sich an der zweiten Vp. deutliche Hemmungen wahrnehmen. Der eben ausgeführte Versuch hat für sie offensichtlich nicht die gleichen Realitätsqualitäten wie für den männlichen Partner. Ich erkläre dem Studenten, er werde in der Hypnose mit seinem verstorbenen Vater sprechen können. Nach kurzer Zeit öffnet er die Augen, es kommen ihm die Tränen und er fragt: „Vater, wo bist du? Fünfzehn Jahre sind wir nun ohne Nachricht, deinen letzten Brief haben wir am 17. August bekommen." Dann nennt er einen französischen Ortsnamen, den er nochmals leise, zögernd wiederholt. Um auch diese Suggestion nicht mit stärkeren psychischen Erschütterungen zu verbinden, desuggeriere ich beide und bitte sie, mir wiederum ihre Gedankenbilder zu schildern.

In völlig verändertem Tonfall berichtet der Student, er habe seinen verschollenen Vater gesehen, und dieser habe ihm mitgeteilt, daß er an dem und dem Tage durch eine Granate in Frankreich tödlich verwundet worden sei. Der junge Mann ist tief beeindruckt. Auch seine Kollegin, die bei diesem Versuch nur die Rolle einer Zuhörerin spielte, sich aber ebenfalls in Tiefhypnose befand, schildert mit allen Zeichen innerer Erregung, daß sie einen Offizier mit bleichen Gesichtszügen und einer furchtbaren Wunde gesehen habe. Die Art der Darstellung, die rasche Atmung, kurz alle Anzeichen sprechen dafür, daß sich die in Hypnose erlebte Halluzination auch bei der zweiten Vp. zu bestimmten Vorstellungen geformt hat, die ihrerseits durch ein Zusammenwirken mit autosuggestiven Assoziationen vervollständigt wurden. Die affektbetonte Darstellung, die Erschütterung, die Blässe des Gesichtes, der Tremor an den Händen, der Schweißausbruch erweisen so eindeutig die Realität der Vorstellung, daß ich mir eine Fortsetzung dieses Versuches ersparen kann.

Der Student ist noch immer ganz erfüllt von dem Erlebnis. Er kann es nicht fassen, daß sein Vater vor ihm erschienen ist und dann plötzlich wie ein Geist weggeweht war.

Ich versetze beide Vpn. noch einmal in Hypnose und suggeriere ihnen, sie würden nunmehr genau wissen, daß sie im hypnotischen Zustand die eine wie die andere Begegnung nur traumhaft erlebt hätten. Der Traum habe ihnen eine Erlebnismöglichkeit gezeigt, wie sie sie bei einer genauen Kontrolle ihrer Träume häufiger feststellen könnten. Ich füge hinzu, daß sie nach der Hypnose auch die rein halluzinatorische Beschaffenheit ihres Eindruckes erkennen würden.

Nach der Desuggestion sind beide Vpn. erstaunt. Vor allem der Student ist noch ganz benommen und kann sich gar nicht zurechtfinden. Die Beeindruckung durch den Traum war für ihn in einem solchem Maße affektbetont, daß er die ihm jetzt gegebene Erklärung immer noch in Zweifel zieht und geneigt ist, nach wie vor die Halluzination für das eigentlich Wirkliche zu halten.

Die Studentin atmet wie von einem schweren Alpdruck befreit. Sie sagt: „Ein sonderbarer Zustand — es war alles wirklichkeitsgetreu. Und wenn ich mir diese Begegnung mit Professor X in Erinnerung rufe, dann kann ich mir tatsächlich nur unter Zuhilfenahme aller vernünftigen Einsicht Ihre Versicherung zu eigen machen, daß ich bloß geträumt hat." Erstaunt betrachtet der Student seine Kollegin und blickt dann kopfschüttelnd zu Boden. Er kann sich noch nicht mit meiner Erklärung abfinden, d. h. er ist noch nicht vollständig desuggeriert. Da auch die Lösung der psychischen Symptome genau in dem gleichen Ausmaß wie die der körperlichen Symptome zu erfolgen hat, kann ein solches Festhalten an dem gehabten Eindruck nur als ein Persistieren der letzten Suggestion gedeutet werden. Ich muß also die Vp. sofort wieder in dieses Stadium zurückschalten und die gegebenen Suggestionen einzeln nochmals desuggestiv behandeln. Bei der nun vorgenommenen Hypnose erkläre ich dem Studenten, daß er jedes meiner Worte deutlich hört: „Sie sehen, eben kommt Professor X ins Zimmer. Sie begrüßen ihn, Sie hören auch Ihre Partnerin mit ihm sprechen — überlegen Sie sich genau, daß Sie dies alles nur als eine Vorstellung sehen und hören. Sie sind jetzt in der Lage, gerade im hypnotischen Zustand kritisch die Beeinflussung wahrzunehmen, die ich soeben in Ihnen hervorgerufen habe. Auch das zweite Bild, die Vision Ihres Vaters, habe ich nur durch eine Suggestion zustande gebracht. Der Ortsname kam Ihnen dadurch ins Gedächtnis, daß der letzte Brief, den Sie von Ihrem Vater erhielten, diesen Poststempel hatte. Sie wissen jetzt ganz genau, daß es sich bei dem Vorgang um eine hypnotische Halluzination handelt. Sie werden auch nach dem Erwachen wissen, daß sich diese Halluzination bei kritischer Betrachtung in ein Nichts auflöst und jedes Wirklichkeitsgehaltes entbehrt. Sie werden immer frischer, Sie wissen genau, um was es sich handelt, die Augen gehen wieder auf."

Nach dieser Desuggestion ist die Vp. wieder vollkommen frisch. Sie gibt an, daß sie jetzt genau über den Zustand Bescheid wisse und keinerlei Zweifel mehr habe.

„Überleistungen" in Hypnose

In spiritistischen Zirkeln wird die Trance gelegentlich zur Darstellung von Leistungen benützt, die auf Grund ihrer anscheinenden Unerklärbarkeit als übernatürliche Demonstrationen des Mediums angesprochen werden. Die wissenschaftlichen Deutungsversuche dafür sind sehr verschieden. Erschwerend für eine einwandfreie Kritik ist vor allem der Umstand, daß sich das Medium während seiner Trance im verdunkelten Raume aufhält und deshalb trotz aller möglichen Sicherungen schließlich Betrugsmanöver vornehmen kann, die sich auch der sorgfältigsten Beobachtung entziehen. Es ist hier nicht der Ort, auch diesen Problemen in aller Ausführlichkeit nachzugehen. Ich verweise auf die einschlägige Literatur, aus der sich übrigens gerade die Lückenhaftigkeit der Beobachtungen mit aller Deutlichkeit ergibt.

Überleistungen im Zustand des Somnambulismus, dem tiefsten Stadium der Hypnose, d. h. Analogieerscheinungen zu den von Spiritisten behaupteten medialen Überleistungen, sind jedenfalls bisher nicht in einer der Kritik standhaltenden Form zu erzielen gewesen. Jede sogenannte Überleistung, die sich aus ihren normalen Verursachungen heraus nicht produzieren läßt, oder besser gesagt: nicht zur Entstehung gebracht werden kann, hat dagegen ihren Grund in verstärkten Hemmungen, die ihre Durchsetzung verhindern. Im hypnotischen Zustand können diese Hemmungen in Wegfall gebracht werden, so daß die Leistung zu freier Auswertung gelangt und sich dem unbefangenen und unkritischen Beobachter als außergewöhnliche Demonstration darbietet. Die phantasieerfüllten, ungehemmten Darstellungskräfte werden durch die hypnotische Einengung des seelischen Blickfeldes und durch entsprechende Konzentrierung seiner Ausstrahlungsmöglichkeiten zu ganz anderer Wirkung gebracht und vom Gedächtnis entsprechend reproduziert, als dies angesichts der Vielzahl von Ablenkungen bei normalem Bewußtsein möglich ist.

Es ist eine bekannte Tatsache, daß z. B. Vpn. im hypnotischen Zustande plötzlich Worte aus fremden Sprachen sprechen, von denen sie im Wachzustand keinerlei Kenntnis haben. Aber es kann in solchen Fällen immer wieder nachgewiesen werden, daß auch eine noch so überraschend erscheinende Reproduktion doch zu irgendeiner Zeit als Engrammkomplex Eingang in das Bewußtsein gefunden hat und im Gehirn, ähnlich wie ein photographisches Negativ, niedergelegt bleibt, bis sie durch die hypnotische Auslösung plötzlich klar und plastisch als Positivum in Erscheinung tritt. Die im Wachbewußtsein hinsichtlich dieser Fähigkeit bestehende Amnesie ist dadurch zu erklären, daß der Träger in den seltensten Fällen den Anstoß erhält, um sich auf diese Engramme überhaupt zu besinnen. Die Hemmung mag darin bestehen, daß er der Meinung ist: es ist schon so lange her, ich habe diese einmal besessenen Kenntnisse schon völlig vergessen. Es ist völlig zwecklos, mich darauf besinnen zu wollen, oder die Erinnerungen sind für ihn in irgendeiner Weise unlustbetont. — Ebenso ist es auch mit musikalischen Darbietungen in der Hypnose, ebenso mit künstlerischen Überleistungen auf dem Gebiet der bildenden Kunst, die man hinsichtlich ihrer reproduzierenden Fähigkeit gleichfalls jeweils kritischer Betrachtung unterziehen muß. Durch die Beseitigung von Hemmungen werden in der Hypnose Leistungen frei, die bei gleichem Fortfall der Hemmungen auch im Normalbewußtsein reproduzierbar und darstellbar wären. Diese Überleistung bestimmter Geistesfunktionen, diese völlige Einstellung des Denkens auf einen eng umrissenen Gedankengang kann natürlich auch therapeutisch mit herangezogen werden. Die Verfeinerung einer bestimmten Sinnesrichtung kann bei einem lädierten Organ, das man trotz dieser Schädigung durch körperliches und psychisches Training zu gewissen Funktionen zwingt, auch durch Hypnose zu einer Leistungserhöhung im tatsächlichen Sinne führen. Die Erhöhung der Leistungsfähigkeit wird durch Beseitigung der Hemmungen erzielt. Je mehr Hemmungen ausgeschaltet werden, desto größer ist der Erfolg.

Als Beispiel dafür mag folgender Fall dienen: in einem meiner Kurse wird ein junger Student von einem Kollegen hypnotisiert. Während der Hypnose zeigt die Vp. plötzlich starke Unruhe, stöhnt, windet sich, hält die Hände vor die Brust, hat veränderte Atmung, kurz, demonstriert ohne jede Suggestion (es sollten motorische Phänomene zur Darstellung kommen) das Bild eines bestehenden Schmerzes. Die Hypnose wird abgebrochen, und die Vp. weiß danach nichts mehr von dieser eben gehabten Vorstellung, da in ihrer Reproduktion offensichtlich eine bestimmte Reizschwelle noch nicht überschritten worden war. Die Vp. wird noch einmal in Hypnose versetzt, und sobald sie einige Minuten absichtlich sich selbst überlassen bleibt, beginnt dieselbe Demonstration in verstärktem Maße. Die nun folgende Suggestion lautet: „Sie werden jetzt in der Lage sein, uns genau zu erzählen, was Sie verspüren."

Darauf erfahren wir Folgendes: „Ich habe hier in der rechten Brust einen leichten Schmerz, der sich bei der Atmung verstärkt und mich zum Husten reizt (Vp. hustet). Es ist jedoch kein starker Schmerz, sondern mehr nur ein unangenehmes Gefühl, das mir aber doch Anlaß zu Bedenken gibt. Vielleicht habe ich mich erkältet — vielleicht bin ich auch lungenkrank." Nun wird der Vp. gesagt: „Diese Empfindung wird Ihnen nachher wie ein Traum zu Bewußtsein kommen und Sie werden uns erzählen können, welche Merkmale Ihres Schmerzes Ihnen noch in besonders prägnanter Form erinnerlich sind." Die Vp. wird desuggeriert und erklärt in leisem, zögernden Tonfall, mit nachdenklichem Gesicht: „Ich träumte, daß ich in der Brustseite Schmerzen gehabt habe. Woher dieser Traum kommt, weiß ich nicht — es muß aber ein Traum gewesen sein, denn wenn ich mich jetzt genau nachprüfe, fühle ich mich doch *eigentlich* vollkommen wohl und spüre auch bei der Atmung keinerlei Beschwerden mehr." — Auffallend an dem Versuch war, daß sich die Phänomene beim zweiten Mal wiederholten, sobald die Aufmerksamkeitsspannung in der Richtung des Schmerzes geleitet wurde. — Die Vp. hatte an vorhergehenden Beispielen wohl gehört, daß am heutigen Abend über die Veränderung des Schmerzgefühls gesprochen worden war. Bevor aber eine Suggestion, die sich mit dem Problem Schmerzbildung oder Schmerzlösung befaßte, bei ihr in Erscheinung treten konnte, kam die genaue Selbstbeobachtung zum Durchbruch. Denn die Vp. hatte vielleicht einen ganz leichten Reiz an der Stelle, wo sie in der Hypnose den Schmerz verspürte. Organisch war keinerlei Veränderung nachweisbar.

Interessant war die Auflösung dieser Symptomenbildung: zwei Tage später ließ die Vp. mich bitten, sie zu untersuchen, da sie an einem leichten Fieber und an Schmerzen in der rechten Seite erkrankt sei. Die Untersuchung ergab ein leichtes pleuritisches Reiben. Zwei Tage vorher hatte der Patient also schon gewisse Anzeichen einer Reizung, die aber noch so schwach waren, daß sie ihm nicht zu Bewußtsein kamen. Die Ausschaltung aller Nebenassoziationen, die Konzentration auf den Schmerz als solchen, läßt die Entstehung des Schmerzes auch ohne jede Suggestion deutlich in den Vordergrund treten. Die Schmerzbildung stößt auf keine Hemmungen mehr, und es entwickelt sich eine intensive Schmerzvorstellung, die sich nun bei dem Patienten als tatsächlicher Schmerz auswirkt, wie er ihn jetzt in seinen Gesten zum Ausdruck brachte. — Dieser Versuch gibt die Erklärung für bestimmte Träume, in denen vorahnend von Krankheiten geträumt wird, die sich einige Tage später realisieren. Denn während der Nacht hat das Unbewußte Gelegenheit, den somatischen Reiz deutlich wahrzunehmen und ihn in Traumform zu verarbeiten. Ich erinnere an dieser Stelle nur an Organträume, die durch den Reiz, der von dem betreffenden Organ ausgeht, hervorgerufen werden, und in denen das Unbewußte den Reiz real oder symbolisch verarbeitet.

Hypnose bei Geisteskrankheiten

Gemeinsam mit meinen Mitarbeitern versuchte ich an mehreren hundert Geisteskranken die Einleitung der Hypnose zu erzielen. Die Versuche verliefen zum größten Teil negativ. Eine Tiefenhypnose konnte weder bei Schizophrenie, bei manisch-depressivem Irresein noch bei den wenigen mir zur Verfügung gestandenen Fällen der Paranoia erreicht werden. Das oberflächliche Stadium war ebenfalls nur bei etwa 3 % der Fälle vorübergehend durchzusetzen. Bei Epileptikern dagegen war sowohl oberflächliche wie tiefe Hypnose zu erreichen.

Die Ausdrucksformen des Seelenlebens und ihre Verwertbarkeit durch den Psychotherapeuten

In meinen Ausführungen über die Hypnose habe ich darauf hingewiesen, daß es unbedingt notwendig ist, in dem Verhalten des Patienten während der einleitenden Besprechungen die Ausdrucksweise seines Seelenlebens kennen zu lernen. Es ist darunter vor allem die Symbolik seiner Gesten zu verstehen, die im Sinne der Augenblickssituation gedeutet werden muß. Die körperlichen Ausdrucksformen des Seelischen, die in reicher Mannigfaltigkeit bewußt oder unbewußt zum Vorschein kommen, verlassen den Menschen nie, nicht einmal im Schlaf. Auch hier geht ein reges Seelenleben weiter und spiegelt sich in der äußeren Motorik, die dem Beobachter sogar Einblicke in die Traumbilder des Schlafenden geben kann. Der Träumende bewegt sich, er zeigt ein wechselndes Mienenspiel, ist sexuell erregt usw. Die augenblicklichen Inhalte und Tendenzen seines Seelenlebens nehmen selbst durch sein Verhalten während des Schlafes greifbare Gestalt an.

Die vielfältigen Darstellungen seelischer Regungen im Wachzustand gewinnen für den Arzt und Beobachter dadurch besonderes Interesse, daß sich das Ich in ihnen spiegelt, und daß sie als unwillkürliche Reaktionen auftreten, die dem Träger meist als solche nicht bewußt werden. In dem Gesamthabitus demonstriert sich also die psychische Konstellation des Trägers: der stolz aufgerichtete, straffe Körper mit hochgetragenem Kopf beweist, auch für den Laien erkennbar, eine andere Seelenstimmung, als die vornübergebeugte, zusammengeknickte Haltung des Melancholikers, der die Augen niederschlägt und nicht wagt, seine Umgebung anzusehen.

Jeder Trieb, jeder psychische Impuls hat die Tendenz, sich körperlich-motorisch auf irgendeine Art und Weise zu entfalten und auszuwirken. Dabei stößt er auf vielerlei Hemmungen, die von Konvention, Erziehung, Umgebung usw. auferlegt und von ihm passiert werden müssen. Aber selbst ein nur andeutungsweises, blitzhaft aufleuchtendes Hervortreten dieses Zusammenstoßes zwischen Trieb und Hemmung gibt dem Kenner Gelegenheit zu Übersetzung und Deutung. Der Blick allein, der aus dem Auge spricht, bietet sehr viele Deutungsmöglichkeiten Die lauernde Unsicherheit, das gierige Wollen, das suchende Verstehen, das Entzücken, die sanfte Güte, die Zuneigung, die Erschöpfung können als Seelenregung durch das Auge zu uns sprechen.

21. und 22. Demonstration
Männliche und weibliche Versuchsperson, beide gesund.
Demonstration verschiedener seelischer Stimmungen

Betrachten wir nun der Reihe nach die einzelnen Stimmungslagen und ihre Projektion in das Gebiet des Körperlichen und bringen die Haupterscheinungen der unwillkürlichen Charakterdarstellung, wie sie sich auch bei Patienten vorfinden, skizzenhaft an einigen Beispielen zur Vorführung: da ist zunächst ein Patient, dessen psychischer Habitus eine ausgesprochene plastische Labilität zeigt. Ich habe ihn schon mehrmals hypnotisiert, so daß ich ihn sofort in Tiefenhypnose versetzen kann, um dabei seelische Affektlagen in den verschiedensten Abstufungen an körperlichen Phänomenen zu demonstrieren. Es handelt sich um einen jungen Mann, der ein mittleres geistiges Formniveau und ein reges plastisches Vorstellungsvermögen hat — ein für diesen Versuch unbedingt notwendiges Erfordernis. — Gleichzeitig habe ich im Nebenzimmer eine Frau in denselben Zustand versetzt, um die auftretenden Differenzierungen deutlicher werden zu lassen. Beide Vpn. befinden sich vorerst in keiner ansprechbaren Affektlage, wenn sie auch psychisch nicht reaktionslos sind. Sie haben in der Tiefenhypnose wechselnde Gedankenbilder, die aber in ihrem Entstehen stark abgelenkt werden durch die soeben gesetzte Suggestion, daß sich die Vpn. vollständig gleichgültig und ohne jede Hemmung den jetzt eintretenden Gefühlen überlassen sollen.

Ich suggeriere dem jungen Mann, daß ich gehört habe, er hätte das große Los gewonnen; sein Los Nummer Soundso sei mit dem Haupttreffer herausgekommen — er soll sich überlegen, was er mit dem vielen Geld anfangen wolle.

Das jetzt einsetzende Mienenspiel, die Bewegungen der Arme und Beine wie des übrigen Körpers sind in ihren unendlich feinen Schattierungen eine Darstellung der auftretenden Seelenregungen, die dem Therapeuten gewisse, bisher noch unbekannte Affekte zeigen und bei der Klärung psychogener Erkrankungen mithelfen können. Der junge Mann zeigt bei genauer Beobachtung also eine Veränderung seiner äußeren Haltung: die bisherige Teilnahmslosigkeit hat sich während der Suggestion in freudiges Interesse verwandelt. Er sitzt straff aufgerichtet da, hebt den Kopf, blickt stolz und herausfordernd umher, als ob er sagen wollte: „Was kostet die Welt?" Die eben noch in Falten gezogene Stirn ist glatt, die Nasenflügel sind geweitet, um den Mund spielt ein glückliches Lächeln. Sein Blick ist in die Ferne gerichtet und lebhafter geworden. Er überlegt, wie er sich in der neuen Situation möglichst viele Freiheiten schaffen kann, die er sich bis jetzt versagen mußte. Er sitzt keinen Augenblick still. Man beobachtet leichte motorische Spannungen in den Beinen, er legt sie übereinander, bewegt und reibt sich die Hände, spielt mit Daumen und Zeigefinger, als ob er Geld nachzähle und es dann in seine Brieftasche stecke. Er richtet sich auf, zieht den Anzug zurecht, staubt ihn ab, fährt mit der Hand über den Scheitel, betrachtet Hände und Fingernägel, als ob er sich auch äußerlich der neuen Situation und Stimmung anpassen wollte.

Lasse ich ihn in diesen Illusionen, so wird er seine Suggestivrolle weiterspielen und sich seinen Vorstellungen entsprechend im Sinne der Suggestion betragen. Sein freudig bewegter Gesichtsausdruck, sein ganzes Wesen sprechen (auch für den Unbefangenen, der den Inhalt der Suggestion nicht kennt) für das Vorhandensein eines lustbetonten Affektes, der sich in der Motorik des gesamten Körpers widerspiegelt. Der Zustand ist der eines körperlichen Gehobenseins, das vom Geistigen ausgeht. Vp. fühlt sich durch den Besitz des Geldes über ihre Umwelt erhaben, glaubt sich jetzt in beherrschender Stellung, die ihr bisheriges Niveau weit übersteigt, daher folgt der Körper in seinen Ausdrucksformen der geistigen Lage der Vp., indem ihr ganzes Gehabe ein Gewachsensein, ein Größerwerden zur Schau trägt.

Die Frau dagegen, der ich die Suggestion vermittelt habe ,,Nebenan liegt ein liebes Familienmitglied im Sterben, es ist ein hoffnungsloser Fall'', zeigt genau das umgekehrte Bild. Sie sitzt vornübergebeugt nachdenklich am Tisch, stützt den ,,schweren'' Kopf in die rechte Hand. Das vorher wohlgeordnete Haar ist etwas in Unordnung, die sonst glatte Stirn zeigt Falten, die Augenbrauen sind herabgezogen, die Lidspalte ist bedeutend verkleinert, der Lidschlag langsam, der Glanz der Augen ist merkwürdig traumartig verschwommen, die Mundwinkel hängen herunter. Das vordem frische Gesicht hat eine eigentümlich blaßgraue Färbung, die Atmung geht unregelmäßig und stoßweise, die Bewegungen von Armen und Beinen sind langsam und zögernd, Vp. stöhnt, steht auf, geht langsam mit gebeugtem Kopf durch das Zimmer, lehnt sich in nachdenklicher Haltung an die Wand. Der Druck ihrer feuchtgewordenen Hände ist weich und kraftlos. Sie begibt sich auf ihren Platz zurück, die Augen stehen voll Tränen, der Kopf sinkt auf die Tischplatte, sie schluchzt laut auf.

Bei der ersten Vp. im anderen Zimmer hat sich inzwischen der bestehende Suggestionsinhalt immer mehr ausgebaut. Sie ist erregt, zeigt ein herrisches, überlegenes, fast arrogantes Wesen, läuft mit lebhaftem Mienenspiel umher. Die Hautfarbe ist immer frischer geworden, auch die beschleunigte Atmung, erhöhter Puls wie eine offensichtliche Erhöhung aller Lebensfunktionen lassen auf die starke Erregungsspannung schließen, während man im zweiten Fall eine deutliche Herabsetzung der Lebensäußerungen wahrnehmen kann. Diese beiden Fälle demonstrieren etwa das, was uns in der Praxis im ersten Fall als eine gehobene Erregung, im zweiten Fall als Depressivzustand imponiert. Diese beiden kurzen Demonstrationen zeigten also zusammengedrängt sämtliche Stimmungslagen in ihrem Ausdruck körperlicher Akzentuierung.

Ich suggeriere jetzt der ersten Vp., daß man ihr den Besitz des Loses und damit das Geld streitig machen wolle: Ich führe diese Suggestion bis in alle Einzelheiten aus, daß es sich um eine Intrige handele, daß die Vp. auf ihrer Hut sein solle usw. Sie knöpft darauf ihren Rock zu, ohne zu wissen, warum sie das tut. In der Rocktasche trägt sie ihrer Meinung nach aber das Los, das sie auf diese Weise schützen zu können glaubt. Am Tisch macht sie eigenartig krampfhafte, stoßartige Bewegungen mit den Händen, ballt sie zur Faust und öffnet sie abwechselnd, als ob sie etwas zerdrücken wollte. Vp. bekämpft damit den fingierten Feind. Eben versucht sie mit der Hand etwas anscheinend Unangenehmes wegzuschieben oder von sich fernzuhalten

— eine Bewegung, aus der man wiederum ihre Ablehnung herauslesen kann. Ihre ganze Körperhaltung ist verändert, das Mienenspiel zeigt gespannte Aufmerksamkeit, die Lippen sind aufeinandergepreßt, Körper und Muskulatur mit Energien geladen, die vorher harmonischen Bewegungen der freudigen Affektlage sind hastig und abrupt geworden. Die nach außen gestellten Beine sind unter dem Stuhl zurückgezogen, der Körper ist gestrafft, sprungbereit vorgebeugt. Alles deutet auf aggressive Bereitschaft der Vp., sich jeden Augenblick mit aller Kraft einem imaginären Widersacher entgegenzuwerfen und ihn zu bekämpfen.

Die Suggestion: „Sie müssen aber mindestens 80 Prozent des Gewinnes abgeben" versetzt die Vp. in noch stärkere Erregung. Das vorher freudig leuchtende Auge hat einen harten Ausdruck gekommen, die Zähne sind aufeinandergebissen, der Gesichtsausdruck ist verzerrt, der Atem geht keuchend, die Finger krallen sich in die Tischdecke. Die Haltung demonstriert nacheinander eine ganze Stufenleiter der Symbolik mit dem Inhalt der Verteidigung und des Schutzes von Hab und Gut.

Die Vp. wird desuggeriert.

Im zweiten Falle sehen wir die fortschreitende depressive Verstimmung. Die Suggestionen erstrecken sich jetzt auf das Gebiet der Eigenkomplexe: Vp. hat alles verloren, weiß nicht, wovon sie in Zukunft leben soll, niemand hilft ihr, sie wird verfolgt, da sie ihren Verpflichtungen nicht mehr nachkommen kann. Aus diesen Motiven leitet sich hier die Symbolik einer tiefgreifenden Depressivstimmung ab, deren Last und Schmerz körperlichen Ausdruck erhält. Klein und zusammengesunken sitzt die Vp. am Tisch, der zwischen die Schultern gezogene Kopf drückt deutlich ihre Hilflosigkeit aus. Das Insuffizienzgefühl bedingt wiederum gewisse Minderwertigkeitsideen in Bezug auf die Abwehr des drohenden Mißgeschicks. Vp. will sich möglichst klein machen, damit man sie weniger sieht. Es ist ihr eine zusätzliche Belastung, sich beobachtet zu fühlen. Sie blickt scheu vor sich hin, aus ihren Augen sprechen Unsicherheit, Ängstlichkeit, Furcht vor sich selbst und der Umgebung. Der Mund ist krampfhaft zusammengezogen, als ob die Vp. einen Aufschrei unterdrücken wollte. Eine ausgesprochen verkrampfte Gesichtsmuskulatur hat sich als Dauerwirkung herausgebildet.

Abwehr und Annäherung

Wir haben in der vorhergehenden Hypnose Abwehraffekte kennen gelernt, die sich in der Bewegung des Niederwerfens, der Vernichtung eines Feindes kundtaten. Diese Motorik wird in ähnlicher Weise auch bei Epilepsie, Hysterie usw., in einem motorischen Anfall oder Dämmerzustand produziert, dessen Ursache sich in günstigen Fällen aus eben diesen Symptombildern ablesen läßt. Auch im Wutanfall, vor allem im hysterischen Anfall, der sich als Endzweck einer bestimmten Ursache ergibt, äußert sich die Motorik besonders in den Extremitäten und ist als Vernichtungstendenz oder Abwehr gegen Einwirkungen feindlicher Art zu deuten. Die geballte Faust, das Knirschen der Zähne usw. sind Instinkthandlungen, die auf eine frühere Menschheitsperiode zurückweisen, wo eine Abwehr noch durch Realhandlungen, nicht aber symbolisch vorgenommen wurde. Solche Reaktionen, die in einem nicht ganz klaren Bewußtseinszustand vorgenommen werden, sind also als symbolisch gehemmte Instinkthandlungen aufzufassen, die der Mensch aus grauer Urzeit herübergerettet hat, aber heute nicht mehr ausführen darf, wenn er nicht zum Verbrecher werden will.

Die umgekehrte Haltung zeigt sich in der Motorik der freundlichen Einstellung zur Umwelt. Schon die betreffende Wortsymbolik weist darauf hin: ,,annähern", ,,sich hinneigen", ,,sich angezogen fühlen", ,,von etwas gefesselt sein" sind Ausdrücke, deren ureigenster Sinn auch bei ihrem Gebrauch in der Alltagssprache immer irgendwie mitschwingt. Sie entstammen vorstellungsmäßig dem Bilde zweier Menschen, die sich symbolisch entsprechend einander nähern. Die Motorik des Hinneigens, des Versuches einer Annäherung körperlicher oder seelischer Art, der Angleichung an oder sogar der Identifizierung mit dem anderen, die Umarmung, der Kuß, als Endeffekt die sexuelle Vereinigung, wurzeln in diesen Symbolbegriffen, die mehr oder weniger unbewußter Ausdruck der triebhaft angestrebten äußersten Verbindungsmöglichkeiten des einen Menschen mit dem anderen sind.

In abgeschwächter Geste, als Händedruck, als Blick, verraten sie in ihrer selbstverständlichen Klarheit dem Kenner dieser Bewegungssprache manchmal mehr, als das Gegenüber annimmt oder vor sich selber zugibt. Solche Gesten sind der Persönlichkeit meist unbewußt, sie stellen sich als restliche reflektorische Wirkungen gewisser seelischer Triebkomponenten dar, die in früheren Entwicklungsperioden der Menschheit, als die Sprache noch nicht zum Hauptverständigungsmittel geworden war, den fast ausschließlichen Weg des Gedankenaustausches bildeten.

An die Stelle dieser motorischen Sprache ist die Wortsprache mit ihren Symbolbegriffen getreten und hat durch ihre einfacheren, dabei zugleich umfassenderen Möglichkeiten die Ausdrucksbewegungen in den Hintergrund gedrängt. Sie hat vor allem auch deren weitere Ausbildung unterdrückt, so daß sie heute nur noch rudimentär in Erscheinung treten. Dennoch sind sie von großer Wichtigkeit.

Gestik und Gebärden

Genau so, wie wir durch Gesten und Zeichen (entsprechend dem Volksausdruck ,,er redet mit den Händen") uns verständlich machen wollen und verstanden werden, genau so müssen wir nun die unbewußten Gesten unseres Gegenübers begreifen und zu deuten wissen, da dies eine Gelegenheit ist, uns über häufig nicht freiwillig preisgegebene Seelenregungen bei ihm zu orientieren. Aber nicht nur Gesten und Sprache, wie sie in längerer Unterhaltung sich darbieten, geben wertvolle Aufschlüsse über die Beschaffenheit der Persönlichkeit: schon der allererste Eindruck, den wir von einem Menschen erhalten, muß sich uns sofort zu einem Bild formen, das uns einen Eindruck von der Wesensart unseres Gegenübers gibt: Der Phlegmatiker hat meist andere Körperformen als der zappelnde Sanguiniker. Äußere Degenerationserscheinungen, Verwachsungen, Verkrüppelungen, auffallende Mißbildungen, Häßlichkeit sind zu beachten und danach zu taxieren, welche Ausgleichsmöglichkeiten der Träger für sich in Anspruch nehmen könnte, um seelisch mit diesen Äußerlichkeiten fertig zu werden. Daraufhin wird zu entscheiden sein, ob sich solche Ersatzbildungen im Rahmen der Individualität halten, oder ob sie in übertriebener Weise in den Vordergrund gerückt werden. Die „Arrangements" aus einem derartig krankhaft übersteigerten Geltungsdrang dokumentieren nämlich schon äußerlich gern die geheime Richtlinie einer Neurose. Nicht selten hat sich ein Patient in eine gewollte und gesuchte Isolierung zurückgezogen, aus der man ihn nur herauslösen kann, wenn man die von ihm vorgenommenen Ersatzhandlungen nachweist und seiner Persönlichkeit entsprechend übersetzt.

Kleidung

Äußere Sauberkeit des Körpers und der Kleidung, Farbe und Schnitt des Anzugs, die Bevorzugung modischer oder nichtmodischer, betont weiblicher oder betont männlicher Garderobe sind gleichfalls Kennzeichen für die seelische Haltung und Eigenart. Das alte Sprichwort „Kleider machen Leute" hat deshalb auch in unseren Bereichen der Psychotherapie seinen tieferen Sinn. Es begreift natürlich nur ein Teilgebiet in sich und gilt nur dort, wo man die Kleidung, nicht aber den ganzen Menschen wertet.

So wird im allgemeinen die Hausgehilfin, auch wenn sie in den Kleidern ihrer Herrschaft auftritt, nur von wenigen als die Dame des Hauses angesprochen werden; ein unansehnlicher Durchschnittsbürger, der sich als König verkleidet, wird nie für einen solchen gehalten werden. Auch die Art, seine Kleider zu tragen, läßt interessante Rückschlüsse auf die Eigentümlichkeiten ihres Besitzers zu. Der Anzug formt sich nach dem Körper und wirkt dadurch gleichfalls, wenn auch nur mittelbar, zum Abbild seelisch-geistiger Regungen. Ein unsauberer Mensch, der ständig in beschmutzten, fleckigen Kleidern herumläuft, muß sich schon deshalb weitestgehende Rückschlüsse auf seine wenig ausgeprägte Neigung zu Ordnung und Sauberkeit gefallen lassen. Auffällige, provozierende Kleidung, die sich als solche von der allgemeinen Geschmacksrichtung absondert, erweist sich wiederum als ein Kennzeichen für den aggressiven Charakter des Trägers, der seine Umwelt schon durch sein Benehmen, durch seinen Anzug herausfordern möchte. Das dunkle Schwarz soll den Träger in eine gehobene, feierliche Stimmung versetzen, die sich auch seiner Umwelt mitteilt und von ihr so gewertet wird. Helle, bunte Farben weisen auf eine freudige Grundstimmung hin. Jugendliche Farben, die gewöhnlich an ein bestimmtes Lebensalter gebunden sind, können bei älteren Menschen Seelenregungen verdeutlichen, die als bewußter Ausdruck für das Bedürfnis nach Jugendlichkeit auf ein entsprechendes Geltungsbedürfnis schließen lassen. Demut, Ängstlichkeit, Bescheidenheit dagegen wählen unauffällige Farben und stumpfe Töne. In jedem dieser Fälle ist natürlich über den allgemeinen Eindruck hinaus zu prüfen, ob der Träger seine Wahl willkürlich oder unwillkürlich getroffen hat, d. h. ob er seine Tracht als Maske gewählt hat oder ob sie ihm von seiner Seelenstimmung diktiert worden ist.

Auch die Bevorzugung der Kleidung des anderen Geschlechts weist auf bestimmte Triebmomente hin, denen der Träger unterworfen ist. Betrachten wir z. B. eine Frau, die sich in vermännlichter oder gar in Männerkleidung gefällt, so kann das

Hinweise auf ihren Seelenzustand geben, und wir werden bei ihr unter Umständen gewisse sexuelle Anormalitäten finden, von denen die Trägerin in der Wahl ihrer Kleidung bestimmt wird. Schmuck und Putzsucht mancher Männer, Parfüm usw. können ebenfalls auf den ersten Blick entsprechend gewertet werden. Der geschulte Beobachter zieht aus alledem seine Schlüsse, verwertet sie für die Erkenntnis der betreffenden Persönlichkeit, indem er sie in bestimmter Richtung weiter ausbaut.

Sprache, Ausdrucksweise

Die Sprache, das gesprochene Wort ist, genau betrachtet, nur eine Sonderform der lautlichen Ausdrucksmöglichkeiten, durch die sich die psychische Dynamik symbolisch äußert, je nach Menschen, Völkern und Rassen verschieden. Der Entwicklung vom unartikulierten Laut bis zur höchstausgebildeten Sprache der Jetztzeit liegen Affekte zugrunde, die in der Lautstärke, Lauthöhe und -tiefe, in ihrer Modulation, Differenzierung, der Gruppierung der Worte zu Sätzen usw. den Inhalt der sie darstellenden Symbole bilden. Sie beziehen sich ursprünglich auf irgendeine Situation des Menschen, sei es Warnung vor einem sich nähernden Feind, sei es Haß, Zorn, Freude, Mitleid, Behaglichkeit oder sonst eine Lebenslage, die ihn zur Reflexion anregt und ihn dadurch zu einer entsprechenden motorischen Äußerung zwingt. Durch diese Affektstimmungen mögen die ersten Laute nicht in bewußter Form, sondern als Reaktion, als Explosion bedingt worden sein.

In der gleichen Art und Weise sehen wir sie heute noch bei Tieren vor sich gehen. Auch dort können wir die ganze Stufenleiter der Affekte und der Lautsymbolik verfolgen und erkennen. Der zornig erregte Hund bellt anders als der ängstliche, dieser wiederum anders als der freudig gestimmte. Die Laute des jagenden Hundes zeigen dem Jäger durch eine bestimmte Lautsymbolik, in welcher jagdlichen Situation sich der Hund augenblicklich befindet. Aber der Tierwelt ist nicht nur Möglichkeit der Verständigung durch Laute zu eigen — sie verfügt außerdem über wichtige mimische Ausdrucksformen, die man beobachten und zu Rückschlüssen auf die Empfindungen des Tieres verwerten kann. Der Tierkenner weiß ganz genau, wie er sich zu verhalten hat, wenn er seine Pfleglinge betrachtet. Er hört und sieht, wie sich ihre Gefühlsdynamik in hundert verschiedenen Einzelzügen äußert, die er zu einem bestimmten Eindruck zusammenfügt und sich dadurch eine gewisse Sicherheit im Umgang mit den Tieren aneignet.

Die Laute des primitiven Menschen unterscheiden sich von der Sprache der Kulturvölker; und auch die Anzahl der Laute, die er zu seiner Verständigung zur Verfügung hat, ist meist weit geringer als dort, wo sich die Sprache durch Verfeinerung und Ausbau der Assoziationen zu vielen tausenden Begriffen durch Zusammenfügung und Neuschöpfung von Worten täglich vermehrt. Der primitive Mensch hat nur eine beschränkte Anzahl von Wörtern und Wortbildern für seine Expressionen. Er braucht nicht mehr, da sein ganzes Leben und Treiben auf eine primitive Lebenshaltung eingestellt ist und er triebhaft und unbewußt existiert. Gerade der primitive Mensch wird sich aber in der Verständigung deshalb viel mehr körperlicher Ausdrucksgebärden bedienen, die dem Kulturmenschen fremd geworden sind. Im Kampf ums Dasein muß er besonders seine tierische Umwelt in Betracht ziehen und braucht daher andere Ausdrucksformen der Verständigung als der Zivilisierte, dessen körperliche Gefahrenzone ganz anders geartet ist.

Je reicher das Innenleben des kultivierten Menschen, je größer seine Lebenserfahrung, je mehr Vergleichsmaterial ihm zur Verfügung steht, desto größer ist die Möglichkeit der Wortbildung und der sprachlichen Assoziationen. Daneben unterliegt die Sprache des heutigen Menschen — des Gebildeten wie des Ungebildeten — erheblichen Schwankungen, die vor allen Dingen bei Gefühlserregungen in besonders prägnanter Form zum Ausdruck kommen können. Betrachten wir die Kindersprache, die in ihren Wortneuschöpfungen sehr vieles Interessante ergibt, betrachten wir die Ausdrucksformen der Trauer, der Freude in ihrem Tonfall, in ihrem bildhaften Ausdruck, in ihrer Modulation, in ihrer begleitenden Mimik; betrachten wir die Sprache des Verliebten, des Enttäuschten, des Zornigen mit Rücksicht auf ihre affektbetonte Wirkung — sie alle verraten die jeweilige wahre Grundstimmung. Durch Monate kann vielleicht eine Regung verborgen worden sein, aber dann ergibt sich ein Moment, wo der Affekt in der Sprache zum Ausdruck kommt. Dabei muß unterschieden werden zwischen der nur übernommenen Rolle des Zornigen, des Traurigen, des Freudigen und dem wirklich echten Gefühlsgehalt, der sich in der Sprache des Menschen kundtut. Am Tonfall ist deutlich zu hören, ob wir es mit einem gefühlsechten Menschen zu tun haben, ob bewußte Heuchelei oder der Wunsch nach Geheimhaltung gewisser Regungen die Ursache dieses Tonfalles ist. Das ängstliche, fast unmerkliche Zittern in der Sprache, das sich bis zum Stottern verstärken kann, verrät die Angst, auch wenn uns der Sprecher mit seinen Worten gerade das Gegenteil zu beweisen versucht. Dieses Verhalten zeigt die gleiche Absicht wie z. B. das Singen eines ängstlichen Menschen, der sich und andere darüber täuschen will, daß er in Wirklichkeit Angst hat, durch den dunklen Wald zu gehen und ähnliches.

Auch die übertriebene oder negativistisch gehaltene Darstellung, die überbetonte Vergrößerung oder Verkleinerung einer Angelegenheit, die sich in immer wiederkehrenden Phrasen wiederholt, ergibt Anhaltspunkte dafür, daß der Sprecher in dieser Angelegenheit entweder das Objekt erhöhen oder verkleinern will; er kann auch seine positive Stellungnahme zum Ausdruck bringen, indem er sich in einer gewissen Selbsterhöhung weit über die Tatsache stellt oder aus einem Minderwertigkeitsgefühl heraus nur dadurch mit der Angelegenheit fertig werden kann. Wichtig ist ferner das Verständnis für die Symbolisierung der einzelnen Begriffe, die bei jedem Menschen und bei gewissen Bevölkerungsschichten und Berufskategorien verschieden sind. So gibt es für dieselbe Sache meist eine große Anzahl ganz verschiedener Symbolbezeichnungen. Auch die Dialekte und Berufssprachen haben da ihre zahlreichen Symbole, die dem Neuling fremd erscheinen mögen. So ist etwa die Jägersprache für einen Außenseiter fast unverständlich und muß ihm, der ihren Symbolbezeichnungen hilflos gegenübersteht, gelegentlich wie ein ausländisches Idiom vorkommen. Die Wortneuschöpfungen müssen „übersetzt", in eine normale Ausdrucksweise umgeformt werden. Nur so wird es möglich sein, den Gesprächspartner zu verstehen, sich seine Gedanken zu eigen zu machen und durch solches Mitfühlen und Miterleben seiner Stimmung Rückschlüsse auf den seelischen Zustand zu ziehen, die positiv oder negativ verwertet werden können.

Zur Verdeutlichung des oben Gesagten nehme man einmal Gelegenheit, sich mit einem *Taubstummen* zu unterhalten, da gerade hier die beschriebene Art der Ausdrucksbildung über das rein Lautliche hinaus besonders deutlich wird. Weit mehr noch als beim sprechenden Menschen erschließt sich hier das Seelische in Gebärden und Mimik. Weiß man unter Berücksichtigung der organischen Voraussetzungen das Bewußte vom Unbewußten zu scheiden, so ist man durch solchen Anschauungsunterricht in seiner Fähigkeit der Urteilsbildung ein großes Stück vorwärtsgekommen. Man wird Reaktionen, die sich beim sprechenden Menschen nur mehr unwillkürlich und ansatzweise einstellen, viel besser zu deuten wissen und bereits den entstehenden Gedanken, die entstehende Komplexbildung aus ihren motorischen Begleiterscheinungen ablesen. Gerade der Taubstumme gibt durch seine überaus abgestufte Nuancierung von Gebärde und Mimik ein interessantes Studienobjekt ab.

Doch kehren wir zur Sprache zurück. Bei dem freudig Erregten hat sie einen anderen Tonfall, einen anderen musikalischen Aufbau als bei dem Traurigen. In hellen Obertönen wird ein freudiges Ereignis geschildert, in dumpfen, gleichmäßig tiefen Tönen eine Trauerbotschaft. Diese Unterschiede, die sich aus der Seelenlage herleiten und die Sprache weitestgehend verändern, müssen auch bei der hypnotischen Behandlung genau herausgehört und entsprechend verwertet werden. Man muß also aus dem Tonfall, der bald Freude, Trauer, Überraschung, Schreck, Ironie, Vorsicht, Zweifel, Überlegenheit, Stolz usw. erkennen läßt, unter Beachtung des Symbolwertes die momentane Einstellung des Patienten heraushören. Der Arzt ist dann in der Lage, durch Erkenntnis des Stimmregisters seine Behandlungstechnik entsprechend der seelischen Grundlage des Patienten einzurichten. Er entgeht unliebsamen Überraschungen, da er auf diese Weise in der Lage ist, die Worte des Patienten gemäß der wahren Situation zu entziffern. Die Sprache, das einzelne Wort in seiner Klangfarbe und im Zusammenhang mit den begleitenden unbewußten Gebärden zeigt dem Beobachter mehr von den unbewußten seelischen Inhalten, als der Beobachtete ahnt. Aus derartigen Vergleichen ergibt sich oft geradezu eine Persönlichkeitsdarstellung völlig anderer Art, als sie der Patient aus seiner Sicht heraus zu geben vorhat. Wie wir es selbst bei einigen unserer Versuche gesehen haben, neigen ja Patienten und Versuchspersonen nicht selten dazu, ihre innere Situation zu verschleiern und den Arzt mehr oder weniger bewußt irrezuführen. In solchem Falle sind Satzbau, Wahl der Worte, kurz die gesamte Eigensymbolik überaus wichtige Hinweise auf die Charakterart.

Jeder Beruf spricht seine eigene Sprache. Der Jurist benutzt andere Ausdrucksformen als der Soldat. Ein Pfarrer bedient sich anderer Wortgleichungen als ein Mediziner — immer aber ist die Sprache ein feinstes Reagens und vermag als plastisches Demonstrationsinstrument die Seele des Menschen in ihrer wahren Beschaffenheit durchschimmern zu lassen.

Es gibt kaum eine seelische Funktion, die sich nicht in irgendeiner Weise in körperliche Symptome umsetzen kann und dementprechend bestimmte Funktionen der

Motorik für sich in Anspruch nimmt. Wir denken z. B. lebhaft an einen im Augenblick entfallenen Namen; er wird uns gegenwärtig, und ohne es selbst wahrzunehmen, sprechen wir ihn schon leise aus. Dieser Sachverhalt läßt sich zum großen Staunen der Anwesenden in Versuchen immer wieder neu beweisen. Dem geistigen Arbeiter entschlüpfen so oft ungewollt Worte, die genau wie in Trance auch von der Umgebung wahrgenommen werden, während der Betreffende von seiner Beschäftigung so absorbiert ist, daß er selbst diese Äußerung gar nicht bemerkt. Während er arbeitet, macht er nicht unmittelbar zu seiner Arbeit gehörende Bewegungen, er spielt, er zeichnet usw., ohne darauf zu achten, und plötzlich sieht er erstaunt, daß seine Kritzeleien in irgendeinem Zusammenhang mit dem eben Gedachten stehen. — Ein anderes Beispiel: wir denken lebhaft an eine Speise, die uns gut schmeckt, und schon „läuft uns das Wasser im Mund zusammen", wie das Volk sagt und wie es auch tatsächlich geschieht. Solcher Art gibt es zahllose Beispiele aus dem täglichen Leben.

Man kann diesen Ausführungen vielleicht entgegenhalten, daß heute der physiognomische Ausdruck, durch konventionelle Bindungen gehemmt, nicht mehr den wahren Vorgängen des Trieblebens entspricht, daß er ebenso zur Maske erstarrt ist wie die Sprache, die in getarnten Symbolumschreibungen den ursprünglichen Sinn verfälscht. Diese Maskierungen verfolgen natürlich einen bestimmten Zweck und werden aus einer „teleologischen" Grundstimmung ausgeführt. Sei es, um dem Trieb der Selbsterhöhung zu genügen oder um der Selbsterniedrigung zu frönen, immer basieren diese Vorgänge im psychischen Geschehen, zwingen den Träger zu gesteigerter Aufmerksamkeitsspannung in seiner Rolle und erstrecken sich als Höchstleistung von Dauer manchmal selbst über große Zeiträume. Gerade dies letztere aber bringt das Individuum in seinem Bemühen nicht selten zum Scheitern und verrät dem geschulten Blick die wahren Zusammenhänge; denn die Höchstleistung der Aufmerksamkeitsspannung kann von dem Individuum, wenn es eine ihm wesensfremde Rolle spielt, mit Erfolg nur für kurze Zeit wahrheitsgetreu und überzeugend erbracht werden. Wohl kann ein schlechter und unkritischer, nicht hinreichend objektiver Beobachter durch derartige Maskierungen getäuscht werden. Tatsächlich aber lassen sich Sprache und Mimik, die für ein absolut sicheres Auftreten mit solcher Zielrichtung notwendig sind, auf die Dauer nicht durchhalten. Bald werden Ausdruck und Gebärden nicht mehr mit dem Sinn der Worte harmonieren, sie werden z. B. im Verhältnis zu der sanften, ruhigen Wortmelodie zu schroff und knorrig erscheinen; es werden zur bildhaften Verdeutlichung Vergleiche herangezogen, die sich nicht in den vorgesetzten Rahmen einfügen lassen. Dabei wird der Sprecher unsicher, sein Augenausdruck zeigt, daß er auf Bestätigung der Worte lauert, er beobachtet kritisch den Eindruck, den er macht, ein Zucken der Mundwinkel verrät Befriedigung oder Zweifel über die gelungene oder fehlgeschlagene Täuschung.

In letzterem Falle nimmt die innere Sicherheit jäh ab, gleichzeitig wird aber versucht, die Ausführungen besonders scharf zu pointieren, das Gesagte durch immer neue Umschreibungen zu bekräftigen. Der breite Wortschwall läßt die Darstellung zu plump, zu dick aufgetragen erscheinen. Unabsichtliche Wiederholungen der gleichen Geschehnisse sollen überzeugend wirken, aber gerade an solchen kleinen Zeichen erkennt man die Unsicherheit; ein Stocken bei Gedankenübergängen, ein inneres Haltmachen vor wichtigen Wendepunkten der Darstellung geht in Stottern, in Versprechen über. Ärger über sich selbst steigert die Aggressivität, der Sprecher verteidigt plötzlich seine Ansichten bis zum Exzeß, wird erregt, wechselt die Farbe, Puls und Atmung sind verändert. Im Rückzugsgefecht sucht er nach seiner Selbstrettung, bricht unvermittelt mit ablehnenden Gesten ab, geht sprungartig von einem Thema auf das andere, um trotzdem bei jeder Gelegenheit auf die strittigen Punkte zurückzukommen, und dabei versucht er, sich von dem Erfolg oder Mißerfolg seiner Darstellung wieder und wieder zu überzeugen.

Nur derjenige ist wahr in seinen Ausdrucksformen, der sie ungehemmt in seelischer und körperlicher Harmonie zur Darstellung bringen kann. Er muß seine Gefühle so vollkommen verarbeiten, daß dieses Erleben zum positiven seelischen Inhalt wird. Nur so kann der Mensch auf Grund seiner Einfühlung in Wort und Mimik, in Geste und Gebärde zu einer Darstellung seiner selbst kommen, die den Gleichklang seines Inneren deutlich macht.

Schrift

Ich habe verschiedentlich darauf hingewiesen, daß auch die Schrift bedeutsame Einblicke in das Seelenleben des Menschen geben kann. Sie ist ebenso wie Sprache und Mimik ein Teilgebiet der Motorik, die sich hier in schriftlicher Fixierung bestimmter Bewegungen ausdrückt. Im Rahmen der vorliegenden Arbeit kann ich auf dieses Thema nur in groben Umrissen eingehen und gewisse Hinweise geben, die durch ein Studium der entsprechenden Werke, etwa von Klages, Piderit u. a. zu ergänzen wären. Eine Beschäftigung mit diesen Fragen, vor allen Dingen mit Erläuterungen durch Beispiele ist aber für die positive Verwendung in der Praxis nahezu unerläßlich. (Vgl. auch Donig; Müller u. Enskat; Wittlich.)

Wir gingen von Anfang an davon aus, daß der Einleitung einer Hypnose eine psychische Untersuchung voranzugehen habe, um eine allgemeine Übersicht über den Zustand des Patienten zu gewinnen. Zur Erleichterung der Kontrolle und Nachprüfung seiner Aussagen ist es nicht nur zweckmäßig, sondern beinahe notwendig, daß der Patient sich über seine Hauptbeschwerden — etwa nach Art eines kurzen Lebenslaufes — handschriftlich äußert. Auf diese Weise hat der Arzt eine Grundlage für seine psychotherapeutische Behandlung, er kann ihm verdächtig scheinende Punkte festlegen und bei der Besprechung des Krankheitsbildes zu klären versuchen. Dabei wird sich ergeben, ob der Patient zögernd, mit einer gewissen Vorsicht, mit Überlegung, gehemmt, mit Widerspruch oder gar mit Unwahrheit an die Erörterung herangeht. Aus einem Vergleich der die Worte begleitenden Mimik, der Abwehrbewegungen des Körpers, der Entrüstung, der Verlegenheit, kurz, jeder Art von Spannung wird zu ersehen sein, ob man sich auf der richtigen Fährte befindet, oder ob es gleichgültige Fragen sind, die ohne Affektäußerungen hingenommen werden und deshalb nicht zum Mittelpunkt der ärztlichen Schlußfolgerungen gemacht werden dürfen. Um Täuschungen durch den Patienten zu entgehen, muß der Arzt auch an gewisse schauspielerische Fähigkeiten des Patienten denken und deshalb zweifelhafte Fragen durch Wiederholung in anderer Form nochmals auf ihren Affektgehalt prüft. Ergeben sich dann Widersprüche, so muß deren Ursache ergründet und dem Patienten in diplomatischer Weise bekannt gegeben werden.

Wir haben uns mit diesen Erörterungen von unserem Ausgangspunkt nämlich von der Bedeutung der Schrift als Ausdrucksform des Seelischen entfernt. Die eine Hypnose einleitenden Maßnahmen sind aber so wichtig, daß dabei alle Möglichkeiten in Betracht gezogen werden müssen. Es muß immer wieder gesagt werden: die gesamte psychische und Hypnosetherapie steht und fällt mit der in der Einleitung geschaffenen Grundlage.

Bei einer allgemeinen, auch nur oberflächlichen Schriftvergleichung fällt uns auf, daß jede menschliche Handschrift in irgendeinem Bestandteil von der anderen abweicht, ja, daß das Schriftbild die gleichen Merkmale aufweist, die auch das eine Individuum von dem andern unterscheidet. Eine affektlose Schrift läßt sich daher von einem geschickten Fälscher einigermaßen genau kopieren; nie aber wird z. B. die in einem Zustand der Gemütserregung entstandene Handschrift wirklich täuschend nachzuahmen sein. Da sich nämlich jede Gemütsbewegung, wie wir gesehen haben, ins Körperliche umsetzt, so ändert sich auch die Schrift entsprechend der im Augenblick ihrer Entstehung vorherrschenden Affektlage des Zornes, der Freude usw. Und da derartige Affekte bei keinem Menschen die gleichen Quellen und die gleichen Abläufe haben, muß auch die Auswirkung dieser affektbedingten Änderungen in der Motorik der Schrift in jedem Falle verschieden sein.

Daraus folgt, daß ein Individuum seine Schrift mit Bewußtsein nie völlig gestalten kann, d. h. daß die Schriftform sowohl innerhalb kleinerer Zeiträume (infolge Gemütsbewegungen) als auch in den einzelnen Lebensaltern ständigem Wechsel unterworfen ist. Der Achtzehnjährige schreibt anders als der Dreißigjährige; der Dreißigjährige schreibt anders als der Sechzigjährige. Kaum eine Schrift, die sich nicht entsprechend der geistigen Eigenart, den seelisch-körperlichen Entwicklungsphasen zu einer Eigenschrift ausbildet und typische Erscheinungsformen ihres Trägers zeigt.

An einem uns vorgelegten Lebenslauf beobachten wir z. B. eine ausgesprochene Verschiedenartigkeit der Schrift von einer Seite zur anderen. Richtung und Höhe der Buchstaben wechseln, der Druck der Grundstriche ist auf der zweiten Seite anders als auf der vorhergehenden. Einmal sind die Buchstaben mehr nach unten zu betont, dann wieder liegt der Nachdruck auf ihrem oberen Teil. Hier ist die Linienführung fortlaufend, rhythmisch, dort wird sie plötzlich unterbrochen, unregelmäßig. Auf der einen Seite laufen die Zeilen nach unten, auf der andern nach oben. Gelegentlich sind die i-Punkte vergessen oder stehen nicht über den ihnen zugehörigen Buchstaben. Endstriche sind teils betont, teils ausgelassen. Beim einzelnen Wort stehen Buchstaben in enger Verbundenheit, gelegentlich fließen sie ineinander, oder das Satzbild wirkt durch Lücken zwischen den Buchstaben getrennt und zusammenhanglos. An anderer Stelle sind die Wörter durch längere oder kürzere Intervalle unterbrochen, auch der einzelne Satz von dem folgenden deutlich abgesetzt. Interpunktionszeichen und i-Punkte sind an manchen Stellen besonders ankzentuiert. Das

Fragezeichen hat gelegentlich eine so auffallende Prägung, daß man unwillkürlich den Eindruck gewinnt, der Schreiber habe mit diesem Fragezeichen eine besondere Vorstellung verbunden.

Die Schrift ist eine unbewußte Äußerung des Seelenlebens. Jede Affektlage ist aus der Schrift zu ersehen. Der Schreiber ist auf seine Gedanken konzentriert und bringt die Worte eigentlich nur mechanisch zu Papier. Treten Änderungen in dem normalen Schriftbild ein, so bedeuten sie für den Graphologen wichtige Anzeichen seelischer Vorgänge. Ich führe einige Beispiele an: der verstärkte Druck der einzelnen Buchstaben beweist, daß der Schreiber mit schwerwiegenden Problemen beschäftigt ist. Zornige Erregtheit beispielsweise spiegelt sich in betontem Druck und eckigen Strichen — genau wie der Zornige auch sonst mit Händen und Füßen sowie in seiner ganzen Mimik rasche, abgerissene, verzerrte Bewegungen zeigt und mit lauter Stimme dem Gegner Worte entgegenschleudert — ein Verhalten, das mit seiner normalen Seelenlage nicht übereinstimmt. Ähnlich demonstriert sich seine Erregung auch in den einzelnen Worten durch abgehackte, zackige, unregelmäßige Buchstaben, die über die normale Größe hinausgehen und die Regelmäßigkeit des Satzbildes unterbrechen. Wer sich dagegen in einer freudigen Hochspannung der Gefühle befindet, in einem gleichmäßigen, harmonischen Rhythmus, hat abgerundete, ruhige Bewegungen; seine Schrift zeigt wie Sprache und Mimik ruhige, harmonische Formen. Der Melancholiker, der traurige Mensch, der sich aus Prinzip vor sich selbst und der Umgebung zu verbergen sucht und seine ganze Situation immer nur von der pessimistischen Seite ansieht und für den die Welt nur verschwommene, trübe Umrisse hat, zeigt auch in seiner kleinen, unklaren, verwischten, vielfach unterbrochenen Schriftform seine depressive Mentalität. Sein Schriftbild hat, wie seine Seelenlage, die Tendenz nach unten und ist der unbewußte Ausdruck seines Charakters und seiner Stimmung.

Weiter ersehen wir aus der Schrift, vor allen Dingen aus den nicht ausgeschriebenen Worten, aus dem Durchstreichen, aus verschobenen Punkten usw., daß die Motorik des Schreibers unbewußten Regungen folgte, die dann — durch die Zensur des Bewußtseins gehemmt — wieder korrigiert werden mußten. Das Verschreiben ist ebenso wie das Versprechen ein Anlaß für den Psychotherapeuten, mit seinen Beobachtungen einzusetzen und die Gründe für diese Fehlleistungen durch Analyse klarzulegen. Denn jede körperliche Motorik richtet sich nach einer bestimmten Affekthöhe und Affektlage. Sobald man dies weiß, ist es nicht mehr schwer, graphologische Momente zu verarbeiten und auszuwerten.

Zusammenfassung

Die hier nur kurz und skizzenhaft angedeuteten notwendigen Vorarbeiten haben für den Psychotherapeuten ihren bestimmten Sinn und Wert: das Chaos der Angaben des Patienten wird dadurch gesichtet; es ergeben sich Erkenntnisse, aus denen das Bild der Krankheit und ihrer Ursachen zusammengefügt werden kann, um daraus mehr oder weniger intuitiv die richtige Diagnose zu stellen und die richtige Behandlung einzuleiten.

In der Hypnose erfolgt dann schließlich die Zusammenfassung dieser vorher beschafften Befunde, da sich hier auch die Beziehungen zwischen dem Seelischen und dem Motorischen bedeutend klarer und plastischer herausarbeiten lassen, als im Zustand des Wachbewußtseins. Wir haben bei unseren Versuchen gerade diese Tatsache immer wieder beweisen können und diesen Beweis damit begründet, daß in der Hypnose viele der sonst wirksamen Hemmungen ausgeschaltet werden können. Die Seelenlage des Patienten, die ganze Skala seiner Stimmungen offenbart sich dem Hypnotiseur, der daraus zugleich ersehen kann, bis zu welchem Grade die Suggestionen oder Autosuggestionen plastisch verarbeitet worden sind. So wird man z. B. nur dann von einer Tiefenhypnose sprechen dürfen, wenn die Suggestionen zur Formung geistiger Bilder und Vorstellungen führen und diese auch körperlich zu manifestieren vermögen.

Die Kenntnis dieser Vorgänge ist für uns ein wichtiges Hilfsmittel, um Erfahrungen zu sammeln, die im Krankheitsbild sonst meist nur in verschleierter Form sichtbar werden. Störungen können in der Hypnose ausgeschaltet, autosuggestive Vorstellungen abgelenkt, seelische und körperliche Ausgleichsversuche sowie sonstige unangenehme Nebenerscheinungen vermieden werden.

Unabdingbare Voraussetzung für eine verantwortungsvolle Tätigkeit zum Wohle des kranken Menschen bleibt ein ernsthaftes Studium aller körperlichen und seelischen Funktionen sowie das Wissen um die Wechselwirkungen zwischen Soma und Psyche. Nur der sollte sich der Hypnose bedienen dürfen, der in der Lage ist, die Symptomatik der Hypnose zu überblicken und seine Therapiemaßnahmen in dem Rahmen zu halten, der diesem ernsten und wichtigen Gebiet medizinischer Wissenschaft zukommt.

Literatur

Adler A (1920) Praxis und Theorie der Individualpsychologie. J F Bergmann, München
Adler A (1928) Über den nervösen Charakter. 4. Aufl: J F Bergmann, München
Arentewicz G, Schmidt G (Hrsg) (1980) Sexuell gestörte Beziehungen. Konzept und Technik der Paartherapie. Springer, Berlin Heidelberg New York
Astruck P (1923) Über psychische Beeinflussung des vegetativen Nervensystems in der Hypnose. Arch ges Psychol 45:266
Binswanger L (1892) Über die Erfolge der Suggestivtherapie. Wiesbaden
Bleuler E (1906) Affektivität, Suggestibilität, Paranoia. Marhold, Halle
Braid J (1881) Der Hypnotismus. Ausgewählte Schriften. (Deutsch herausgegeben von W Th Preyer) Paetel, Berlin
Bräutigam W (1979) Sexualmedizin im Grundriß. 2. Aufl: Thieme, Stuttgart
Braun L (1920) Herz und Psyche in ihren Wirkungen aufeinander. Urban und Schwarzenberg, Leipzig und Wien
Chertok L (Ed) (1969) Psychophysiological Mechanismus of Hypnosis. Springer, Berlin Heidelberg New York
Chertok L (1970) Hypnose. Theorie, Praxis und Technik. 3. Aufl: Keller, Genf
Crasilneck H B (1979) Psychogenic Impotentia. VIII. Internat. Congress on Hypnosis and Psychosomatic Medicine. Melbourne
Donig C (1978) Die Handschrift als diagnostischer Hinweis für psychogene Erkrankungen. Ther Ggw 117:515
Dubois P (1907) Die Einbildung als Krankheitsursache. J F Bergmann, Wiesbaden
Dubois P (1910) Die Psychoneurosen und ihre seelische Behandlung. 2. Aufl: A Francke, Bern
Forel A (1923) Der Hypnotismus oder die Suggestion und die Psychotherapie. 12. Aufl: Enke, Stuttgart
Frank L (1913) Affektstörungen. Springer, Berlin
Friedländer A A (1920) Die Hypnose und die Hypnonarkose. Mit einem Anhang über die Stellung der Psychotherapie in der Medizin. Enke, Stuttgart
Friedrichs T (1922) Zur Psychologie der Hypnose und der Suggestion. Puttmann, Stuttgart
Grafe E, Traumann E (1922) Zur Kenntnis des Muskeltonus III. Der Gesamtumsatz bei hypnotisch erzeugter Muskelstarre. Dtsch Z Nervenheilk. 79:359
Grafe E, Mayer L (1923) Über den Einfluß der Affekte auf den Gesamtstoffwechsel. Untersuchungen in der Hypnose. Z ges Neurol Psychiat 68:247
Großmann J (Hrsg) (1894) Die Bedeutung der hypnotischen Suggestion als Heilmittel. F Bong, Berlin
Hammerschlag H E (1954) Hypnose und Verbrechen. Reinhardt, München Basel
Heilig R, Hoff H (1925) Beiträge zur hypnotischen Beeinflussung der Magenfunktion. Med Klin 21:162
Heilig R, Hoff H (1928) Psychische Beeinflussung von Organfunktionen, insbesondere in der Hypnose. Allg ärztl Psychother 1:268
Heller F, Schultz J H (1909) Über einen Fall hypnotisch erzeugter Blasenbildung. Münch med Wschr 56:2112
Hertz D G, Molinski H (1980) Psychosomatik der Frau. Entwicklungsstufen der weiblichen Identität. Springer, Berlin Heidelberg New York
Heyer G R (1924) Der nervöse Mensch. Bd 6 u. 7. Prien
Heyer G R (1925) Das körperlich-seelische Zusammenwirken in den Lebensvorgängen. J F Bergmann, München
Hirschlaff L (1928) Hypnotismus und Suggestivtherapie. 4. Aufl: Barth, Leipzig
Hirschlaff L (1914) Suggestion und Erziehung. Springer, Berlin
Jacobi W (1923) Die Stigmatisierten. J F Bergmann, München

Jaspers K (1973) Allgemeine Psychopathologie. 9. Aufl: Springer, Berlin Heidelberg New York
Jung C G (1918) Psychologie der unbewußten Prozesse. 2. Aufl: Rascher, Zürich
Kauffmann M (1923) Suggestion und Hypnose. 2. Aufl: Springer, Berlin
Klages L (1964) Ausdrucksbewegung und Gestaltungskraft. In: Sämtl. Werke, Bd. 6. Bouvier, Bonn
Klages L (1974) Handschrift und Charakter. 27. Aufl: Bouvier, Bonn
Klages L (1964) Die Handschrift des Menschen. dtv, München
von Krehl L (1929) Krankheitsform und Persönlichkeit. Thieme, Leipzig
Kretschmer E (1927) Über Hysterie. Thieme, Leipzig
Kretschmer E (1977) Körperbau und Charakter. 26. Aufl: Springer, Berlin Heidelberg New York
Kroger W S (1963) Clinical and Experimental Hypnosis. Philadelphia, Lippincott
Kronfeld A (1924) Hypnose und Suggestion. Berlin
Kronfeld A (1924) Psychotherapie. Springer, Berlin
Langen D (Hrsg) (1971) Hypnose und autogenes Training in der psychosomatischen Medizin. Hippokrates, Stuttgart
Langen D (Hrsg) (1972) Hypnose und psychosomatische Medizin. Hippokrates, Stuttgart
Langen D (1972) Kompendium der medizinischen Hypnose. 3. Aufl: Karger, Basel-New York
Langen D (1972) Die gestufte Aktivhypnose. Eine Anleitung zur Methodik und Klinik. 4. Aufl: Thieme, Stuttgart
Langen D (Hrsg) (1974) Bibliographie deutschsprachiger Veröffentlichungen über Hypnose, Autogenes Training und andere Versenkungsmethoden 1890—1969, Bd 23 der Schriftenreihe zur Theorie und Praxis der medizinischen Psychologie (Hrsg E Wiesenhütter) Hippokrates, Stuttgart
Lassner J (Ed) (1965) Hypnosis in Psychosomatic Medicine. Springer, Berlin Heidelberg New York
Leuner H, Schroeter E (1975) Indikationen und spezifische Applikationen der Hypnosebehandlung. Huber, Bern Stuttgart Wien
Levy-Suhl M (1922) Die hypnotische Heilweise und ihre Technik. Enke, Stuttgart
Liegner Die Suggestivbehandlung in der Frauenheilkunde. Zentralbl Gynäkol Bd 46
Liepmann W (1922) Psychologie der Frau. 2. Aufl: Berlin und Wien
Loewenfeld L (1896) Lehrbuch der gesamten Psychotherapie. J F Bergmann, Wiesbaden
Mangold E (1914) Hypnose und Katalepsie bei Tieren. Fischer, Jena
Marx H (1931) Diurese durch bedingten Reflex. Klin Wochenschr 10:64
Mayer L (1932) Lourdes, Konnersreuth oder Gallspach? Uehlein, Schopfheim
Mayer L (1937) Das Verbrechen in Hypnose und seine Aufklärungsmethoden. Lehmanns, München
Mayer L (1939) Die Psychotherapie des praktischen Arztes. Lehmanns, München
Mayer L Zur forensischen Bedeutung der Hypnose. Hochschulfilm C 101*
Mayer L Zur Phänomenologie der Hypnose. Hochschulfilm C 100*
Mohr F (1925) Psychophysische Behandlungsmethoden. Hirzel, Leipzig
Moll A (1924) Der Hypnotismus mit Einschluß der Psychotherapie und der Hauptpunkte des Okkultismus. 5. Aufl: Kornfeld, Berlin
Mosse (1922) Über Suggestion und Suggestionstherapie im Kindesalter. Langensalza
Müller W H, Enskat A (1973) Graphologische Diagnostik. 2. Aufl: Huber, Bern
Pawlow J P (1898) Die Arbeit der Verdauungsdrüsen. J F Bergmann, Wiesbaden
Pfaff E (1979) Hypnose und autogenes Training erfolgreich kombiniert. Ärztl Praxis 31:3876
Polzien P (1959) Über die Physiologie des hypnotischen Zustandes als eine exakte Grundlage für die Neurosenlehre. Karger, Basel
Preyer W Th (1890) Der Hypnotismus. Urban und Schwarzenberg, Leipzig und Wien

---

* Beide Filme sind im Verleih bei dem Institut für den wissenschaftlichen Film, Nonnensteig 72, D-3400 Göttingen

Schilder P, (1926) Das Wesen der Hypnose. Springer, Berlin
Schilder P, Kauders O (1926) Hypnose. Springer, Berlin
Schultz J H (1963) Die seelische Krankenbehandlung. 8. Aufl: Fischer, Stuttgart
Schultz J H (1979) Das autogene Training. 16. Aufl: Thieme, Stuttgart
Schultz J H (1979) Hypnose-Technik: Praktische Anleitungen zum Hypnotisieren für Ärzte. 7. Aufl: Gustav Fischer, Stuttgart, New York
Schwarz O (1925) Psychogenese und Psychotherapie körperlicher Symptome. J Springer, Wien
Stauber M (1979) Psychosomatik der sterilen Ehe. Fortschritte der Fertilitätsforschung, Bd 7. Grosse, Berlin
Stokvis B (1965) Lehrbuch der Hypnose. Eine Anleitung für Ärzte und Studierende. 2. Aufl: bearbeitet von D Langen. Karger, Basel New York
Tietze H G (1978) Hypnose. Ihre Möglichkeiten und Grenzen. Mit einer Einführung von D Langen. Fackelträger, Hannover
Vogt O (1897, 1898) Spontane Somnambulie in der Hypnose. Z Hypnotismus 6:79; 7:285
Vogt O (1916) Handbuch der Therapie der Nervenkrankheiten. Jena
Weber (1910) Der Einfluß psychischer Vorgänge auf den Körper. Springer, Berlin
Wetterstrand O G (1891) Der Hypnotismus und seine Anwendung in der praktischen Medizin. Urban und Schwarzenberg, Wien und Leipzig
Wittkower E D (1935) Studies on the Influence of Emotions on the Functions of the Organs Including Observations in Normals and Neurotics. J Ment Sc 81:533
Wittkower E (1937) Einfluß der Gemütsbewegungen auf den Körper. 2. Aufl: Sensen, Wien
Wittkower E, Warnes H (Eds) (1977) Psychosomatic Medicine. Its clinical applications. Harper & Row, New York San Francisco London
Wittlich B (1968) Neurosestrukturen und Handschrift. Dipa, Frankfurt
Wundt W (1911) Hypnotismus und Suggestion. 2. Aufl: Kröner, Leipzig

Sachverzeichnis

Ablehnung 75
Abrasio 32
Abreaktion 2, 51
Abszeß 30
Abwehrreaktion 8, 41, 84, 89, 126
Achylie 86
Affekt 8, 43, 77, 87, 107
Amnesie 1, 17, 109
Amnesielösung 17, 109
Analgesie 30ff.
Anästhesiesuggestion 26, 76
Angst 8, 21, 24, 89
Assoziation 2, 44, 62, 130
Asthma nervosum 79
Atmungsstörungen 78
Augensymptome 39ff., 55, 97
Außenreiz 57
Automatismen 17, 21, 48
Autosuggestion 4, 10, 15, 22, 32, 36, 49

Bewegungsstörung 21, 25
Bewußtseinsspaltung 110
Bisexualität 93
Blasenbildung 73, 74
Blindheit, psychische 41ff.
Blutextravasation 73
Blutzusammensetzung 81

Chorea 26

Dämmerzustand 38, 112
Definitionen 5
Deflorationsangst 94
Demonstrationshypnose 56
Dermatitis 67
Diarrhoe 89
Dressurhypnosen 45
Drüsen, endokrine 86
Dysmenorrhoe 91

Eigensuggestion 40
Einleitungshypnose 22
,,einschleichende" Hypnose 105
Ekel 59, 63, 87, 92
Ekzembildung 66
Engramme 5
Entspannungsübung 26
Erbrechen 81, 88, 89
—, bei Schwangeren 89
Erinnerungsbilder 87
Erinnerungslosigkeit 110

Ersatzdemonstration 31

Fehlsuggestion 3
Fixationsmethode 1
Fixieren 11
flexibilitas cerea 1, 18
Fremdsuggestion 15, 19

Gallenbeschwerden 81ff.
Gallensekretion 86
Geburtshilfe 31ff.
Gegensuggestion 39, 85
Gehörstörung 56ff.
Gehstörung 21, 25
Geisteskrankheiten 122
Gemeinschaftshypnose 76
Genitalsystem, weibliches 91ff.
Gesamteindruck 7ff.
Geschmacksstörungen 59ff.
Gestik 127ff.
Gewöhnungsmechanismus 79
Graphologie 133ff.
Gravidität 31, 89
Gynäkologie 31ff., 89ff.

Halluzinationen 49, 98, 117ff.
Haltungsanomalien 25
Handschrift 133ff.
Hautphänomene 65, 67, 68
Hemmung 3, 19, 23, 28, 76, 103ff.
Herzanfälle 78
Heterosexualität 93
Heuschnupfen 79
Homosexualität 93
Hypästhesie 30ff.
Hyperazidität 86
Hypnonarkose 32, 33
Hypnosedisposition 3, 4, 15
Hypnoseeinleitung 2, 28
Hypnoseerinnerung 19, 27
Hypnoseschädigungen 49
Hypnosestadien 1
Hypnosesteigerung 22
Hypnosevorbereitung 9ff.
Hypnosevorbereitung bei Kranken 20
hypnotische Automatismen 3, 4
Hypotaxie 1

Ideenfixierung 44
Idiosynkrasie gegen Milch 58
Ikterus 86

Impotenz 92
Instinkthandlung 126

Juckreiz 67, 72

Kältegefühl 28, 61
Katalepsie 18, 37, 56
Kleidung 128ff.
Komplex 9, 29, 50
Konfliktstimmung 100
Konzentrationsfähigkeit 20
Konzentrationssteigerung 57
Krampfzustand 48
Kratzeffekt 67

Lähmungserscheinungen 104
Laktation 86
Lebensalter 4
Leerhypnose 10
Leitsätze zur Hypnose 24
Leukozytenzahl 81
Lider 19, 49
Lidschluß 11

Magenbeschwerden 81ff., 87ff.
Magensaft 86
magnetopathische Behandlung 34, 35
Massage 35
Medium 112, 120
Menorrhagien 90
Mesmerismus 34f.
Migräne 30, 106
Milieuwirkung 7
Mimik 8, 27, 61, 133
Minderwertigkeitskomplex 68, 73, 89
Motilität des Magen-Darmtraktes 86
Motilitätshemmung 21
Motorik 44, 126
Müdigkeit 11, 14, 17, 38, 40, 56, 75, 97
Multiple Sklerose 26
Muskelbrücke 17, 48
Muskelreaktion 10, 61
Muskelspannung 12
Muskelsteifheit 17, 18
Muskelwiderstand 23
Myoklonien 25

Nebenkomplex 42
Neuralgien 30
neurologische Krankheiten 25

Ohnmacht 104
Onanie 92
Organneurose 91
Organträume 122

Paralysis agitans 26
Persönlichkeitsbetrachtung 4

Phlegmatiker 127
Platzangst 25
Posthypnose 24, 49, 95ff.
Potenzstörungen 92
Psychismen 60
Psychopathen 111
Pulsfrequenz 80
Pupillen 41, 54
Pupillenspiel 11

Quaddeln 73

Rapport 3, 5, 19
Reaktionsdauer 54
Reflexneurosen 79
Reizerscheinung 73
Reizzustand 79
religiöse Ekstase 73f.
Reproduktionsfähigkeit 52
Rezeptionsmechanismus 58
Ruhehypnose 10

Sanguiniker 127
Schlafzustand 1ff.
Schmerzreaktion 29
Schmerzunempfindlichkeit 31
Schock 41, 44ff.
Schongang 25
Schrift 133ff.
Schwangerschaft 31, 89
—, eingebildete 91
Sekretionsstörung 66
Selbstbeobachtung 68
Sensibilität 28
Sexualfunktionen 90ff.
Sexualneurosen 91ff.
Simulierung 76
Sinnestäuschung 113
Somnambulismus 1, 120
Somnolenz 1
Sonderreaktionen 46
Sperre 19
Sperrhypnose 71
Spitzfuß 25
Spontaneinleitung 74
Sprache 127, 129ff.
Sprachneurose 58
Sprachstörungen 58
Stigmatisation 73
Stottern 58
Streichmethode 1
Suggestibilität 1
Suggestionsbewertungen 15
Suggestionsphänomene 60
Suggestionsrealisation 10, 15, 22, 24, 31, 43, 45, 53, 68
Suggestionssicherung 31
Suggestionswirkung 1

Suggestivrolle 125
Symboldemonstration 46
Symbolik 123ff.
Symptomenbilder 13, 15, 24
Symptomenkomplex 21, 22, 81, 84, 88

Tachykardie 78
Terminhypnose 107ff.
Therese von Konnersreuth 73, 74
Tiefenhypnose 25, 40
Tiefenschichten 43
Trance 112, 120f.

Überleistungen 58, 111, 120ff.
Überzeugungstaktik 33
Übungshypnose 24
Unglücksfälle 32
Unlustgefühle 63, 81, 91
Urticaria 72

Vaginismus 94
Vampyrismus 111

Vasomotoriker 67
vasomotorische Beeinflussung 73ff.
vegetative Funktionen 77ff.
Verbalsuggestionstechnik 1
Verbrechen 103ff.
Vernichtungstendenz 126
Versteifungen 25
Vorbereitungshypnose 22, 30
Vorhypnose 64, 76

Wachsuggestion 63
Wärmegefühl 28, 75
Warzen 74f.
Wasserhaushalt 86
Willensimpuls 38, 51

Zungenbiß 104
Zwangshandlungen 25
Zwangsmechanismus 102
Zwangsvorstellungen 59
Zweckursachen 50

J. C. Eccles, W. C. Gibson
Sherrington
His Life and Thought
1979. 7 figures, XIV, 269 pages
Cloth DM 34,–; approx. US $ 20.10
ISBN 3-540-09063-0

H. J. Eysenck
The Structure and Measurement of Intelligence
With Contributions by D. W. Fulker
1979. 69 figures, 38 tables. V, 253 pages
Cloth DM 44,–; approx. US $ 26.00
ISBN 3-540-09028-2

R. Grossarth-Maticek
Kognitive Verhaltenstherapie
Rauchen, Übergewicht, Emotionaler Stress
1979. 19 Tabellen. VIII, 196 Seiten
DM 29,80; approx. US $ 17.60
ISBN 3-540-09372-9

P. Innerhofer, A. Warnke
Eltern als Co-Therapeuten
Analyse der Bereitschaft von Müttern zur Mitarbeit bei der Durchführung therapeutischer Programme ihrer Kinder
1978. 29 Abbildungen, 35 Tabellen, 7 Schemata. XIV, 182 Seiten
DM 19,80; approx. US $ 11.70
ISBN 3-540-08647-11

G. Krapf
Autogenes Training aus der Praxis
Ein Gruppenkurs
Mit einem Vorwort von D. Langen
3., neubearbeitete Auflage. 1980.
Etwa 150 Seiten
DM 16,–; approx. US $ 9.50
ISBN 3-540-09814-3

R. E. Mayer
Denken und Problemlösen
Eine Einführung in menschliches Denken und Lernen
Übersetzt aus dem Englischen von E. M. Pinto
1979. 65 Abbildungen. XI, 256 Seiten
(Heidelberger Taschenbücher, Band 199, Basistext Psychologie)
DM 28,80; approx. US $ 17.00
ISBN 3-540-09325-7

V. Pudel
Zur Psychogenese und Therapie der Adipositas
Untersuchungen zum menschlichen Appetitverhalten
1978. 27 Abbildungen, 20 Tabellen. IX, 232 Seiten
DM 28,–; approx. US $ 16.60
ISBN 3-540-08790-7

E. Schaetzing
Die Hypnosetechnik
Langspielplatte 25 cm. Leitfaden (nur für den ärztlichen Gebrauch)
Unverbindliche Preisempfehlung DM 20,–
J. F. Bergmann Verlag, München
ISBN 3-8070-0120-4

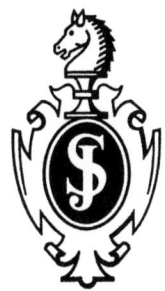

Springer-Verlag
Berlin
Heidelberg
New York

R. I. Evans
Psychologie im Gespräch
Übersetzt aus dem Englischen und bearbeitet von M. Hürten, B. Wansel-Pfau, W. F. Angermeier
1979. 28 Abbildungen. XV, 386 Seiten
DM 48,–; approx US $ 28.40
ISBN 3-540-09451-2

M. R. Goldfried, G. C. Davison
Klinische Verhaltenstherapie
Herausgegeben und überarbeitet von J. C. Brengelmann
Übersetzt aus dem Englischen von M. Kolb, M. Langlotz, G. Sievering, G. Steffen
1979. XI, 211 Seiten
DM 38,–; approx. US $ 22.50
ISBN 3-540-09420-2

B. Luban-Plozza, W. Pöldinger
Der psychosomatisch Kranke in der Praxis
Erkenntnisse und Erfahrungen
Unter Mitarbeit von F. Kröger. Mit einem Geleitwort von M. Balint
3., neu bearbeitete und erweiterte Auflage.
1977. 26 Abbildungen, 21 Tabellen.
XIII, 281 Seiten
DM 38,–; approx. US $ 22,50
ISBN 3-540-08266-2

I. Marks
Bewältigung der Angst
Furcht und nervöse Spannung – leichter gemacht
Herausgeber: J. C. Brengelmann
Übersetzt aus dem Englischen von G. Ramin, R. Bender
1977. XIII, 168 Seiten
DM 28,–; approx. US $ 16.60
ISBN 3-540-08077-5

J. E. Meyer
Todesangst und das Todesbewußtsein der Gegenwart
1979. VIII, 130 Seiten
DM 22,–; approx. US $ 13.00
ISBN 3-540-09141-6

J. B. Rotter, D. J. Hochreich
Persönlichkeit
Theorien, Messung, Forschung
Übersetzt aus dem Englischen von P. Baumann-Frankenberger
1979. 4 Abbildungen, 3 Tabellen.
X, 206 Seiten
(Heidelberger Taschenbücher, Band 202, Basistext Psychologie)
DM 26,–; approx. US $ 15.40
ISBN 3-540-09469-5

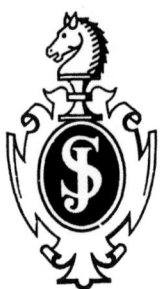

Springer-Verlag
Berlin
Heidelberg
New York

MIX
Papier aus verantwortungsvollen Quellen
Paper from responsible sources
FSC® C105338

If you have any concerns about our products,
you can contact us on
ProductSafety@springernature.com

In case Publisher is established outside the EU,
the EU authorized representative is:
**Springer Nature Customer Service Center GmbH
Europaplatz 3, 69115 Heidelberg, Germany**

Printed by Libri Plureos GmbH
in Hamburg, Germany